耳鼻咽喉头颈外科急症
高级护理实践

主　编　成守珍　胡丽茎
副主编　郑　莹　吴洁丽　许　薇

人民卫生出版社
·北京·

图书在版编目（CIP）数据

耳鼻咽喉头颈外科急症高级护理实践 / 成守珍，胡丽荃主编. —北京：人民卫生出版社，2020.9

ISBN 978-7-117-30433-7

Ⅰ.①耳… Ⅱ.①成…②胡… Ⅲ.①耳鼻咽喉科学－外科－急性病－护理②头－外科－急性病－护理③颈－外科－急性病－护理 Ⅳ.①R473

中国版本图书馆 CIP 数据核字（2020）第 167028 号

人卫智网	www.ipmph.com	医学教育、学术、考试、健康，购书智慧智能综合服务平台
人卫官网	www.pmph.com	人卫官方资讯发布平台

耳鼻咽喉头颈外科急症高级护理实践
Er Bi Yanhou Toujing Waike Jizheng Gaoji Huli Shijian

主　　编：成守珍　胡丽荃
出版发行：人民卫生出版社（中继线 010-59780011）
地　　址：北京市朝阳区潘家园南里 19 号
邮　　编：100021
E - mail：pmph @ pmph.com
购书热线：010-59787592　010-59787584　010-65264830
印　　刷：三河市博文印刷有限公司
经　　销：新华书店
开　　本：710×1000　1/16　印张：17　插页：1
字　　数：314 千字
版　　次：2020 年 9 月第 1 版
印　　次：2020 年 9 月第 1 次印刷
标准书号：ISBN 978-7-117-30433-7
定　　价：59.00 元

编　者（按姓氏笔画排序）

王东芳（中山大学附属第一医院）

卢　文（广州市番禺中心医院）

叶　碧（中山大学附属第一医院）

成守珍（中山大学附属第一医院）

刘引弟（中山大学附属第一医院）

江英芳（复旦大学附属眼耳鼻喉科医院）

许　薇（中山大学附属第一医院）

李云晓（广东药科大学附属第一医院）

李裕如（复旦大学附属眼耳鼻喉科医院）

杨　华（南方医科大学南方医院）

吴洁丽（中山大学附属第一医院）

陈婉东（中山大学附属第一医院）（兼秘书）

罗晓青（中山大学附属第一医院）

郑　莹（中山大学附属第一医院）

胡丽茎（中山大学附属第一医院）

莫木琼（中山大学附属第一医院）

贾　慧（复旦大学附属眼耳鼻喉科医院）

黄佳瑜（中山大学附属第一医院）

龚未池（中山大学附属第一医院）

温兰英（中山大学附属第一医院）

前　言

　　随着医学科学的发展，急救医学也伴随着医学的整体发展而逐步完善。耳鼻咽喉头颈外科的迅速发展对耳鼻咽喉头颈外科急症处理水平的要求越来越高，其中专科急症护理对急症处理的及时性、精准性、正确性及预后至关重要。耳鼻咽喉头颈外科急症的特点是不分年龄和性别，位置深窄，起病急，变化快，体征隐蔽，早期观察和发现较为困难，常累及邻近重要结构，危害性大，甚至因气道梗阻及大出血危及生命。作为耳鼻咽喉头颈外科护理人员，不仅需要扎实的专科理论知识和技能，更需要快速、准确的应急护理能力。

　　本书从临床实践出发，由浅入深，全面介绍了耳科、鼻科、咽喉科、颈部、气管、食管等急症及手术操作的急性并发症护理相关知识，重点阐述了各急症的病情观察及护理记录要点和护理措施，同时结合实际案例，对耳鼻咽喉头颈外科急症的准确判断及精准施护进行全面而又重点突出的分析与讨论，将耳鼻咽喉头颈外科急症护理的精髓、技巧及注意事项进行充分展现。另外，耳鼻咽喉科内镜的应用使学科得到了革命性飞速发展与提高，加上现代头颈部创伤增多，将治疗范围向前颅底、侧颅底及眼眶延伸，因此，对专科护理也提出了更高的要求，为了适应学科的延伸及发展，本书对这方面的急症护理也作了详细的叙述。

　　本书图文并茂，编写过程追求科学性、专业性和严谨性，同时还注重实用性、可读性，可作为耳鼻咽喉头颈外科急症护理指导性用书。

　　参与本书编写的护理专家来自国内知名医院，有着多年的专科急症护理经验，专业底蕴丰厚。从策划、构思、撰写到出版，凝结了专家们的心血与精力。在此谨向大家致以诚挚的谢意！本书的编写得到了柴丽萍教授的专业指导与支持，在此表示衷心感谢！

　　限于学识水平和专业认知的局限，书中可能存在错漏和不足，不妥之处敬请读者批评指正。

成守珍　胡丽茎

2020 年 8 月

目　录

第一章 耳专科急症护理

第一节 耳专科急症病人的特点

【概述】

　　耳是听觉及平衡觉的外周器官,按其解剖部位可分为外耳、中耳和内耳三部分(图 1-1)。耳部解剖结构复杂、生理功能重要,一旦发生损伤或病变,会出现耳痛、耳聋、耳鸣、眩晕、脑脊液耳漏等症状,部分急症甚至发生颅内外并发症,危及病人生命。常见的耳专科急症包括:外耳道异物、耳部外伤、脑脊液耳漏、眩晕、梅尼埃病、突发性耳聋、颅内及颅外并发症等。

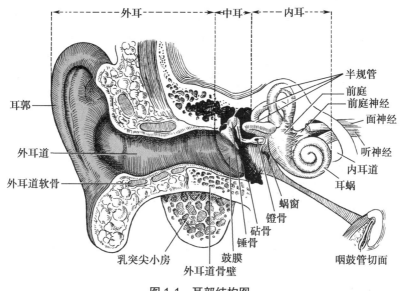

图 1-1　耳部结构图

【临床表现】

　　耳专科急症病人常见的症状主要有以下几项:

1. 耳痛（otalgia）　指耳内或耳周疼痛，约 95% 为原发性耳痛，是耳病所致，5% 为继发性耳痛，是牵涉性疼痛。原发性耳痛多为耳部疾病所致，常见的原因有耳各部分发生炎症、外伤、异物、肿瘤等。继发性耳痛主要是因为邻近器官疾病引起的神经反射性痛，如急性扁桃体炎、茎突综合征、牙源性疾病、颞颌关节病变等。耳痛会引起病人烦躁不安，甚至无法正常学习和生活。小儿往往表现为哭闹不安、摇头、用手拉扯耳部等。

2. 耳漏（otorrhea）　指外耳道流出或积聚异常分泌物，分泌物的性状可有脓性、血性、黏液性、浆液性、脓血性、水样等。黏液性或脓性耳漏多见于急慢性化脓性中耳炎，血性耳漏多见于外耳道或中耳肿瘤，水样耳漏者，若有耳及颅脑外伤史或手术史者需警惕脑脊液耳漏。

3. 耳聋（deafness）　临床上将不同程度的听力损失称为耳聋，根据病变部位分为传导性聋、感音神经性聋和混合性聋。传导性聋是发生在外耳、中耳或内耳的声音传导路径上的任何结构或功能障碍。感音神经性聋即病变发生在耳蜗、听神经或各级听中枢致声音感受或神经冲动传导等发生障碍。混合性聋为兼有传导性聋和感音神经性聋。

4. 耳鸣（tinnitus）　是听觉功能紊乱所致的常见症状，发病机制尚不明确。可分为主观性耳鸣和客观性耳鸣。前者多见，为病人主观感到耳内或颅内有鸣声，而周围环境并无相应的声源。传导性耳聋病人的耳鸣多为低音调如机器轰鸣，感音神经性聋的耳鸣多为高音调如蝉鸣。客观性耳鸣少见，指病人和他人都可听到耳鸣的声音，主要有血管的搏动声、咽鼓管异常开放的呼吸音或颞下颌关节紊乱发出的声音等。病人的心理状态往往受较大影响。

5. 眩晕（vertigo）　是因自身对空间定位障碍而产生的一种运动性或位置性错觉，感觉自身或外界景物发生运动，常见于前庭系统功能紊乱。病人大多睁眼时感觉周围物体旋转，闭眼时自身旋转，伴有恶心、呕吐、冒冷汗等自主神经功能紊乱的现象。

【病情观察要点】

1. 根据病情及护理级别要求巡视病人，手术前主要观察生命体征，必要时给予床边心电监护、血氧饱和度监测，各症状有无加重。

2. 术后应观察病人的意识状态、生命体征、血氧饱和度；观察有无发生面瘫、恶心、呕吐、眩晕、眼震等症状；伤口敷料渗血、渗液及固定情况；伤口愈合情况。

【病房管理】

1. 急救物品准备　急诊床边准备吸氧、负压吸引等急救物品。视病情需要准备心电监护仪。

2. 病房准备　准备清创缝合用物、气管切开用物、清创缝合常用清洗液、消毒液（外用生理盐水、过氧化氢溶液、75%酒精、0.5%安多福）、局部麻醉药物（盐酸利多卡因等）、止血药物、冷藏外用生理盐水或冰块等。以上物品应日常分类、有序放置，定期检查、整理，确保可随取随用。

3. 其他物品准备 耳专科病人多伴有听力损失，应予简单易懂的沟通卡片、纸笔或写字板，便于沟通。

（王东芳 成守珍）

第二节 急性化脓性中耳炎病人的护理

【概述】

急性化脓性中耳炎（acute suppurative otitis media）是由细菌感染导致的中耳黏膜的急性化脓性炎症。好发于儿童，冬春季常见，常继发于上呼吸道感染。

【病因】

主要致病菌为肺炎球菌、溶血性链球菌、葡萄球菌等。常见的感染途径有：

1. 咽鼓管途径 急性上呼吸道感染，急性传染病，在污水中跳水、游泳，不适当的捏鼻鼓气、咽鼓管吹张或擤鼻等，细菌可经咽鼓管进入中耳。婴幼儿咽鼓管管腔短、内径宽、鼓室口位置低，平卧位哺乳时，乳汁可经咽鼓管流入中耳。

2. 外耳道鼓膜途径 鼓膜外伤、鼓膜置管、不遵守无菌操作的鼓膜穿刺等，致病菌可直接由外耳道进入中耳。

3. 血行感染极少见。

【临床表现】

（一）症状

1. 耳痛 多数病人鼓膜穿孔前疼痛剧烈，表现为搏动性跳痛或刺痛，可向同侧头部或牙齿放射。鼓膜穿孔流脓后症状减轻。少数病人可无明显耳痛症状。

2. 听力减退、耳鸣及耳流脓 初期病人常感明显耳闷、低调耳鸣和听力减退。当鼓膜穿孔后，影响鼓膜及听骨链活动的脓液流出，初为脓血样，后为脓性分泌物。此时，耳聋反而减轻。

3. 全身症状 轻重不一，可有畏寒、发热、倦怠、食欲缺乏。小儿全身症状较重，常伴呕吐、腹泻等类似消化道中毒症状。一旦鼓膜穿孔，体温很快恢复正常，全身症状明显减轻。

（二）体征

1. 耳镜检查 起病早期，鼓膜松弛部充血，锤骨柄及紧张部周边可见放射状扩张的血管。当病情进展时，鼓膜弥漫性充血、肿胀、向外膨出，正常标志难以辨别，局部可见小黄点。如炎症不能得到及时控制，即发展为鼓膜穿孔。

2. 耳部触诊　乳突部可有轻微压痛。小儿乳突区皮肤轻度红肿。

【辅助检查】

1. 耳镜检查。

2. 耳部触诊。

3. 听力检查　多为传导性耳聋,少数病人可因耳蜗受累出现感音神经性聋或混合性聋。

4. 血象　白细胞总数增多,中性粒细胞增加,鼓膜穿孔后血象逐渐正常。

5. X线检查　乳突部呈云雾状模糊,但无骨质破坏。

【治疗原则】

控制感染,通畅引流,去除病因为本病的治疗原则。

1. 全身治疗　早期、足量使用有效抗生素。一般可用青霉素类、头孢菌素类等药物。抗生素需使用 10d 左右,或流脓停止后继续用药一周。

2. 局部治疗

(1)鼓膜穿孔前:可用 1% 酚甘油滴耳,消炎止痛。1% 麻黄碱和含有激素的抗生素滴鼻液交替滴鼻,可改善咽鼓管的引流,减轻局部炎症。如全身及局部症状较重,鼓膜膨出明显,而引流不畅时,应在无菌操作下行鼓膜切开术,以建立良好的引流。怀疑并发急性乳突炎者,行 X 线拍片或 CT 扫描确诊后立即行乳突切开引流术。

(2)鼓膜穿孔后

1)用 3% 过氧化氢彻底清洗并拭净外耳道脓液。

2)局部用抗生素水溶液滴耳,如 0.3% 氧氟沙星滴耳液、利福平滴耳液等。

3)脓液减少、炎症逐渐消退时,可用甘油或乙醇制剂滴耳。

4)感染完全控制后,多数病人的鼓膜穿孔可自行愈合。穿孔长期不愈者,可行鼓膜修补术。

3. 病因治疗　积极治疗鼻腔、鼻窦、咽部与鼻咽部慢性疾病,如肥厚性鼻炎、慢性鼻窦炎、腺样体肥大等,有助于防止中耳炎复发。

【病情观察及记录要点】

1. 巡视频次按护理级别要求及病人实际情况巡视并记录。

2. 观察生命体征变化,尤其是体温变化,有无畏寒、倦怠、恶心、呕吐等症状,应及时通知医生,警惕耳源性颅内并发症的发生。

3. 评估耳痛的部位、性质、程度及持续时间,有无向头部或牙齿放射,是否伴有耳后红肿、压痛、剧烈头痛等症状,应警惕有无并发耳源性颅内并发症。

4. 观察外耳道分泌物的性状、颜色、量和气味等。

5. 观察耳鸣及听力变化,评估病人听力损失的程度。

6. 有异常及时报告医生,并做好护理记录。

7. 记录特殊用药、治疗措施和特殊护理措施,观察效果。

8. 及时了解病人心理状态。

【护理措施】

1. 遵医嘱及早应用足量抗生素,正确使用滴鼻液、滴耳液,滴耳禁止使用粉剂,以免与脓液结块,影响引流。有发热者,可给予物理降温,遵医嘱使用退热药。全身症状严重者,可遵医嘱予增加补液及其他支持疗法。

2. 鼓膜穿孔前可遵医嘱予2%酚甘油滴耳液滴耳及鼻部予类固醇激素类喷鼻剂喷鼻。

3. 鼓膜穿孔后可遵医嘱先以3%过氧化氢溶液和外用生理盐水清洗外耳道脓液并拭净,局部予抗生素滴耳液滴耳。

4. 并发有上呼吸道感染或有鼻炎鼻窦炎时,遵医嘱给予鼻腔黏膜收缩剂滴鼻或喷鼻,以利咽鼓管引流。

5. 注意休息,给予易消化、富营养、高热量饮食,保证水分摄入,保持大便通畅。

6. 心理护理 因急性起病,病人和家属较紧张和焦虑,应向病人和家属解释本病的治疗效果,调动其积极性,使之积极配合治疗和护理。

7. 病人或家属教育

(1)指导病人正确滴鼻、滴耳、擤鼻。宣传正确的哺乳姿势,哺乳时应将婴儿抱起,使头部竖直,人工喂养所用奶嘴的大小要合适。

(2)急性期鼓膜穿孔经及时抗感染治疗,部分可以自愈,无法自愈者可以行鼓室成形术。

(3)保持外耳道清洁,洗澡洗头时预防进水,禁止游泳。

(4)生活要规律,注意劳逸结合,忌烟、酒、辛辣刺激性食物。

(5)加强锻炼,增强机体抵抗力,防止感冒。及时彻底治疗急性化脓性中耳炎,防止迁延为慢性化脓性中耳炎。

【案例分析】

案例一:男性,10岁,因左耳鼓膜置管术后一周出现耳痛、流脓到急诊就诊,意识清楚,主诉左耳疼痛、流脓,无诉头痛、恶心、呕吐等不适。T 38.0℃,P 80次/min,R 20次/min,BP 96/62mmHg。拟急诊收入院。

(一)讨论

1. 如何做好该病人的病情观察?

2. 此病人的治疗原则是什么?

(二)分析

1. 病情观察

(1)巡视频次按护理级别要求及病人实际情况巡视并记录。

（2）观察生命体征变化，尤其是体温变化，有无畏寒、倦怠、恶心、呕吐等症状，应及时通知医生，警惕耳源性颅内并发症的发生。

（3）评估耳痛的部位、性质、程度及持续时间，有无向头部或牙齿放射，是否伴有耳后红肿、压痛、剧烈头痛等症状，应警惕有无并发耳源性颅内并发症。

（4）观察外耳道分泌物的性状、颜色、量和气味等。

（5）观察耳鸣及听力变化，评估病人听力损失的程度。

（6）有异常及时报告医生，并做好护理记录。

（7）记录特殊用药、治疗措施和特殊护理措施，观察效果。

（8）及时了解病人心理状态。

2. 此病人的治疗原则　控制感染，通畅引流。

案例二：男性，32 岁，因游泳后出现右耳疼痛、听力下降 3d 急诊收入院。入院时，病人主诉：右耳疼痛、听力下降。查体：耳镜检查示右耳鼓膜紧张部穿孔，鼓室黏膜充血水肿，可见脓液。T 37.8℃，P 88 次/min，R 20 次/min，BP 120/68mmHg。

（一）讨论

1. 针对此病人的护理要点包括什么？

2. 如何进行病人/家属的健康教育？

（二）分析

1. 此病人的护理要点

（1）遵医嘱及早应用足量抗生素，正确使用滴鼻液、滴耳液，滴耳禁止使用粉剂，以免与脓液结块，影响引流。可给予物理降温。

（2）可遵医嘱先以 3% 过氧化氢溶液和外用生理盐水清洗外耳道脓液并拭净，局部予抗生素滴耳液滴耳。

（3）注意休息，给予易消化、富营养、高热量饮食，保证水分摄入，保持大便通畅。

（4）心理护理：因急性起病，病人和家属较紧张和焦虑，应向病人和家属解释本病的治疗效果，调动其积极性，使之积极配合治疗和护理。

2. 病人和家属健康教育

（1）指导病人正确滴鼻、滴耳、擤鼻。

（2）控制好急性感染，待干耳后复诊，必要时行鼓室成形术。

（3）保持外耳道清洁，洗澡洗头时预防进水，禁止游泳。

（4）生活要规律，注意劳逸结合，忌烟、酒、辛辣刺激性食物。

（5）加强锻炼，增强机体抵抗力，防止感冒。及时彻底治疗急性化脓性中耳炎，防止迁延为慢性化脓性中耳炎。

（吴洁丽　胡丽茎）

第三节 耳创伤病人的护理

一、耳郭创伤

【概述】

耳郭创伤（injury of auricle）是外耳创伤中的常见病。耳郭软骨是整个耳郭的支架，如因外伤、感染发生缺损或变形则可造成耳郭的畸形，影响外耳的功能和外观。耳郭创伤可单独发生，也可伴发邻近组织的创伤，如累及外耳道可引起外耳道狭窄或闭锁。

【病因】

因耳郭暴露于头颅两侧，易遭各种外力撞击。外耳道创伤的病因有机械性挫伤、锐器或钝器所致撕裂伤、冻伤等，前两种多见。

【临床表现】

不同原因所致耳郭创伤在不同时期的症状不同。

1. 早期有血肿、出血、耳郭撕裂、破损处感染。血肿常见于挫伤时出血积于皮下或软骨膜下，不易吸收，处理不及时可形成机化致耳郭增厚，甚至感染、软骨坏死、耳郭畸形。出血多见于耳郭撕裂伤，大出血常见于耳前后的浅动脉受损。

2. 后期多为缺损或畸形。

【辅助检查】

1. 耳镜检查 了解有无外耳道损伤。

2. 实验室检查 若血肿或开放性创口感染，予细菌培养多见金黄色葡萄球菌、铜绿假单胞菌等。

【治疗原则】

1. 及时清创、止血 清除耳郭血迹、污渍等。外耳道皮肤伴有裂伤时应同时清创，严禁行外耳道冲洗。小血肿应在严格无菌操作下抽出积血，局部加压包扎；血肿较大时，应予手术切开，清除积血和血凝块，局部可用碘仿纱条填塞或缝合后加压包扎。

2. 控制感染，预防畸形 当耳郭形成血肿时，应进行抽吸治疗，大面积血肿应尽早手术切开清除积血，以免继发感染、软骨坏死，甚至耳郭畸形。外耳道有裂伤时，可使用抗生素软膏纱条压迫，以防继发瘢痕性狭窄或闭锁。

【病情观察及记录要点】

1. 按护理级别要求及病人实际情况巡视并记录。

2. 观察生命体征的变化。

3. 观察耳郭创伤情况，包括创伤大小、出血量、红肿情况，关注局部皮肤温度、颜色的变化。

4. 观察外耳道有无损伤、出血等。

5. 观察敷料的固定情况、松紧度及渗液情况。如包扎过紧会影响血运，致耳郭坏死；过松则敷料移动可使创口裂开。

6. 耳痛的性质、程度、持续时间。

7. 注意有无颅脑损伤和全身损伤的症状。若合并颅脑损伤时需密切观察意识、瞳孔，有无颅内高压、颅内感染的表现。

【护理措施】

1. 评估创口局部情况，有无头面部损伤、颅脑损伤、意识障碍、面瘫等。询问病人受伤原因、经过及初步处理措施，了解病人耳部既往病史。

2. 协助医生处理创口，彻底清创、止血，予 3% 过氧化氢溶液擦除血迹、污渍等，消毒耳郭和外耳道。

3. 给予健侧卧位或平卧位。

4. 协助完善常规检查和专科检查，必要时进行急诊手术准备。

5. 监测生命体征，进行疼痛评估。

6. 按医嘱给药，观察用药效果。

7. 健康指导

(1) 嘱保护患耳，避免碰撞，勿抓挠。

(2) 保持创口局部清洁、干燥，淋浴时花洒避免对着创口，以免溅湿。

(3) 有局部红肿、流脓或出血等现象，及时就诊。

8. 心理护理 因本疾病突然发生且影响外观，病人和家属常难以接受，担心创口难愈合，表现为急躁不安、情绪低落。护士应帮助病人积极面对，介绍治疗方法及效果，调动其积极性，使之积极配合治疗及护理。进行心理疏导，解释本病的治疗效果，调动其主观能动性，使之积极配合治疗及护理。

【案例分析】

案例：男，15 岁。因机械性牵拉导致右耳郭断裂 2h 急诊入院。入院时右耳郭缺失，局部创口已进行清创处理，加压包扎，诉有轻度创口疼痛，可忍受。诉轻微头晕，无头痛、听力改变、耳鸣，无面瘫表现。查体：意识清楚、对答切题，T 37.2℃，P 86 次 /min，R 20 次 /min，BP 126/68mmHg。右外耳道口耳轮脚处见一 5cm×2cm 不规则的创口，敷料覆盖，附有陈旧性血迹，未见创口有活动性出血。右外耳道后上壁有一裂开 1cm 创口，见陈旧性血迹附着，未见活动性渗血、渗液，鼓膜完整。入院后在全麻下行右耳郭断裂缝合修复术 + 外耳道清创缝合术，现术毕返回病房，术耳敷料表面干洁，生命体征平稳。病人对于修复的耳郭能否存活十分担心。

（一）讨论

此病人术后护理措施要点有哪些？

（二）分析

此病人术后护理措施主要有以下内容：

1. 给予健侧卧位或头高位休息，避免患耳受压或碰撞。

2. 观察缝合创口局部有无渗血、红肿、皮肤温度和血运情况，敷料包扎的松紧度。

3. 保持耳郭、外耳道的清洁和干燥，预防感染。

4. 按医嘱给予抗感染治疗，必要时注射破伤风抗毒素。

5. 帮助病人积极面对，告知治疗方法、效果及预后，如早期积极配合治疗，修复的耳郭多可存活。如无法存活后期可行整形修复，以解除病人的担心。

（王东芳　陈婉东）

二、鼓膜创伤

【概述】

鼓膜创伤是指鼓膜受到间接或直接的外力冲击而发生的损伤。因头部外伤、爆炸伤、手术不当等可使中耳鼓膜破裂、穿孔（图1-2，见文末彩图1-2）。

【病因】

鼓膜位于外耳道深处，因结构菲薄，受到外力冲击后极易破裂、穿孔，多发生在鼓膜紧张部。常见的病因有：

1. 器械伤　多见于用硬物挖耳，如火柴梗、毛线针等挖耳损伤鼓膜。

2. 医源性损伤　如取耵聍、外耳道异物时损伤鼓膜。

3. 烧伤　矿渣、火花等烧伤。

4. 压力伤　多为空气压力发生急剧变化所致，因鼓膜具有感音和声音传导功能，当外界空气猛烈震动产

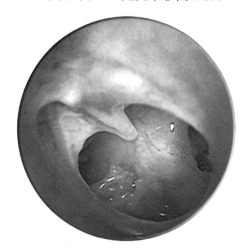

图1-2　鼓膜穿孔内镜下图

生爆震波和气流冲击时，迅速传至外耳道内致鼓膜破裂，如掌击耳部、巨大爆破声、高台跳水、潜水等。

5. 其他　颞骨纵行骨折、外耳道动物性异物亦可直接损伤鼓膜。

【临床表现】

1. 单纯鼓膜外伤表现为突发耳痛、耳内闷塞感、耳鸣伴听力减退，可见外

耳道少量出血。

2. 压力伤者可由于镫骨强烈运动导致内耳受损,出现眩晕、恶心及混合性耳聋。同时合并颞骨骨折者,可表现为耳出血、面瘫或脑脊液漏等。

【辅助检查】

1. 耳镜检查可见外耳道少量血迹,鼓膜多呈不规则或裂隙状穿孔,边缘有少量血迹或血痂;合并有颞骨骨折伴脑脊液耳漏时,出血量较多并有清水样液流出。

2. 纯音听阈检查可评估听力损失程度,一般为传导性耳聋或混合性耳聋。对合并耳鸣、眩晕、平衡失调的病人,还需检查声导抗、听性脑干反应、前庭功能等。

【治疗原则】

以清除外耳道异物、积血等,消毒外耳道及耳郭,预防感染为治疗原则。

1. 清理外耳道异物、耵聍、积血等,用酒精擦拭外耳道及耳郭,可在外耳道口留置棉球,防止脏物进入耳内。

2. 必要时应用抗生素控制和预防感染。如无继发感染,局部禁止滴入药液。

3. 小的鼓膜穿孔一般可自行愈合,较大的而且经久不愈的鼓膜穿孔可择期行鼓膜修补术。

【病情观察及记录要点】

1. 按护理级别要求及病人实际情况巡视并记录。

2. 观察生命体征的变化。

3. 观察鼓膜穿孔的情况,分泌物的性状、颜色和量,有无外耳道损伤。

4. 观察听力变化,有无耳鸣、眩晕、面瘫等。

5. 记录耳痛的性质、程度、持续时间。

6. 若有耳部敷料,应记录有无见敷料渗血、渗液及范围。

7. 观察有无颞骨骨折或颅脑损伤的症状,关注意识、瞳孔的变化、脑脊液耳漏的表现。

【护理措施】

1. 评估鼓膜创伤情况;询问病人受伤原因、经过,有无使用锐器挖耳等不良卫生习惯。

2. 保持外耳道内清洁干燥。外耳道可用酒精棉球擦拭后,放置无菌棉球防止进水。如伴有脑脊液耳漏者,禁止堵塞外耳道。

3. 预防上呼吸道感染,指导病人正确擤鼻方法,避免来自鼻咽部的感染。

4. 鼓膜外伤如有继发感染易造成中耳炎,应按急性中耳炎进行治疗及护理,遵医嘱给予抗感染治疗,观察用药后反应。

5. 需要行鼓膜修补术者,术前应该向病人介绍手术目的和经过,解除病人的恐惧、紧张心理。

6. 健康指导

(1)嘱勿自行掏耳,避免伤及鼓膜。

(2)未经医生同意严禁向耳内滴药或外耳道冲洗。

(3)保持外耳道清洁、干燥。未经医生允许,勿游泳,禁止任何水上运动。淋浴时花洒避免对着耳部,可用干棉球堵塞外耳道口,防止污水进入耳内。

(4)注意保暖,预防感冒,掌握正确的擤鼻方法,避免用力擤鼻、咳嗽、喷嚏等,以免修补材料脱落或再次穿孔。

(5)遇到爆破情况,避免距离过近,可用棉花、手指或耳塞塞耳,保护双耳。

(6)若外耳道有红肿、流脓或出血等现象,及时就诊。术后1～3个月外耳道流出少量淡红色分泌物。

【案例分析】

案例:病人,男,45 岁。因与人打架后右耳耳痛,流血伴有听力下降 3d 急诊入院。入院时病人诉有少许耳痛,无头晕,无头痛,自觉右耳听力有下降改变,无耳鸣,无面瘫表现。查体:意识清楚、对答切题,T 37.0℃,P 86 次 /min,R 20 次 /min,BP 120/62mmHg。右外耳道有陈旧性血迹,鼓膜后外上象限见不规则性穿孔;左外耳道干洁,鼓膜完整。纯音听阈检查:左耳正常,右耳为 35dB。

(一)讨论

此病人鼓膜创伤后如何预防中耳感染?

(二)分析

此病人鼓膜创伤后预防中耳感染的主要护理措施如下:

1. 保持外耳道内清洁干燥。外耳道可用酒精棉球擦拭后,放置无菌棉球防止进水,及时更换。未经医生允许勿向耳内滴药。淋浴时花洒避免对着耳部,可用干棉球堵塞外耳道口,防止污水进入耳内。

2. 预防上呼吸道感染,指导病人正确擤鼻方法,避免来自鼻咽部的感染。

3. 观察病人有无发热、流脓性分泌物等感染征象,及时报告医生,遵医嘱用药。如有继发感染造成中耳炎,按急性中耳炎进行治疗及护理,遵医嘱给予抗生素治疗,观察用药后反应。

4. 勿自行掏耳,避免造成再次损伤。

（王东芳　许　薇）

三、外伤性脑脊液耳漏

【概述】

脑脊液由外耳流出或积于中耳内为脑脊液耳漏。脑脊液耳漏可分为:外伤性脑脊液耳漏、先天性脑脊液耳漏、化脓性中耳炎或恶性肿瘤所致脑脊液耳漏。其中外伤性脑脊液耳漏较多发。外伤性脑脊液耳漏多发生于颞骨骨折，鼓膜同时破裂时可出现液体由耳内流出。如果鼓膜完整则可引起鼓室积液，经由咽鼓管流出形成水样"鼻漏"，较易误诊。脑脊液耳漏可能影响听力或引起颅内感染。若创伤早期不能自行愈合，应进行手术治疗。

【病因】

外伤性脑脊液耳漏多发生于颞骨骨折，也可见于手术外伤。

1. 颅底骨折，特别是颞骨的纵行骨折，合并硬脑膜撕裂者。

2. 中耳或内耳手术不慎，误伤硬脑膜，可并发本病。

【临床表现】

1. 耳内流出清水样液体或血性分泌物，咳嗽、低头、喷嚏或腹压增加时流出液体增多。若发生颅内低压综合征，可表现为头痛、头晕、恶心、呕吐等，平卧时头痛减轻。

2. 不同程度的耳鸣、听力下降、耳内闷塞感。伴有鼓室积液、颅底骨折者多出现轻度传导性聋或重度感音神经性聋。

3. 可伴有不同程度的颅脑外伤、颅内感染的征象，如剧烈头痛、喷射性呕吐、寒战、高热、颈部抵抗等。表现为头痛、头胀、恶心、呕吐、颈强直症状，平卧时头痛减轻。

【辅助检查】

1. 耳内镜检查，外伤性脑脊液耳漏常见鼓膜穿孔及血性或水性分泌物。

2. 实验室检查

（1）脑脊液检查：可收集漏出液体进行脑脊液定性检查。若样本糖含量 > 0.3g/L，则为脑脊液可能性大。

（2）病原微生物培养：脑脊液耳漏同时伴有流脓者，应进行病原菌培养。

3. 影像学检查，颞骨 CT 可显示颅骨缺损位置；CT 脑池造影可显示漏口位置。

4. 听力学检查

（1）纯音听阈检查，以了解听力下降的性质及程度。

（2）声导抗检查，多为 B 型曲线。

【治疗原则】

外伤性脑脊液耳漏经保守治疗多可自愈，采取静卧休息，若病人情况允许可取半卧位，或头高位（15°～30°）以降低颅内压。给予抗生素预防感染治疗。积极处理鼻腔、耳道的血痂和污垢，预防逆行性颅内感染。经保守治疗无效者，应行手术治疗。若手术不慎导致脑脊液耳漏，应于术中立即修补。若漏出液过多，妨碍修补材料的放置，可给 20% 甘露醇脱水，降低颅内压。手术后注意预防感染,并给予脱水剂治疗。

【病情观察及记录要点】

1. 观察意识、瞳孔及生命体征的变化,注意有无高热、寒战、头痛、头晕、恶心、喷射性呕吐、颈部强直等症状。

2. 外耳道及鼻腔流出液体的性状、颜色和量。

3. 观察听力情况,关注听力损失的程度,有无伴随耳鸣、眩晕、耳内闷塞感等。

4. 观察伤口敷料渗液的性状、颜色和量。若敷料渗血、渗液范围持续增大或湿透,怀疑有伤口出血、脑脊液再漏时应及时告知医生。

5. 准确记录24h出入量。

6. 记录压疮、跌倒风险评估结果,以及防护措施实施情况等。

7. 观察有无面瘫表现。

【护理措施】

(一)术前护理

1. 饮食指导 低盐饮食,限制饮水量,每次喝水不超过300ml,保持出入水量平衡;多进食新鲜蔬菜、水果,预防便秘。

2. 体位 平卧位头稍偏向患侧或抬高床头15°～30°,卧床休息。

3. 协助完成各项常规检查和专科检查 包括听力检查,脑脊液检验,耳、鼻内镜检查,CT、MR等。

4. 术前准备 必要时剃光头。需植皮者准备大腿内侧或腹部皮肤。

5. 心理护理 评估病人的情绪状态,给予针对性的心理疏导。向病人和家属说明保持情绪稳定的重要性,积极配合治疗,避免情绪激动。

6. 健康宣教

(1)保持外耳道清洁,禁止耳内滴药、进水或冲洗。

(2)避免低头、屏气、打喷嚏、用力咳嗽、用力擤鼻等动作增加颅内压。

(3)保持大便通畅,勿用力屏气排便,以避免颅内压升高。

(4)注意保暖,预防上呼吸道感染,掌握正确的擤鼻方法。

(二)术后护理

1. 体位 全麻清醒后予抬高床头15°～30°或健侧卧位休息7～10d。在转换体位、转动头部时宜慢动作,避免引起颅内压升高。

2. 饮食护理 高蛋白、高纤维、高维生素、低盐饮食。限制饮水量,每次喝水不超过300ml,保持出入水量平衡;多进食新鲜蔬菜、水果,预防便秘。

3. 准确记录24h出入量、动态监测生化检验结果,注意有无水电解质紊乱。估计脑脊液漏出量的方法,可于外耳道口等脑脊液流出处放干棉球,注意勿深塞紧堵,当棉球被浸透后及时更换,并根据湿棉球的重量,估计漏出量。

4. 遵医嘱准确使用抗生素、脱水等药物,以防治颅内感染,降低颅内压。疑有颅内并发症时,禁用影响瞳孔的药物,诊断不明者不使用止痛镇静药。使用脱水剂时,注意防止药物外渗。

5. 落实病人的各项基础护理工作,包括病人皮肤护理、口腔护理等;进行压疮、跌倒、坠床风险评估,并对病人及家属进行相关安全教育,落实相应安全防护措施。

6. 健康宣教

(1)指导病人避免各种引发颅内压升高的因素。避免低头、屏气、打喷嚏、用力咳嗽、用力擤鼻等动作,保持大便通畅。

(2)注意保暖,预防上呼吸道感染,掌握正确的擤鼻方法。

(3)保持外耳道清洁,禁止耳内滴药、进水或冲洗。

(4)保持大便通畅,勿用力屏气排便,以避免颅内压升高。

(三)出院指导

1. 遵医嘱用药。

2. 术后 1～3 个月内到门诊复查。如有发热、头痛、外耳道或鼻腔流出清水样液时应及时就诊。

3. 保持外耳道清洁干燥。

4. 保持良好的心态,避免情绪激动。

5. 半年内避免重体力劳动。

6. 保持大便通畅。

7. 注意保暖,防止上呼吸道感染,掌握正确的擤鼻方法。

【案例分析】

案例一:男,45 岁。因车祸外伤后出现右耳听力下降、流液 2d 急诊入院。入院时自觉右耳听力差,偶尔流出淡红色液体,体位偏向右侧卧位时明显,偶尔有咳嗽、流涕,未治疗,自行使用棉球堵塞外耳道口。无耳痛、耳鸣,有少许头痛、头晕,无恶心、呕吐。查体:意识清楚,对答切题,T 38.5℃,P 96 次/min,R 20 次/min,BP 126/78mmHg,无颈部抵抗,全身皮肤无破损。右耳郭未见畸形,耳周皮肤无红肿、瘀斑。右外耳道口置一棉球,已湿透,带血性液。去除棉球,外耳道通畅,有少许暗红色血迹,鼓膜裂隙样穿孔,鼓室湿润。右侧面部面瘫表现。紧急抽血检验急性感染组合示:白细胞 13×10^9/L。入院主要诊断为外伤性脑脊液耳漏。

(一)讨论

如果您是责任护士,对此病人做哪些健康指导?

(二)分析

根据病情做以下指导:

1. 保持外耳道清洁,避免往耳道深处塞入棉球,禁止耳内滴药或进水,避免感染。

2. 指导其平卧或稍偏向右侧卧位。

3. 避免低头、用力咳嗽、屏气、喷嚏、用力擤鼻等动作。

4. 注意保暖,预防上呼吸道感染,掌握正确的擤鼻方法。

5. 进食高蛋白、高纤维、高维生素、低盐饮食。限制饮水量,每次喝水不超过 300ml,保持出入水量平衡;多进食新鲜蔬菜、水果,预防便秘。进食后漱口,保持口腔清洁。

6. 保持良好心态,避免情绪激动。

案例二: 女性,36 岁,1 个月前不慎于高处坠下,头部着地,昏迷 3min,左耳流出血性液体。继而发热、头痛、呕吐,发现化脓性脑膜炎 7d,经用药治疗后症状可控制,但停药后,易发作,病情反复不愈。2 年前无意中发现其左耳全聋,右耳听力正常,偶有低头时左鼻腔流清水,颞骨高分辨 CT 轴位扫描示内耳呈 Mondini 畸形,鼓室、乳突气房模糊,有积液,以脑脊液耳鼻漏收入院。入院完善检查后已在全麻下行左侧脑脊液耳漏修补术,现为术后第三天。病人意识清楚,烦躁,对答切题,诉有左耳内刺痛、头痛剧烈,难以忍受,间中呕吐,呈喷射性,无眩晕。查体:T 39.5℃,P 112 次 /min,R 22 次 /min,BP 156/88mmHg,双侧瞳孔等大等圆,对光反射灵敏,左侧耳部伤口敷料渗透,无色,无面瘫表现,颈部抵抗(+)。急查血常规示白细胞 23×10^9/L,生化结果示 Na^+ 125mmol/L,K^+ 3.0mmol/L。

(一)讨论

1. 该病人术后可能出现什么并发症?

2. 该病人的术后护理要点有哪些?

(二)分析

1. 此病人术后可能出现颅内感染,脑脊液再漏。

2. 此病人术后主要护理措施

(1)绝对卧床休息,予抬高床头 15°～30°。

(2)落实生活护理,给予物理降温,避免受凉。

(3)坠床及压疮风险评估,落实安全防护措施。

(4)密切观察病情变化

1)观察生命体征、意识和瞳孔变化,有无寒战、高热等。

2)观察伤口敷料渗血、渗液的性状、颜色和量。若敷料渗血、渗液范围持续增大或湿透,怀疑有伤口出血、脑脊液再漏。

3)有无面瘫、眩晕、恶心、呕吐等症状。

4)观察有无脑膜刺激征,如剧烈头痛、喷射性呕吐、颈项强直等。

（5）监测并记录24h出入量、生化检验结果。

（6）遵医嘱使用药物，禁用止痛、镇静类药物。

（7）配合医生进行腰椎穿刺检查，及时送检标本。

（8）积极向病人及家属介绍病情及治疗，取得理解与配合。

（王东芳　陈婉东）

第四节　外耳道异物

【概述】

外耳道异物（foreign body in external acoustic meatus）是指外来物质进入并停留在狭窄弯曲的外耳道内。其种类繁多，可分为动物性（如昆虫、水蛭等）、植物性（如豆类、谷、麦粒等）及非生物性（如小玩具、铁屑、石子、纱条等）3类。多见于小儿，以学龄前儿童为主，成人也可发生。

【病因】

儿童玩耍时喜将小物体塞入耳内，成人多为挖耳或外伤时遗留物体，也可是昆虫飞入或爬入外耳道导致外耳道异物。偶有耳部疾病治疗或手术后，纱条、棉花等遗留于外耳道的情况。

【临床表现】

依异物的大小、形状、种类、位置不同而异。

1. 不同的异物大小　小而无刺激性的异物，可长期存留而无任何症状；较大的异物则可引起耳鸣、听力下降、反射性咳嗽等。

2. 不同的异物种类　活昆虫等动物性异物，可在外耳道内爬行骚动、引起剧烈耳痛和耳鸣；植物性异物遇水膨胀后，可引起植物性炎症和刺激或压迫外耳道，引起胀痛。

3. 不同的异物位置　异物位置越深，症状一般越明显，靠近鼓膜的异物可压迫鼓膜，发生耳鸣、眩晕，甚至引起鼓膜及中耳损伤。

【辅助检查】

耳镜检查为最直接的检查方法，外耳道异物一般用耳镜检查多能发现（图1-3，见文末彩图1-3）。如出现以下情况，较难窥见异物：异物刺激或损伤外耳道，致外耳道肿胀；

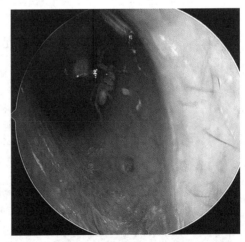

图1-3　外耳道异物内镜下图

因异物留存时间过长，并发中耳、外耳道炎症；局部分泌物较多，或被耵聍包裹。因此，如有明显异物史，应仔细检查。检查时了解异物的种类、大小、性状、形状和位置。

【治疗原则】

根据异物的大小、性质、形状和部位，选择合适的器械，采取正确的方法将异物取出。

1. 圆形光滑的异物，可用异物钩或小刮匙等器械顺耳道空隙越过异物而将其钩出。切勿用镊子夹取，以防将异物推入深处，嵌在峡部或损伤鼓膜。

2. 异物细小时可用冲洗法洗出。

知识链接

外耳道异物冲洗法禁忌证

➢ 合并中耳炎，鼓膜有穿孔者。

➢ 鼓膜被异物损伤穿孔或合并中耳异物者。

➢ 植物性异物（如豆类）遇水易膨胀者。

➢ 尖锐多角的异物。

➢ 石灰等遇水易发生化学反应者。

3. 活昆虫等动物性异物，可先滴入甘油、食物油将其淹毙，或用2%丁卡因、70%乙醇或对皮肤无毒性的杀虫剂等滴入，使其麻醉瘫痪后用镊子取出或冲洗排出。对飞虫也可试行使用亮光诱出。

4. 已经泡胀的植物性异物，应先用95%乙醇滴入，使其脱水，缩小后再行取出。易碎的异物也可分次取出。

5. 不合作的幼儿，可在全身麻醉下取出异物。

6. 异物过大或嵌入较深，难以从外耳道取出时，或同时合并中耳异物时，可作耳内或耳后切口，取出异物。

7. 外耳道有继发感染者，应先行抗感染治疗，待炎症消退后再取出异物，或取出后积极治疗外耳道炎。

8. 异物取出过程中，如有外耳道损伤出血，可用碘仿纱条压迫止血，次日取出，涂以抗生素软膏，预防感染。

【病情观察及记录要点】

1. 按护理级别要求及病人实际情况巡视并记录。

2. 记录异物停留的时间、体积、形状和性质。

3. 观察耳痛的情况，记录疼痛评估的结果。

4. 观察听力情况，有无听力损失、耳闷胀感、耳鸣等。

5. 观察伴随症状,当有活动性异物在耳内爬行或扑动时可能出现瘙痒、咳嗽等症状。

6. 观察外耳道或鼓膜有无继发感染或损伤,关注有无外耳道壁红肿、脓性分泌物流出,鼓膜充血或穿孔等。

7. 记录异物取出的方法,是否完全取出。

【护理措施】

1. 根据异物情况,协助医生用合适的器械和正确的方法取出异物。

2. 若需手术取出异物,完善术前相关检查,安抚病人情绪,避免哭闹或头部剧烈运动,以免异物向深部移位。

3. 健康指导　向病人及家属说明手术或治疗的目的和过程,以取得其配合。告知取出过程中可能疼痛加剧。指导取出异物的体位,过程中保持体位,以防异物活动或戳伤鼓膜。

4. 日常注意事项

(1) 指导家长加强儿童管教,教育儿童勿将异物塞入耳内。不要把细小物品放在儿童易触及的地方。

(2) 如有异物误入耳内,应及时到医院就诊,勿自行处理。

(3) 嘱病人勿挖耳,避免外耳道进水,保持外耳道干洁。

【案例分析】

案例一:女童,2岁,因右外耳道疼痛1d急诊入院。诊断:右侧外耳道异物。家属主诉病人5d前玩耍时误将黄豆塞入右外耳道。入院时病人哭闹,以手挠抓患耳。查体:右外耳道深部可见黄色异物停留,外耳道壁可见轻度肿胀,见少量黄色分泌物流出,鼓膜无法窥及。左侧外耳道干洁、鼓膜无异常。拟予病人行外耳道异物取出术。

(一)讨论

1. 该病人外耳道异物考虑出现什么并发症?

2. 如何进行术前准备?

3. 如果您是责任护士,应对该病人家属做哪些健康指导?

(二)分析

1. 该病人因外耳道异物停留时间过长合并感染,导致外耳道炎。

2. 拟行外耳道异物取出术者应落实术前准备。

(1) 落实病人及家属的解释工作,耐心向病人及家属说明手术目的、过程及配合注意事项。

(2) 按麻醉要求及医嘱予禁食、禁饮。

(3) 完善术前检查,完成常规抽血检验、胸片、心电图检查。

(4) 安抚病人,避免搔抓患耳或挖耳,以免异物向深部移位。如病人无法配合,可为其戴上防护手套,防止病人用手指挖耳。

3.结合疾病特点进行健康指导

(1)指导家长加强看管儿童,不要把容易误塞入耳内的豆类、小玩具或小球类物品放在儿童易触及的地方。教育儿童勿将异物塞入耳内。

(2)保持外耳道清洁、干燥,沐浴、洗头时勿进水。如有水进入外耳道,应立即吸出或拭干。

(3)注意个人卫生,勿自行挖耳。

(4)遵医嘱使用抗感染药液滴耳,指导病人、家属正确滴耳的方法。

案例二:男性,18 岁,因左外耳道流脓、疼痛 1 周急诊入院。诊断:外耳道异物。病人主诉 1 个月前考试时曾从左侧外耳道塞入微型窃听器 1 枚,后未能自行取出,1 周前左侧外耳道进水后出现耳痛、流脓。查体:左侧外耳道皮肤稍肿胀,有少量黄色分泌物,深部见一银色异物,嵌入鼓膜紧张部,余鼓膜充血。右侧外耳道干洁,鼓膜完整。入院后完善相关检查,已在全麻下行左外耳道异物取出术。

(一)讨论

该病人行左外耳道异物取出术术后的护理要点有哪些?

(二)分析

此病人术后护理措施主要有以下内容:

1.按全麻术后护理常规。

2.观察外耳道分泌物的性状、颜色、量;发现外耳道流脓性分泌物、耳痛剧烈、听力改变时,及时报告医生。

3.术后三周内外耳道不可进水或滴药,禁止游泳,勿用力擤鼻、打喷嚏等,避免继发中耳感染,影响鼓膜的愈合。

4.注意个人卫生,勿自行挖耳,勿从耳道塞入异物。

(王东芳)

第五节　耳源性并发症病人的护理

【概述】

耳源性并发症(otogenic complications)是指化脓性中耳乳突炎所引起的颅内外并发症的统称。由于解剖位置特殊,这些并发症常常危及生命,是耳鼻咽喉头颈外科危急重症之一。但随着诊疗水平的提高以及人们自我保健意识的不断增强,耳源性并发症的发生率已明显下降。

【病因】

耳源性并发症的发生主要与脓液引流不畅、骨质破坏严重、身体抵抗力下降、抗生素使用不当、致病菌毒力较强或具有抗药性等因素有关。据统计，耳源性颅内并发症年龄在 11～20 岁者占半数以上，10 岁以下者次之。在经济和卫生事业不发达的地区，发病率亦较高。

感染扩散途径包括以下几种（图 1-4）：

1. 经破坏缺损骨壁途径　是最常见的传播途径。当鼓室盖、鼓窦盖或乳突天盖、乙状窦板或陶特曼三角区等处被破坏时，感染可向颅内迅速蔓延。乳突外侧骨壁或乳突内侧骨壁穿破时，脓液可顺此流入耳后骨膜下或颈深部、咽侧隙，在局部形成脓肿。骨半规管或鼓岬遭破坏，感染或细菌毒素可经此处侵犯内耳，引起迷路炎。外伤（如颞骨骨折）形成的骨缝亦为传播途径之一。

2. 经解剖通道或未闭骨缝直接传播　感染可经小儿尚未闭合的骨缝向颅内扩散。经前庭窗和蜗窗，中耳炎症和毒素可侵犯内耳产生迷路炎。化脓性迷路炎可由此再经蜗水管、前庭水管、内耳道等正常解剖途径向颅内播散；流行性脑膜炎则可循相反方向侵犯迷路，并发化脓性迷路炎。

3. 血行途径　中耳黏膜内的小血管、乳突导血管及骨小管中的小静脉可与脑膜、脑组织表面的血管交通，中耳感染可由此经血流，或经血栓性静脉炎蔓延至颅内。化脓性中耳乳突炎并发的脓毒血症还可引起远离脏器的化脓性感染，如肺炎、肺脓肿、肝脓肿等。

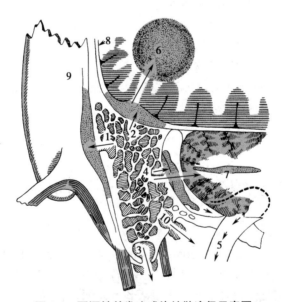

图 1-4　耳源性并发症感染扩散途径示意图

1. 耳后骨膜下脓肿；2. 硬脑膜外脓肿；3. 颈深部脓肿；
4. 横窦周围脓肿；5. 横窦血栓性静脉炎；6. 脑脓肿；
7. 小脑脓肿；8. 颞叶硬脑膜；9. 骨膜；10. 颈深部脓肿。

【分类】

一般分为颅内并发症及颅外并发症两大类。

1. 颅内并发症　硬脑膜外脓肿、耳源性脑膜炎、乙状窦血栓性静脉炎、耳源性脑脓肿、硬脑膜下脓肿等。

2. 颅外并发症　耳后骨膜下脓肿、颈部贝佐尔德（Bezold）脓肿（二腹肌下脓肿和耳下颈深部脓肿）、迷路炎、周围性面瘫等。

一、颅内并发症

【概述】

耳源性颅内并发症包括硬脑膜外脓肿、硬脑膜下脓肿、耳源性脑膜炎、乙状窦血栓性静脉炎、耳源性脑脓肿等。硬脑膜外脓肿（extradural abscess）是发生于颅骨骨板与硬脑膜之间的化脓性炎症和脓液蓄积，是最常见的耳源性颅内并发症，约占其 1/3。耳源性脑膜炎（otogenic meningitis）是急性或慢性化脓性中耳乳突炎所并发的软脑膜和蛛网膜的急性化脓性炎症。依病人个体抵抗力的强弱，病菌毒力的大小可形成局限性和弥漫性两种脑膜炎。局限性脑膜炎一般称之为硬脑膜下脓肿。弥漫性的脑膜炎即通常所说的耳源性脑膜炎。乙状窦血栓性静脉炎（thrombophlebitis of sigmoid sinus）是伴有血栓形成的乙状窦静脉炎，为常见的耳源性颅内并发症。耳源性脑脓肿（otogenic brain abscess）是化脓性中耳炎和胆脂瘤的严重并发症，可危及生命。脓肿多发生于大脑颞叶，小脑次之。常为单发脓肿，当病人体质较差或感染细菌毒力强时，也可见到多发性脓肿。

【临床表现】

（一）症状

有中耳流脓史，脓液突然增多或突然减少，伴耳痛、头痛及全身不适、发热等，可出现耳鸣、听力减退、耳内搏动感、眩晕、恶心、呕吐等，甚至伴有嗜睡、昏迷等意识障碍表现。

（二）体征

1. 耳部检查　乳突部可出现红肿、压痛、瘘管形成、颞部叩击痛；外耳道脓液味臭，鼓膜穿孔多在松弛部或为边缘性，鼓室内可见肉芽、息肉、胆脂瘤样物质或见脓液搏动。

2. 眼部检查　可有视神经乳头水肿、视网膜静脉扩张等眼底改变及视野变化。

3. 神经系统检查　可出现颈项强直、Kernig 征、Brudzinski 征、腹壁反射、膝反射、运动障碍及小脑症状等（表 1-1）。

表 1-1　颅内并发症的临床表现比较

颅内并发症	症状	体征	辅助检查
硬脑膜外脓肿	头痛、发热,严重者可伴恶心、呕吐等颅内高压症状	1. 小脓肿无明显体征,可于乳突手术中发现 2. 大脓肿可出现颞叶或小脑受压迫或刺激的局灶性体征	1. 血常规 2. 影像学检查
耳源性脑膜炎	以高热、头痛、呕吐为主要症状。起病时可有寒战,高热;头痛剧烈,部位不定,可为弥漫性全头痛,常以后枕部为重;呕吐为喷射状,与饮食无关。烦躁不安,重者出现嗜睡、谵妄甚至昏迷	1. 颈抵抗、颈项强直,甚至角弓反张。Kernig 征及 Brudzinski 征阳性 2. 严重时浅反射减弱,深反射亢进	1. 血常规 2. 脑脊液检查(脑脊液压力增高或变混浊)
乙状窦血栓静脉炎	早期症状不典型,病人可有耳痛及剧烈头痛。典型者表现为寒战后高热,体温可达 40℃ 以上,数小时后大汗淋漓,体温骤降至正常或正常以下,可发生呕吐、腹泻、抽搐、惊厥等,体温下降后症状缓解。上述症状每日可发作 1～2 次。疾病较长时表现为低热、贫血、精神萎靡不振	1. 患侧耳后、枕下颈部疼痛;乳突区水肿,严重者,可触及压痛的条索带肿块 2. 患侧视神经乳头水肿、视网膜静脉扩张。若压迫颈内静脉,眼底静脉无变化,表示颈内静脉有闭塞性血栓	1. 血常规(白细胞明显增多,红细胞及血红蛋白减少。寒战及高热时抽血可培养出致病菌) 2. 眼底检查 3. 影像学检查
耳源性脑脓肿	发热、头痛及呕吐;乏力消瘦,持续性头痛、喷射样呕吐、意识障碍,昏迷;终期可陷入深度昏迷、呼吸停止,心搏停搏而死亡	1. 颅内压增高时可有缓脉,视神经乳头水肿 2. 局灶性体征:瞳孔散大,中枢性眼球震颤振幅大、共济失调和 Romberg 征阳性	1. 影像学检查 2. 超声波检查 3. 脑血管造影 4. 腰椎穿刺(脑脊液压力升高)

【辅助检查】

1. 耳部检查　耳镜检查了解鼓膜及耳漏情况;音叉及纯音听力计检测听力;前庭功能检查包括自发性眼球震颤、倾倒试验、偏指及瘘管试验等,若病情允许,必要时可作眼震电图检查。

2. 影像学检查　乳突 X 线或颞骨 CT 扫描可见乳突骨质破坏或天盖破坏,颅脑 CT、磁共振(MRI)增强扫描可确定并发症的范围和类型。

3. 眼底检查、神经系统检查、脑血管造影、头颅超声检查有助于本病的诊断。

4. 实验室检查　包括白细胞计数与分类、耳内分泌物培养及药物敏感试验,寒战及高热时做血细菌培养。必要时可做腰椎穿刺行脑脊液压力测定及脑脊液常规检查,包括糖、蛋白质、氯化物等测定及细菌涂片、培养等。

知识链接

耳源性脑膜炎脑脊液检查特点

- 压力明显升高(正常卧位)。
- 外观轻度混浊或脓性。
- 凝聚力为轻度凝聚或凝成细柱状。
- 白细胞$1\ 000 \times 10^6$/L以上,以中性多形核白细胞为主。
- 蛋白为+～++++。
- 葡萄糖减少或消失。
- 氯化物轻度减少。
- 细菌多为脑膜炎双球菌以外的化脓菌。

【治疗原则】

耳源性颅内并发症的治疗原则包括:彻底去除原发病灶,合理应用抗生素及对症处理。

1. 手术治疗　及早行乳突根治术,清除病变组织并详细检查鼓窦盖、乳突盖、鼓室盖及乙状窦骨板,排尽脓液,通畅引流。乙状窦血栓性静脉炎如乳突术后症状不见减轻,或出现转移性脓肿时,应行患侧颈内静脉结扎术。耳源性脑脓肿若颅内压高,病情重,有脑疝危象者,可由神经外科先钻颅穿刺排脓或做侧脑室引流术,待颅内压降低后再作乳突手术。经反复穿刺抽脓无效或多房性脓肿等,可行开颅摘除脓肿。

2. 药物治疗　早期、足量给予广谱抗生素,颅内并发症宜采用2种以上抗生素联合用药,以静脉滴注给药为主。待细菌学检查结果明确后,参照致病菌种和药敏试验结果选用能够穿透血脑屏障的敏感抗生素。耳源性脑膜炎可酌情应用糖皮质激素。

3. 对症治疗　颅内压增高时,可用脱水疗法以降低颅内压,如用50%葡萄糖静脉注射或20%甘露醇(或25%山梨醇)快速静脉滴注。酌情应用糖皮质激素,并控制液体输入量,以减轻脑水肿。出现脑疝或脑疝前期症状时,应立即静脉注射20%甘露醇,气管插管,给氧,人工呼吸,并紧急作钻颅脓肿穿刺术,必要时行侧脑室引流,以降低颅压,挽救生命。

4. 支持疗法　根据病情及实验室检查结果,给予输液、输血或血浆、氨基酸、白蛋白等,改善机体营养状况,提高抵抗力,并注意纠正酸中毒或碱中毒,预防低钾或低钠综合征,维持水和电解质平衡。

【病情观察及记录要点】

1. 病情不稳定者，至少每 15～30min 巡视 1 次，病情稳定后按护理级别要求及病人实际情况巡视并记录。

2. 密切观察病人生命体征变化、意识、瞳孔。注意有无烦躁不安、表情淡漠、嗜睡、昏迷等意识障碍表现；双侧瞳孔是否等大等圆，对光反射是否灵敏，如出现一侧瞳孔散大、对光反射迟钝或消失，提示脑疝的可能。

3. 观察出入量情况。

4. 观察外耳道分泌物的性状、颜色和量，注意分泌物的颜色、气味等，有无搏动性流脓，脓液有无突然增多或减少，是否伴有耳痛、耳鸣、听力减退、耳内搏动感、眼球震颤、面瘫、眩晕、恶心、呕吐等症状。

5. 观察病人头痛部位、程度、持续时间，评估病人的耐受程度。如出现剧烈头痛、喷射性呕吐、血压升高、颈项强直等症状，应警惕颅内高压。

6. 全身症状　注意有无畏寒、寒战、高热、脉搏细速、全身不适等。

7. 局部症状　脓肿增大压迫脑组织可引起相应神经支配功能障碍，注意有无偏盲、失语、步态不稳、肌力改变、共济失调、瘫痪等。

8. 手术部位敷料包扎是否固定，有无渗血、渗液及渗出量；手术切口有无红肿、疼痛；耳内填塞物固定情况。

9. 各种引流管固定情况，引流是否通畅，引流液的性状、颜色和量。

10. 记录特殊用药、治疗措施和特殊护理措施，观察效果。

11. 长期卧床者观察全身皮肤完整性。使用保护性约束者需签署知情告知书。

【护理措施】

1. 将病人安置在监护病房或近护理站的病床，以便于抢救和观察。

2. 准备抢救药品及器材，如吸氧、吸痰、气管插管或气管切开等用物，50% 葡萄糖、20% 甘露醇、强心剂、呼吸兴奋剂等急救药品。

3. 嘱病人卧床休息，取头高位或半坐卧位，尽量减少下床活动。保持病室安静，光线柔和，空气流通。

4. 建立有效静脉通道，遵医嘱正确用药，如抗生素、脱水剂等。注意观察药物疗效及副作用。适当控制静脉输液量，使病人处于轻微失水状态。使用脱水剂时，注意给药速度，防止药物外渗。

5. 准确记录出入量，注意有无水、电解质平衡紊乱。

6. 配合完成各项常规检查和专科检查，落实备皮、配血、药物试敏等急诊手术前准备。疑有耳源性脑脓肿的病人，需将头发剃净，以备紧急钻颅术。

7. 诊断不明时忌用镇静剂、镇痛剂，禁用阿托品等散瞳或缩瞳药物，以免影响对瞳孔的观察，掩盖病情。诊断明确的病人，如烦躁不安者，可遵医嘱给予镇静剂。

8. 给予清淡、易消化、高热量、高蛋白和富含维生素的流质或半流质饮食。便秘者给予缓泻剂,避免用力排便导致血压升高、颅内压升高。指导病人饮食中增加纤维素摄入,补允适量的水分。

9. 评估病人心理状况,及时给予心理疏导,向病人或家属介绍术前准备的目的和手术的意义,减轻思想顾虑,配合治疗和护理。

10. 根据病人生活自理能力,协助完成生活护理,满足病人卧床期间基本生活需求。及时进行压疮、跌倒、坠床等风险评估,落实各项安全措施。躁动、意识障碍、眩晕的病人,可采用保护性约束或加床栏防止坠床。二便失禁者应保持病床干燥,及时更换床单,防止压疮发生。

11. 病人或家属教育

（1）积极治疗原发病。

（2）加强营养,进食高蛋白、高热量、富含维生素和纤维素的食物。

（3）劳逸结合,适当运动,增强机体抵抗力,预防上呼吸道感染。

（4）保持外耳道清洁,防止污水入耳。

（5）避免用力擤鼻、咳嗽、打喷嚏,保持大便通畅,预防便秘。

【案例分析】

案例一: 女性,56 岁,因右耳流脓 12d,发热伴头痛、恶心、呕吐 1d 入院。查体:急性病容,意识清楚,精神差,脑膜刺激征阳性,右耳道可见淡黄色脓性分泌物;T 37.8℃,P 86 次/min。病人诉右耳流脓近日明显减少,右侧持续性头痛。急查血常规结果示白细胞 $11.7×10^9$/L,中耳 CT 示乳突为气化型乳突,右侧乳突后壁骨质破坏,骨壁与硬脑膜之间有低密度影,考虑脓肿的可能。

（一）讨论

1. 您认为此病人可能的诊断是什么?脓肿形成的原因是什么?

2. 针对此病人,治疗原则是什么?

3. 护士应如何观察病人病情?

（二）分析

1. 此病人可能的诊断是急性化脓性中耳炎合并硬脑膜外脓肿。因中耳炎引起乳突骨壁缺损,中耳脓液向外排出减少,循骨缺损区侵入颅内,在硬脑膜与骨板之间形成脓肿。

2. 治疗原则是给予足量抗生素,在明确病原菌及药敏前,选用广谱杀菌性抗生素控制感染,尽早行乳突探查术,清除病变组织,探查脓肿,排除脓液,通畅引流。

3. 护士应密切观察病情变化

（1）意识、瞳孔及生命体征的变化。

（2）耳流脓情况：耳道分泌物的性状、颜色和量，协助医生留取分泌物进行细菌培养。

（3）头痛情况：头痛的部位、性质、程度、持续时间，评估病人的耐受程度。

（4）脑膜刺激征及颅内高压症状：观察恶心、喷射性呕吐、颈部抵抗或颈项强直等情况，频繁呕吐者注意有无水电解质失衡表现。

案例二： 男性，30 岁，因右耳流脓、头痛 7d，加重伴恶心、呕吐 1d 入院。查体：意识清楚，精神差，T 40℃，P 122 次/min，颈项强直，Kernig 征阳性，右侧乳突区压痛，右耳鼓膜紧张部可见穿孔，有脓液呈搏动性流出。中耳 CT 示右耳乳突气房密度增高，颞骨岩部前面骨质破坏。腰穿检查脑脊液白细胞数为 $12×10^9/L$。疑有颅内并发症，行乳突凿开探查术，术中见乳突腔蓄脓，乳突骨壁未见明显破坏，咬除天盖及乙状窦周围骨质，见脑膜充血、略增厚，予放置引流条，通畅引流。最后诊断为急性中耳乳突炎合并脑膜炎。

（一）讨论

1. 此病人术后护理要点有哪些？

2. 对此病人需做哪些健康指导？

（二）分析

1. 此病人术后护理要点包括

（1）全麻清醒后取健侧卧位，头部抬高 15°～30°，以利于血液回流，减轻脑水肿，降低颅内压。术后卧床 1～2d，眩晕者术后卧床时间应适当延长。落实预防跌倒、坠床的措施。

（2）术后 6h 给予流质或半流质饮食，逐步改为普食，以清淡、易消化饮食为宜。

（3）根据医嘱给予抗生素、止血、脱水等药物治疗。注意控制输液速度及量。使用脱水剂时，防止药物外渗，记录 24h 出入量，预防水电解质平衡紊乱。

（4）密切观察病人意识、瞳孔、生命体征、肢体活动情况，注意头痛、恶心、喷射性呕吐、复视、颈部抵抗等颅内压增高和脑膜刺激征症状，早期发现脑疝的先兆表现，及时采取急救措施。

（5）观察伤口敷料及引流情况。保持伤口敷料固定，观察并记录敷料表面渗血、渗液情况，保持伤口周围皮肤清洁、干燥，勿搔抓，以防感染。保持引流管固定通畅，标识清晰，防意外脱管，记录引流液的性状、颜色和量。注意观察有无脑脊液漏的发生。

（6）加强基础护理，协助病人床上进食及大小便，预防压疮、肺部感染、深静脉血栓等并发症。

2. 针对此病人病情应做以下指导

（1）加强营养，进食高热量、高蛋白、易消化的膳食。忌辛辣刺激性食物，戒烟酒。注意维生素的摄入，多吃蔬菜、水果。

（2）保持耳道内填塞物固定，勿自行取出。洗头、沐浴时用棉球塞耳，并用保鲜膜包裹耳郭，防止污水流入耳内。

（3）适当锻炼，增强抵抗力，预防感冒，指导正确的擤鼻方法，防止鼻涕进入咽鼓管，感染乳突腔。

（4）避免剧烈咳嗽、打喷嚏，保持大便通畅，必要时使用缓泻剂，避免用力排便致颅内压增高。

案例三： 女性，18 岁，因左耳反复流脓 4 个月，听力下降伴头痛 1 周入院。查体：T 37.8℃，P 112 次 /min，R 22 次 /min，BP 124/90mmHg；意识清，反应稍迟钝，双侧瞳孔等大等圆，直径 4mm，对光反射灵敏；左外耳道有少许黄色分泌物，耳周压痛，血常规示白细胞 11×10^9/L。入院诊断为慢性中耳炎并发脑脓肿。入院后予一级护理、抗炎、降颅压治疗。入院当晚病人诉左侧颞部剧烈疼痛，呕吐 2 次胃内容物，非喷射状，烦躁多动。观察病情中病人突发意识丧失，测 P 104 次 /min，R 24 次 /min，BP 120/90mmHg，双侧瞳孔先后散大 8～9mm，对光反射消失。立即报告医生查看病人，初步诊断为耳源性脑脓肿并发脑疝。

（一）讨论

1. 护士应如何配合医生进行急救处理？

2. 通过此病例我们应吸取哪些教训？

（二）分析

1. 脑疝的救治必须争分夺秒，其关键是迅速降低颅内压和预防并发症。

（1）迅速建立静脉通道，遵医嘱给予脱水、降低颅内压药物，如快速静脉滴注 20% 甘露醇、静脉推注呋塞米等。应用地塞米松等肾上腺皮质激素治疗，以改善毛细血管通透性，防治脑水肿。

（2）给予吸氧 5L/min，及时吸净呕吐物及分泌物，保持呼吸道通畅，如呼吸功能障碍及早实施气管插管或气管切开术。

（3）密切观察意识、瞳孔、生命体征、血氧饱和度、尿量、肢体活动情况，给予持续心电监护，记录 24h 出入量。注意维持血压稳定，以保证颅内血液的有效灌注。

（4）紧急行 CT 或 MRI 检查，迅速落实术前准备，如剃头、配血、皮试、导尿、抽血化验等，准备穿刺用物及器械，病情危急时配合医生行床边钻颅降低颅内压。待颅内压降低、意识恢复、生命体征稳定后再行乳突手术。

（5）如呼吸心搏骤停，立即采取胸外心脏按压，气管插管，简易呼吸器或呼吸机辅助呼吸，并遵医嘱给予呼吸兴奋剂及强心剂等药物治疗。

（6）病情稳定后病人绝对卧床休息，加强基础护理及安全护理，预防压疮、肺部感染、泌尿系感染、深静脉血栓、关节僵硬、肌肉萎缩等并发症。保持大小便通畅，防止剧烈咳嗽，避免各种诱发颅内压骤然增高的因素。

2. 通过此病例告诫我们应高度重视耳源性脑脓肿病人的病情变化，尤其是意识、瞳孔、生命体征的改变，护士应掌握脑疝前期临床表现并能及早识别，积极对症处理，以便挽救病人生命。对脑疝前期症状的观察主要包括三方面：

（1）颅内压增高症状：剧烈头痛，频繁呕吐，意识障碍，呕吐多为喷射状，但频繁发生的非喷射状呕吐亦不可忽视，意识改变早期兴奋，继而转为抑制。

（2）生命体征改变：呼吸深快，脉搏增快，血压短暂升高后下降，体温可升高亦可正常。

（3）瞳孔变化：小脑幕切迹疝表现为患侧瞳孔先短暂缩小继之进行性散大，对光反应减弱或消失；枕骨大孔疝表现为双侧瞳孔先短时缩小，继之散大，眼球固定。

（杨　华）

二、颅外并发症

【概述】

耳源性颅外并发症包括：耳后骨膜下脓肿、颈部脓肿（Bezold 和 Mouret）、岩锥炎、迷路炎、周围性面瘫等。

耳后骨膜下脓肿（postauricular subperiosteal abscess）是因乳突腔内蓄积的脓液经乳突外侧骨板破溃区流入并聚积于耳后乳突骨膜下方而形成。慢性化脓性中耳乳突炎急性发作或中耳胆脂瘤伴感染者易发生，如脓肿穿破骨膜及耳后皮肤则形成耳后瘘管，可长期不愈。如乳突内脓液穿破乳突尖内侧骨壁流入胸锁乳突肌的内面，在颈侧深部形成脓肿，称为颈部贝佐尔德脓肿（Bezold abscess）。乳突尖骨质溃破区位于二腹肌沟处，炎性渗出物沿二腹肌向咽侧间隙扩散，所形成的颈深部脓肿称 Mouret 脓肿。

迷路炎（labyrinthitis）即内耳炎，是化脓性中耳乳突炎较常见的并发症，分为局限性迷路炎、浆液性迷路炎及化脓性迷路炎。①局限性迷路炎（circumscribed labyrinthitis）：亦称迷路瘘管（fistula of labyrinthitis），多因胆脂瘤或慢性骨炎破坏迷路骨壁，形成瘘管，使中耳与迷路骨内膜或外淋巴隙相通。②浆液性迷路炎（serous labyrinthitis）：是以浆液或浆液纤维素渗出为主的内耳弥漫性非化脓性炎症。化脓性中耳乳突炎急性发作时，细菌毒素或脓性分泌物经迷路瘘管、蜗窗、前庭窗或血行途径侵入或刺激内耳导致。③化脓性迷路炎（suppurative labyrinthitis）：是指化脓菌侵入内耳，引起迷路弥漫性化脓病变，多因中耳感染扩散，或由浆液性迷路炎发展而来，可致内耳终器破坏，功能全部丧失。

中耳乳突急、慢性炎症时感染可直接扩展到颞骨岩部气房，引起化脓性炎症，称为岩锥炎（又称岩尖炎或岩部炎）。耳源性面瘫（otogenic facial paralysis）多由于急、慢性化脓性中耳炎的炎症侵袭引起面神经水肿，或中耳胆脂瘤破坏面神经骨管，直接压迫、损伤面神经所致。乳突手术损伤、中耳结核或中耳肿瘤侵及面神经时也可发生。

【临床表现】

化脓性中耳乳突炎临床表现同耳源性颅内并发症，颅外并发症各自的临床特点为：

1. 耳后骨膜下脓肿　表现为耳内及耳后疼痛，可伴同侧头痛及发热等全身症状。耳后软组织肿胀，压痛明显。耳后骨膜未穿破者，触诊波动感不明显，耳郭后沟存在，耳郭被推向前、外方。骨膜穿破者则可触及明显波动感。行脓肿诊断性穿刺，可抽出脓液。如脓肿破溃，有脓液排出，可形成耳后瘘管，反复发作者瘘管周围还可见瘢痕。

2. 颈部贝佐尔德脓肿　发热，可有寒战。患耳同侧颈部疼痛，运动受限；颈部相当于乳突尖至下颌角水平处肿胀，压痛明显。由于脓肿位于胸锁乳突肌深面，故波动感不明显。如脓肿形成，穿刺可抽出脓液。感染向下蔓延可引起纵隔炎或纵隔脓肿。

3. 迷路炎

（1）局限性迷路炎：常表现为阵发性或激发性眩晕，偶伴恶心、呕吐，眩晕多在头或体位变动、压迫耳屏或挖耳、洗耳时发作。可出现眼震，快相朝向患侧。听力减退，多为传导性聋，如病变位于鼓岬处可呈混合性聋；瘘管试验阳性，前庭功能一般正常或亢进。

（2）浆液性迷路炎：表现为眩晕，伴恶心、呕吐，平衡失调，病人喜卧向患侧，起立时向健侧倾倒；早期眼震快相向患侧，晚期眼震向健侧；听力明显减退，为感音性聋或混合性聋；瘘管试验阳性，前庭功能有不同程度减退。

（3）化脓性迷路炎：急性病程2周左右，表现为严重、持续性眩晕，伴恶心、呕吐，卧床不起，喜侧卧于眼震快相侧，不敢睁眼，不能稍事活动。有自发性眼震，快相向健侧，一旦眼震快相从健侧转向患侧时，应警惕有颅内并发症的可能。患耳耳鸣，听力完全丧失。瘘管试验阴性。

4. 耳源性面瘫　多为单侧性、周围性。患侧面部运动障碍，额纹消失，不能皱眉，眼睑闭合不全，鼻唇沟变浅，口角下垂歪向健侧，不能作鼓腮及吹口哨等动作，进食饮水时口角漏液，日久可致面部肌肉萎缩。

【辅助检查】

1. 耳部检查　耳镜检查了解鼓膜及耳漏情况；音叉试验、纯音听阈测试、耳蜗电图检查；前庭功能检查包括自发性眼球震颤、冷热试验及瘘管试验等，若病情允许,必要时可作眼震电图检查。

2. 影像学检查　乳突 X 线或颞骨、颈部 CT 扫描可了解乳突骨质破坏程度或脓肿形成情况。

3. 电生理检查　面神经电图和肌电图等可了解面神经病变程度。

4. 实验室检查　包括白细胞计数与分类、耳内分泌物或抽出脓液细菌培养及药物敏感试验等。

【治疗原则】

1. 耳后骨膜下脓肿　治疗以消炎排脓和清除病灶为原则,使用抗生素控制感染,行乳突根治术、脓肿切开术,以通畅引流,缓解症状。

2. 颈部贝佐尔德脓肿　全身使用足量有效的抗生素,行乳突手术,清除病灶,彻底引流。

3. 迷路炎

(1)局限性迷路炎:发作时应卧床休息,对症治疗,给予镇静剂,呕吐较频者应适当输液并加用糖皮质激素药物,如地塞米松等,待症状平稳再行乳突手术。

(2)浆液性迷路炎:对症治疗,如镇静剂。呕吐频繁时适当输液,并用适量糖皮质激素。急性化脓性中耳炎所致者,应卧床休息,在足量应用抗生素的同时给予对症治疗,必要时行单纯性乳突切开术。胆脂瘤型中耳炎引起者,应在抗生素控制下行乳突根治术。

(3)化脓性迷路炎:足量抗生素控制下立即行乳突手术。疑有颅内并发症时,应切开迷路,以利引流,防止感染向颅内扩散。呕吐频繁者,注意维持水和电解质平衡。

4. 耳源性面瘫　急性化脓性中耳炎引起的面瘫,为神经炎性水肿所致,一般经保守治疗,多能恢复,常用消炎药物、激素、血管扩张药及神经营养药物,配合理疗。如为胆脂瘤或骨质破坏所引起者,应立即行乳突根治术,清除病变,并进行面神经探查、减压术或面神经移植术。

【病情观察及记录要点】

1. 按护理级别要求及病人实际情况巡视并记录。

2. 观察意识、瞳孔及生命体征变化,尤其体温变化,记出入量。

3. 观察耳道分泌物的性状、颜色和量,注意脓液有无突然增多或突然减少。

4. 观察听力变化,是否伴有耳鸣。

5. 观察耳痛、头痛情况,评估疼痛的部位、性质、程度、持续时间及病人的耐受程度等。观察耳后和颈部有无红肿、压痛、皮温升高等。

6. 观察眩晕情况,注意眩晕发作的性质、次数、持续时间,有无恶心、呕吐、眼震等伴随症状。

7. 观察面瘫情况,评估面瘫的程度及进展。

8. 观察手术部位敷料包扎是否固定,有无渗血、渗液及渗出量;手术切口有无红肿、疼痛,耳内填塞物固定情况。

9. 观察各引流管固定情况,引流是否通畅,引流液的性状、颜色和量。

10. 记录特殊用药、治疗措施、特殊护理措施,观察效果。

【护理措施】

1. 遵医嘱全身足量应用有效的抗生素,注意观察药物疗效及有无不良反应。

2. 耳后或颈部脓肿成熟后,协助医生行脓肿切开引流术,注意保持引流通畅。

3. 根据疼痛评分遵医嘱使用镇痛药物,观察用药反应;体温过高者给予物理降温或遵医嘱给予退热药物,并注意观察用药后的体温变化;频繁呕吐者注意维持水和电解质平衡。

4. 眩晕者需进行跌倒风险评估,落实安全护理措施。

5. 面瘫者加强眼睛保护及口腔护理。

6. 给予高蛋白、高热量、富含纤维素和维生素的易消化饮食,禁烟酒,忌生冷和辛辣刺激性食物。

7. 心理护理　根据病人不同的心理特征,给予耐心解释和安慰疏导,讲解疾病的有关知识,鼓励病人积极配合治疗。

8. 病人或家属教育

(1)加强营养,注意休息,预防上呼吸道感染。

(2)避免用力擤鼻、打喷嚏,保持大便通畅。

(3)自我观察用药反应和病情变化。

(4)眩晕者落实预防跌倒安全宣教。

(5)面瘫者指导面部自我按摩方法。

【案例分析】

案例一:男性,17 岁,因左颈反复肿痛 5 年,加重伴吞咽疼痛、张口困难 2d 入院。查体:急性病容,精神差,左外耳道肿胀,内有较多脓液,左乳突下及颈左侧明显肿胀,压痛明显;咽部充血,咽左侧壁红肿向咽中线凸起,张口受限,张口约 2 横指。T 38.9℃,P 118 次 /min,测听示左耳中度传导性聋,血常规示白细胞 $14.0×10^9$/L,X 线摄片示左乳突区有 4.0cm×3.5cm 骨质破坏。诊断为慢性胆脂瘤型乳突炎合并颈深部脓肿。

(一)讨论

1. 此病人的治疗原则是什么?

2. 护士应如何进行病情观察及护理?

（二）分析

1. 治疗原则　在足量抗生素控制下，及早行乳突根治术加颈部脓肿切开引流术，如咽侧壁脓肿形成，则需行脓肿穿刺或切开排脓术。

2. 针对此病人的护理措施包括以下内容

（1）病人安静休息，及时安排各项检查，准备急救物品，如气管切开包、穿刺包、氧气、吸引器等，便于抢救和治疗。

（2）观察并记录病人意识、瞳孔及生命体征变化。根据体温及时采取药物或物理降温；注意呼吸频率、节律及深浅度，观察面色、口唇、指甲有无发绀。出现呼吸困难时给予吸氧，监测血氧饱和度，并进行气管插管或气管切开的准备。

（3）保持水、电解质平衡。病人因吞咽疼痛、张口受限致进食减少，应准确记录出入量，建立静脉通道，给予静脉输液，必要时留置胃管，保证足够的热量和蛋白质摄入。按医嘱留取各项检验标本，及时纠正水电解质失衡。

（4）及时、准确、有效应用抗生素，注意药物疗效及有无不良反应发生。长期、大量使用抗生素后观察有无便秘或腹泻等菌群失调的表现。

（5）伤口及引流管的护理：保持耳部及颈部伤口敷料包扎固定，观察敷料表面渗血、渗液情况，伤口有无红肿、压痛，伤口分泌物的颜色、气味和量等。保持引流管固定通畅，标识清晰，防意外脱管，记录引流液的性状、颜色及量。如行咽侧壁切开排脓，应加强口腔护理及漱口，保持口腔清洁，去除口腔异味。

（6）加强基础护理：评估病人自理能力，落实生活护理，保持病室环境及病人的清洁舒适。预防压疮、肺部感染、深静脉血栓等并发症。病情好转后，鼓励病人早期下床活动。

（7）心理护理及健康教育：评估病人心理状态，从多方面关心病人，多与其沟通交流，在疾病的不同阶段介绍相关的知识及注意事项，将检查结果及时告知病人，增强战胜疾病的信心，消除不良情绪，促进疾病康复。

案例二：男性，45岁，因双耳反复流脓20年，右耳痛、发热7d，右耳听力剧降伴旋转性眩晕、呕吐3d由平车推送入院。查体：意识清楚，急性病容，T 37.6℃，P 92次/min，双耳鼓膜穿孔，右外耳道有脓液。电测听示左耳中度传导性聋，右耳全聋。可见向右水平性眼震，右耳瘘管试验阳性。诊断为双侧胆脂瘤型中耳炎并右弥漫性浆液性迷路炎。

（一）讨论

1. 迷路炎眩晕的特点是什么？

2. 针对此病人护理的要点包括什么？

（二）分析

1. 迷路炎引发的眩晕属周围性眩晕。其特点为：突然发生、持续时间短；

头位或体位改变时症状可加重、闭目不减轻；轻至中度平衡障碍、站立不稳；可有水平性或旋转性眼震；伴有恶心、呕吐、出汗、心悸、面色苍白等自主神经症状；病人喜卧向患侧，起立时向健侧倾倒。

2．此病人的护理要点

（1）眩晕发作时严格卧床休息，避免头颈部活动及声光刺激，上双侧床栏，加强安全防护，并协助生活护理。症状缓解期病人上下床、起身速度宜缓慢，上下床、如厕、坐立需有人搀扶，创造安全的住院环境，落实防跌倒相关措施。

（2）密切观察病人意识、瞳孔及生命体征变化；眼震、耳漏情况；眩晕程度、持续时间及伴随症状等。呕吐时及时清理呕吐物，保持呼吸道通畅，记录呕吐物的量和呕吐次数。必要时可给予镇静剂或止吐剂。

（3）遵医嘱按时给予抗生素、激素、营养神经药物及支持治疗，注意药物疗效及有无不良反应。频繁呕吐者维持水电解质平衡。

（4）评估病人心理状态，针对性进行心理疏导，让病人以积极的心态接受治疗和护理。

（5）进食清淡易消化饮食，多吃蔬菜、水果，忌烟酒、油腻、辛辣刺激性食物。呕吐严重时暂禁食，呕吐停止后可进半流食和软食。保持大便通畅。

（6）协助完善各项检查及术前准备。手术护理按耳部手术一般护理常规。

（7）健康宣教

1）保持良好心态，生活规律，睡眠充足。

2）眩晕者进行预防跌倒安全宣教。

3）自我观察用药反应和病情变化。

4）术后保持耳道清洁、干燥。

5）定期复诊。

（杨　华）

第六节　眩晕病人的护理

一、眩晕

【概述】

眩晕（vertigo）是平衡障碍的一种主观感觉，是因机体对空间定位障碍而产生的一种运动性或位置性错觉。眩晕是临床常见症状之一，除耳鼻咽喉科疾病可致眩晕外，其与内科、神经内科、神经外科、骨科、眼科、妇产科及精神病科的关系都极为密切，5‰～10‰的人群曾患眩晕症，其中大多数为周围性眩晕，只有约20%为中枢性眩晕。眩晕的患病率随着年龄增长而上升，女性较男性易感,不同种族间无明显差异。

眩晕按传统分类可分为耳源性眩晕与非耳源性眩晕;真性眩晕与假性眩晕;前庭性眩晕与非前庭性眩晕等。与耳科密切相关的为前庭性眩晕,它又分为前庭外周性眩晕和前庭中枢性眩晕。前庭外周性眩晕由内耳迷路或前庭部分、前庭神经颅外段病变引起,包括耳蜗前庭疾患(如梅尼埃病、氨基糖苷类耳中毒)和前庭疾患(如良性阵发性位置性眩晕、前庭神经元炎)。前庭中枢性眩晕是指前庭神经核、脑干、小脑和大脑颞叶病变引起的眩晕,包括血管性眩晕、肿瘤、外伤性疾患等。

【病因】

人体维持平衡主要依赖于视觉系统、本体感觉系统(包括皮肤浅感觉器和颈、躯体的深部感觉器)和前庭系统的相互作用,以及外周与中枢神经系统间复杂的相互联系和整合作用,而前庭系统在其中起主导作用。在静止状态下,前庭末梢感受器、视觉、本体感觉器将平衡信息传至前庭神经核及中枢神经系统,通过一系列复杂的神经反射,以维持人体的视觉稳定和姿势平衡。若前庭系统与中枢联系过程中任何部位受生理性刺激或病理性因素的影响,传输的信息发生矛盾及冲突,使平衡系统的信息匹配不当,在客观上表现为平衡障碍,主观感觉则为眩晕。

【临床表现】

前庭外周性眩晕与前庭中枢性眩晕的临床表现各有不同:

(一)外周性眩晕

1. 眩晕 为剧烈旋转性,突然发生,持续时间短暂,可自然缓解或恢复,可反复发作。头位或体位改变可使眩晕明显加重。

2. 眼球震颤 眼震与眩晕发作同时存在,多为水平性或水平旋转性眼震,与眩晕方向一致,通常无垂直性眼震;振幅可以改变,数小时或数日后眼震可减退或消失。

3. 平衡障碍 姿势及步态平衡障碍,病人站立不稳或行走时向一侧倾斜或偏倒感。

4. 自主神经症状 伴有恶心、呕吐、出汗、面色苍白、血压下降等,而无意识障碍或其他神经系统症状。

5. 常伴波动性耳鸣、耳闷胀感、听力损失等,而无脑功能损害。

(二)中枢性眩晕

1. 眩晕 可为旋转性或非旋转性,持续时间较长,程度不定,与头部或体位改变无关。

2. 眼球震颤 为垂直性、水平性或旋转性,方向多变,也可为无快慢相的摆动性。

3. 平衡障碍　重度,站立不稳,向一侧倾倒,不能长时间站立或行走。

4. 自主神经症状　自主神经反应的程度与眩晕不相协调。

5. 耳部症状　可无耳部症状,常伴有中枢神经系统症状,眩晕发作时可有意识丧失。

6. 前庭反应有分离现象,自发与诱发反应不一致,可出现前庭减振现象,即弱刺激引起强反应,强刺激反而引起弱反应。

【辅助检查】

1. 耳科检查　外耳道检查、听力检查、前庭功能检查(平衡试验、协调试验、眼动检查、瘘管试验、甘油试验、前庭诱发肌源性电位、头脉冲试验、摇头试验、眼震诱发试验、平衡姿势图等)、眼震电图、耳蜗电图检查、视觉诱发电位(VEP)、脑干诱发电位(BAEP)等。

2. 神经系统检查　包括脑神经功能检查、感觉系统检查、运动系统检查、过度换气试验、脑电图检查等。

3. 其他疾患引起的眩晕检查　如血压、脉搏的测试、眼科检查、颈部检查等。

4. 影像学检查　有助于了解中耳、内听道及颅内情况,头颅 X 线、CT、CTA,颅脑 MRI、DSA、TCD 等。

5. 实验室检查　血常规、生化检验等。

【治疗原则】

由于眩晕不是一种疾病,而是某些疾病的综合症状,其治疗原则为控制发作症状,查治病因。主要治疗包括以下几方面:

1. 对症治疗

(1)眩晕发作期卧床休息,控制水钠摄入量。

(2)镇静药:应用异丙嗪、地西泮、苯巴比妥、苯海拉明、地芬尼多等,多用于急性发作期,可减弱前庭神经核的活动,控制眩晕。

(3)血管扩张药:常用倍他司汀、氟桂利嗪、银杏叶片等,改善内耳微循环,缓解局部缺血。

(4)止吐药:恶心、呕吐者给予山莨菪碱、东莨菪碱、甲氧氯普胺等。

(5)利尿脱水药:呋塞米、甘露醇等,可改变内耳液体平衡,控制眩晕。

(6)糖皮质激素类:甲泼尼松龙、地塞米松等。

(7)应用维生素及能量合剂进行支持治疗,保持水电解质平衡。

2. 病因治疗　在确定诊断的前提下进行治疗。如化脓性迷路炎,采取抗生素治疗或手术治疗;确诊脑梗死者行溶栓、抗凝、抗纤溶、改善微循环等治疗;高血压性眩晕治疗高血压;Hunt 综合征行抗病毒治疗及营养神经治疗;听神经瘤行手术治疗等。

（1）中耳给药治疗：适用于梅尼埃病，鼓室注射的药物可利用蜗窗膜的半渗透作用进入内耳达到治疗目的。常用药物有氨基糖苷类抗生素和糖皮质激素，如庆大霉素、地塞米松、甲泼尼龙琥珀酸钠等。

（2）体位治疗：又叫管石复位法，适用于良性阵发性位置性眩晕（BPPV），可通过手法复位达到痊愈。常用复位法有 Epley 复位法和 Lempert 复位法。

（3）手术治疗：长期保守治疗无效、眩晕发作频繁且剧烈的前庭疾病者，可采取手术治疗。手术方法较多，一般首选破坏性较小又能保存听力的手术方式，可分为听力保存技术，非听力保存技术（迷路切除术）。听力保存技术又分为前庭功能保存类（颈交感神经封闭术、内淋巴囊减压术、内淋巴分流术等）、前庭功能破坏类（前庭神经截除术等）。

（4）前庭康复治疗：在药物治疗的同时和手术后，可配合个性化的前庭康复治疗，如头颈部活动、行走功能锻炼等，以帮助病人提高凝视稳定和姿势平衡。

知识链接

前庭康复治疗

➤ 前庭适应性训练：包括各种眼动协调运动练习，其目的是提高前庭 - 眼反射，以减少头部运动时物体在视网膜成像的滑动，增加凝视稳定性。

➤ 前庭习服训练：通过重复头和视觉移动运动来减少由特殊移动诱发的症状。

➤ 替代性训练：平衡三大系统的某一缺陷可通过另外两种系统进行替代，增强感觉传入和运动传出能力，从而有效地控制平衡。

➤ 姿态控制训练：包括静态和动态的姿势平衡训练，纠正重心支撑点的不对称性，改善动、静态控制能力。

➤ 步态训练：通过从简单到各种复杂的步态练习和运动，增强日常活动的稳定性。

【病情观察及记录要点】

1. 按护理级别要求及病人实际情况巡视并记录。

2. 观察生命体征的变化。

3. 观察眩晕发作的情况，包括诱发因素、发作时间、发作时长、眼震方向、眩晕程度、活动能力等。

4. 观察眩晕的伴随症状

（1）是否为旋转性。

（2）自主神经系统症状：恶心、呕吐、出汗、面色苍白、血压下降等。

（3）耳部症状：听力损失、耳鸣、耳闷胀感。

（4）颈部症状：颈项部或肩臂疼痛、上肢麻木、活动受限。

（5）中枢神经系统症状：头痛、意识障碍、感觉运动障碍、语言或构音障碍等。

知识链接

眩晕评定

➤ 眩晕评定 =（治疗后 18～24 个月间发作次数）/（治疗前 6 个月发作次数）×100

➤ 眩晕程度分为 5 级：

A 级：0（完全控制，不能理解为"治愈"）。

B 级：1～40（基本控制）。

C 级：41～80（部分控制）。

D 级：81～120（未控制）。

E 级：>120（加重）。

知识链接

活动能力评定

➤ 活动能力评定 =（治疗后 18～24 个月间活动受限日）/（治疗前 6 个月活动受限日）×100

➤ 活动能力分为 5 级：

A 级：0（完全改善）。

B 级：1～40（基本改善）。

C 级：41～80（部分改善）。

D 级：81～120（未改善）。

E 级：>120（加重）。

➤ 活动受限日指当日活动评分为 3、4 分的天数。

➤ 活动评分：

0 分：任何活动不受影响。

1 分：轻度活动受影响。

2 分：活动中度受影响。

3 分：活动受限，无法工作，必须在家中休息。

4 分：活动严重受限，整日卧床或绝大多数活动不能。

【护理措施】

1. 发作期卧床休息,减少活动,动作不宜过快,保持环境舒适和安静。

2. 评估眩晕程度和活动能力,协助生活护理,加强安全防护措施,预防跌倒、坠床等意外的发生。

3. 指导病人低盐低脂饮食,发作时限制入水量。恶心、呕吐严重者应在症状缓解后再进食。忌烟酒、浓茶、咖啡,不吃辛辣刺激食物,多吃富含维生素的新鲜蔬菜和水果。不能进食者给予静脉补充能量,保持水电解质平衡。

4. 加强心理护理,向病人讲解疾病相关知识,消除疑虑,增强信心,配合治疗。

5. 健康教育

(1)提高病人自我保健意识,定时复查,如病情复发或加重,及时就诊。

(2)保证充足的睡眠和休息,避免过度劳累,精神紧张。

(3)适当体育锻炼,运动量不宜过大,可采取散步、慢跑、打太极拳等方式,改善血液循环。

(4)眩晕多次反复发作者避免登高、游泳、驾驶车辆或剧烈运动,避免从事电、火等作业,以免发生意外。

(5)由颈椎病引起者,应备合适的枕头,勿长时间低头工作,注意保暖。

(6)由高血压、动脉硬化引起者,应每日测量血压,保持血压稳定,控制血脂,饮食清淡,保持情绪稳定。

(7)由贫血引起者应适当增加营养,可应用食物疗法及辅助药物治疗。

【案例分析】

案例一:女性,67 岁,因突发剧烈眩晕、左耳耳鸣,伴恶心、呕吐 3d,诊断为"眩晕",由车床推送入院。T 36.4℃, P 90 次 /min, R 20 次 /min, BP 175/90mmHg。病人不能站立,不愿睁眼,自觉四周景物及自体旋转,体位改变或头部转动时眩晕症状加剧,左耳耳鸣,呈持续性"嗡嗡样"声音,自发水平性眼震。既往有高血压病史,曾有类似症状发作,否认左耳听力波动性下降。

(一)讨论

1. 如何落实此病人的安全护理?

2. 对此病人应进行哪些健康教育?

(二)分析

1. 此病人为眩晕老年人,有高血压病史,为跌倒高风险病人,需加强安全护理。

(1)评估病人易致跌倒的因素,在病人一览表、床头作警示标识,采取预见性防护措施,避免意外受伤。

(2)创造安全的住院环境,病床周围无障碍物,呼叫器、日常生活用品放置于病人伸手可及处，保证夜间照明，地面干燥、整洁，走廊、厕所安装扶手等。

（3）眩晕发作期病人应安静卧床休息，减少头颈部活动，避免声光刺激，避免快速转动体位。使用双侧床栏，专人陪护，预防坠床的发生。

（4）落实基础生活护理，如口腔护理、床上浴等，预防压疮。

（5）加强与病人、家属的沟通，关注病人的心理需求，告知跌倒、坠床的风险及落实预防措施的重要性。

（6）病人症状缓解时，可逐渐增加活动，离床活动时应有人员陪同，逐步恢复日常活动。

2. 健康教育

（1）疾病知识：诱发因素、临床表现、用药观察、治疗作用及配合等。此病人有高血压病史，应告知控制血压对防治眩晕的重要性。

（2）安全指导：提高预防跌倒的意识，避免高危行为。告知病人变换体位时动作不宜过快，应遵循 3 个 30s 原则（即卧床 30s 再坐起，坐着 30s 再站立，站立 30s 再行走）。眩晕发作时，应闭目卧床休息；若为坐位，应头部靠于固定物上，避免头颈部活动。外出活动需有人员陪同，预防跌倒致严重损伤的发生。

（3）饮食指导：选择低盐低脂饮食，多吃新鲜果蔬，不吃辛辣刺激食物，忌饮酒、浓茶、咖啡，限制入水量。呕吐严重时勿进食，呕吐停止后可食用半流质食物和软食，注意水电解质平衡。

（4）出院指导：自我病情观察方法；生活规律，避免过度劳累，保证充足睡眠；日常生活中勿独自活动、驾驶汽车、骑自行车、游泳、登高等，避免快速变换体位或头位、长时间低头，不可从事驾驶、高空作业等职业；嘱保障居家环境安全，家属关心理解病人；按时服用降压药物，监测血压。

案例二：女性，45 岁，近一周起床时均感头晕，休息片刻后症状自行缓解，今晨起床时突发剧烈眩晕，天旋地转感，伴恶心、呕吐，由车床推送入院。观察病人意识清楚，呈左侧强迫卧位，诉不敢睁眼，平卧或右侧卧位时头晕加重。变位性眼震试验（Dix-Hallpike 试验）阳性，诊断为良性阵发性位置性眩晕（右后半规管）。采用改良 Epley 手法复位治疗 2 次后无眩晕，予办理出院。

（一）讨论

1. 护士应如何配合医生进行手法复位？

2. 对此病人应做哪些出院指导？

（二）分析

1. 良性阵发性位置性眩晕治疗期间护理配合

（1）治疗前：准备稳固的治疗床或平板床，加强心理护理，告知病人治疗方法、注意事项及治疗过程中可能出现的症状，取得病人的配合及信任。测量病人血压、脉搏、呼吸，观察有无恶心、呕吐症状。

（2）治疗中：复位治疗过程中加强安全护理，慎防坠床。倾听病人的主诉，嘱其无指令勿改变头位。观察病人的面色、呼吸、脉搏及可能出现的不良反应。如呕吐时立即将头偏向一侧，防止误吸；眩晕程度加重、面色苍白、血压下降、脉搏缓慢，应暂停复位，对症处理，待反应减轻或消失后继续进行治疗。复位结束应恢复坐位，落实防范跌倒的措施。

（3）治疗后：观察病人眩晕的情况，关注生命体征的变化。嘱病人卧位休息，避免头部大幅度、快速转动，勿过度前倾或后仰，落实预防坠床、跌倒措施。

2. 此病人的出院指导

（1）保持良好心态，生活作息规律，保证充足睡眠。

（2）低盐、低脂清淡饮食，忌浓茶、咖啡和酒类等，多吃蔬菜、水果。

（3）复位治疗后禁止剧烈运动，避免甩头或快速变换体位等可能致良性阵发性位置性眩晕的动作及体位。此后根据病情进行适当户外活动，如散步等有氧运动，促进康复。避免高空作业、驾驶等。

（4）定期复诊，如再次出现眩晕症状，应到医院就诊，以防发生意外。

案例三：男性，37岁，因反复头晕5个月，加重1d入院。病人5个月前曾因无明显诱因于坐位时出现头晕，伴视物旋转、双颞侧视野缺失入院治疗，冷热水试验提示右侧外半规管或前庭神经传导通路病变，另合并左侧优势偏向；经颅多普勒（TCD）示左侧大脑中动脉可疑重度狭窄；CT血管造影示左侧大脑中动脉近段及中段稍变窄，部分节段血管走行较僵硬。病人有高血压病史，入院后予控制血压、止晕、降脂等相关治疗后症状缓解。出院后头晕症状反复发作，每月发作约2~3次，每次持续数分钟。1d前劳累后再次出现上述症状，病人诉意识清楚、头晕、昏沉感，站立不稳，难以睁眼，四肢乏力，无头痛、喷射性呕吐。入院次日晨7:00病人头昏沉感加重，无伴视物旋转、恶心、呕吐、头痛，查体：病人呼之能应，表情淡漠，对答反应略迟钝，构音障碍，双眼可见水平眼震，双侧瞳孔等大等圆，对光反射存在，左侧额纹消失，不能抬眉，鼻唇沟明显变浅，左眼用力闭眼时眼球露白，示齿时口角向右歪斜。辅助检查：活化部分凝血活酶时间（APTT）33.3s，血浆纤维蛋白原测定（Fbg C）4.64g/L，血浆凝血酶原时间测定（PT）13.3s。头颅CT平扫未见明显异常。

（一）讨论

1. 此病人的病情变化提示可能出现什么问题？怎么处理？

2. 中枢性眩晕与周围性眩晕有何区别？

（二）分析

1. 病人头晕症状反复发作，并呈进行性加重，目前出现面瘫、构音不清、意识改变、肌力减弱等神经系统症状，考虑中枢性头晕可能性大，头颅CT未见明显颅内出血征象，但不排除颅内急性出血的可能；既往TCD提示左侧大脑中动脉可疑重度狭窄,不排除脑梗死的可能。应密切监测病人意识、瞳孔、生命体征等病情变化,请神经内科医师会诊,并急诊行颅脑 MRI 以明确有无颅内病变。而后,病人确诊为脑干梗死,转神经内科进一步治疗。

2．中枢性眩晕与周围性眩晕各有以下特点

（1）中枢性眩晕：眩晕可为旋转性或非旋转性,持续时间较长,与头位和身体位置的变动多无关;可无耳部症状,自主神经反应症状的程度与眩晕程度不一致;可有意识障碍,多伴其他脑神经或大脑、小脑功能障碍症状;自发眼震为垂直或斜行性,持续久,方向多变;变温试验冷热反应有分离现象,有患侧优势偏向。

（2）周围性眩晕：眩晕多为突发旋转性,持续时间短,可自行恢复,但反复;眩晕剧烈,多伴耳鸣、耳聋等耳部症状及恶心、呕吐、冷汗等自主神经症状,而无意识障碍、口齿不清、呛咳等其他神经系统症状;自发性眼震为旋转性或旋转水平性;变温试验可出现前庭重振现象,很少有优势偏向。

（杨　华）

二、梅尼埃病

【概述】

梅尼埃病（Meniere disease）是耳科的一种常见病,以膜迷路积水为基本病理基础,以间歇发作性眩晕、波动性耳聋、耳鸣和耳胀满感为临床特征的内耳疾病。发病可见于任何年龄,多发于青壮年,发病高峰为 40～60 岁,男性较女性多见。一般单耳发病,随着病程延长,可出现双耳受累。

【病因】

梅尼埃病的病因目前仍不明确。本病的主要病理变化为膜迷路积水,正常状况下内淋巴由耳蜗血管纹及前庭暗细胞产生后,通过局部环流及纵流方式到达内淋巴囊而被吸收,以维持其容量的恒定,如内淋巴产生和吸收失衡则导致梅尼埃病发生。目前发病机制包括内淋巴管机械阻塞、内耳微循环障碍、内耳缺血、免疫反应、内分泌障碍等学说。已知的病因包括以下因素：各种感染因素（细菌、病毒等）、损伤（包括机械性损伤或声损伤）、耳硬化症、梅毒、遗传因素、过敏、肿瘤、白血病及自身免疫病等。

【临床表现】

典型的梅尼埃病有以下 4 个症状：眩晕、耳聋、耳鸣及耳内闷胀感。

1．眩晕　多为突然发作的旋转性眩晕。病人常感周围物体围绕自身沿一定的方向旋转,伴恶心、呕吐、面色苍白、出冷汗、血压下降等自主神经反射症状,头部活动及睁眼时症状加剧,闭目静卧时减轻。病人意识清醒,眩晕持续时间多数为 10min 或数小时,通常 2～3h 转入缓解期,超过 24h 者较少见。

在缓解期可有不平衡或不稳感,可持续数天。眩晕可反复发作,同一病人每次发作的持续时间和严重程度不尽相同,不同病人之间亦不相同。眩晕发作次数越多,持续时间越长,间歇期越短。

2.耳聋　患病初期可无自觉听力下降,多次发作后渐感明显。耳聋一般为单侧,且呈明显波动性,即发作期听力下降,而间歇期可部分或完全恢复。随着发作次数的增加,听力损失可逐渐加重,但极少全聋。本病还可出现一种特殊的听力改变现象:复听现象,即患耳与健耳对同一纯音可听成两个不同的音调和音色的声音,或诉听声时带有尾音。

3.耳鸣　可能是本病最早的症状,初期可表现为持续性低调吹风声或流水声,晚期可转为高调蝉鸣声、哨声或汽笛声等。耳鸣可在眩晕发作时加重,间歇期耳鸣消失,久病病人耳鸣可持续存在。

4.耳闷胀感　发作期患耳可出现耳内或头部胀满、压迫感或沉重感。少数病人诉患耳轻度疼痛、耳痒感。

随着梅尼埃病的病程发展,耳鸣、听力下降症状趋于明显,最后迷路和耳蜗功能完全丧失,而眩晕可能不再出现。

【辅助检查】

1.耳镜检查　耳镜检查鼓膜正常,咽鼓管功能良好。

2.听力学检查　纯音测听、声导抗、耳蜗电图、耳声发射、听性脑干诱发电位等。纯音测听可了解听力是否下降,听力下降的程度和性质。耳蜗电图检查可客观了解膜迷路中是否存在积水。耳声发射可首先反映早期梅尼埃病病人的耳蜗功能状况。

3.前庭功能检查　包括眼震电图,发作期可见自发性眼震,间歇期自发性眼震及各种诱发实验结果可能正常;甘油实验主要用于判断是否有膜迷路积水。其他检查方法还有冷热试验、平衡试验、前庭诱发肌源性电位等。

4.影像学检查　颞骨X线、CT,内听道及桥小脑角CT或MRI,经颅多普勒超声检查等。

【治疗原则】

由于梅尼埃病病因及发病机制不明,目前尚无使本病痊愈的治疗方法。目前多采用调节自主神经功能、改善内耳微循环、解除迷路积水为主的药物治疗或手术治疗。

1.药物治疗

(1)前庭神经抑制剂:多用于急性发作期,可减弱前庭神经核的活动,控制眩晕。常用者有地西泮、苯海拉明、地芬尼多等。

(2)抗胆碱能药:如山莨菪碱和东莨菪碱等,可缓解恶心、呕吐等症状。

(3)血管扩张药及钙离子拮抗剂:可改变缺血细胞的代谢、选择性舒张缺血区血管，缓解局部缺血。常用者有氟桂利嗪、倍他司汀、银杏叶片等。

（4）利尿脱水药：可改变内耳液体平衡，使内淋巴减少，控制眩晕。常用者有氢氯噻嗪、乙酰唑胺等。

（5）糖皮质激素：基于免疫反应学说，可应用地塞米松、泼尼松等治疗。

（6）维生素类：如为代谢障碍、维生素缺乏导致，可予维生素治疗，常用维生素 B_1、B_{12}、维生素 C 等。

2．中耳给药治疗　鼓室注射的药物可利用蜗窗膜的半渗透作用进入内耳达到治疗目的。常用药物有氨基糖苷类抗生素和糖皮质激素，如庆大霉素、地塞米松、甲泼尼龙琥珀酸钠等。前者利用药物的耳毒性作用破坏内耳前庭功能，达到治疗眩晕的目的，后者的作用原理与免疫调节有关。

3．中耳加压治疗　常用的方法有 Meniett 低压脉冲治疗，可短期或长期控制病人眩晕症状。

4．手术治疗　适用于眩晕频繁发作、症状较重，长期保守治疗无效，耳鸣且耳聋严重，对工作、生活有明显影响者。可根据情况选择以下术式：内淋巴囊手术（如内淋巴囊减压术、内淋巴囊蛛网膜下分流术等）；前庭神经切断术；鼓索神经切断术；颈交感神经封闭术；经前庭窗减压术；迷路切除术等。

5．前庭康复治疗　详见第一章第六节"眩晕"的治疗原则。

【病情观察及记录要点】

1．按护理级别要求及病人实际情况巡视并记录。

2．监测生命体征并记录。

3．观察病人眩晕发作时的意识状态，与头位变动的关系，是否为突发旋转性，评估眩晕的程度，记录发作次数、持续时间和伴随症状，如眼球震颤、恶心、呕吐、面色苍白、出冷汗、血压下降、平衡紊乱、步态不稳、面部或肢体麻木、运动障碍等。

4．记录听力损失、耳鸣、耳聋、耳闷胀感、耳痛等耳部情况，观察与眩晕发作的关系，为持续性或间断性、单侧或双侧、高调性或低调性耳鸣。

5．观察手术伤口的愈合情况，有无红肿、疼痛、出血等情况。记录外耳道填塞物或手术伤口敷料是否固定，有无见渗血、渗液及其范围。

6．手术后密切观察病人的意识、平衡功能等，注意有无周围性面瘫、神经性耳聋、脑脊液耳漏、颅内并发症的发生。

【护理措施】

1．活动指导　发作期应绝对卧床休息，避免头部运动，保持病室安静，光线宜暗，避免声光刺激，加床栏，防坠床。间歇期下床活动时需人搀扶或陪同，防止摔倒。

2．心理护理　向病人讲解本病的有关知识，消除其紧张、恐惧心理，鼓励其乐观面对,保持心情愉快,增强战胜疾病的信心,促进其主动配合治疗和护理。

3. 饮食指导 食用低盐、低脂、高蛋白、高维生素食物,戒烟、酒、浓茶、咖啡等,禁用耳毒性药物,适当限制水分摄入。

4. 药物护理 遵医嘱给予镇静、改善微循环、减轻膜迷路积水的药物。观察药物的疗效及不良反应。长期应用利尿剂时注意观察有无水电解质紊乱等副作用。应用扩张血管药物时,注意输液的速度及药物的剂量。观察心率、血压、尿量等变化,并详细记录。

5. 待眩晕和自主神经反应缓解后,协助完成各项常规检查和专科检查,如纯音听阈检查、声阻抗、耳声发射、听性脑干反应、颅脑 CT 扫描等,向病人说明各种检查的必要性及注意事项,指导病人正确配合检查,缩短检查时间。外出检查时要有人陪同。

6. 手术治疗者告知手术目的及注意事项,积极进行术前准备。术后按耳部手术一般护理常规。

7. 健康教育

(1)指导病人出院后仍要低盐饮食,戒除不良生活习惯,保持心情愉悦,精神放松。合理地安排工作和休息,避免复发。

(2)自我观察用药反应和听力、耳鸣变化。

(3)反复发作者,尽量不单独外出,可适当运动,避免登高、下水、驾驶车辆或剧烈运动,以免发生意外。

(4)预防感冒,积极治疗上呼吸道感染和全身性疾病。

【案例分析】

案例一:女性,52 岁,因突发性旋转性眩晕,伴耳聋、耳鸣、恶心、呕吐 4h 收治入院。病人曾有 3 次类似眩晕发作病史,均为突然发生,伴耳聋、耳鸣,偶有恶心、呕吐,发作时病人感觉自身或周围物体旋转,畏光、睁眼、头稍动即感眩晕加重。入院查体:意识清楚,精神差,面色苍白,手心湿冷,体温、脉搏、呼吸、血压均正常,眼球水平震颤(+),甘油试验阳性。诊断为梅尼埃病。给予镇静、止吐、扩血管、脱水药物治疗。

(一)讨论

1. 此病人眩晕发作期的护理要点有哪些?

2. 护士如何协助病人完成甘油试验?

(二)分析

1. 病人眩晕急性发作期间应落实下列护理措施

(1)协助病人绝对卧床休息,平卧头偏向一侧或侧卧,以免呕吐物误吸引起窒息。保持病室安静,光线柔和,室内空气流通,避免病人直接吹风。

（2）密切观察病人意识、面色、眩晕发作次数、持续时间、伴随症状及生命体征变化，注意有无头痛、头晕、恶心、呕吐等颅内压增高症状，发现异常及时报告医生并协助处理。

（3）发作期禁食，呕吐停止后可进少量清淡、低盐流质饮食，禁刺激性食物及饮酒。呕吐频繁时予静脉输液，以维持水电解质平衡，但应适当控制液体及钠盐入量。

（4）密切观察药物疗效及用药后反应，应用脱水剂、扩血管药物时，注意输液速度及药物剂量，监测脉搏、血压、尿量等变化，并详细记录。

（5）加强安全护理，上双侧床栏，防止坠床。协助日常生活护理。

（6）进行心理护理，消除病人的紧张情绪及顾虑，鼓励其乐观面对，主动配合治疗和护理。

（7）发作期间尽量避免进行检查，必须进行的检查需平车推送，并有人陪同，密切观察病情变化。向病人说明检查的必要性，指导病人正确配合，缩短检查时间。

2. 甘油试验主要用于判断是否有膜迷路积水，护士应落实下列工作：

（1）保持测试环境安静，温湿度适宜，通风良好。准备氧气、吸引器等抢救器材及急救药品。

（2）向病人解释检查的目的、意义及配合注意事项，告知病人口服甘油后可能出现恶心、口渴、头昏、头痛、腹部不适、甚至呕吐、腹泻等药物副作用，减少病人心理因素对测试结果的影响，提高检测的准确性。

（3）了解病人心电图、胸片等情况，评估是否患有严重的心肺和消化道疾病。

（4）检查前 6h 禁食，根据体重口服甘油，观察病人反应。病人若服下甘油即发生呕吐，应终止检查，改期进行。

（5）由于病人年龄大而检查时间较长，间歇期协助病人在观察床休息。检查完毕嘱病人立即饮水，以消除不良反应。

案例二： 男性，55 岁，因耳鸣伴听力下降 10 年，反复眩晕 8 年，再发 3d 收治入院。病人 10 年前无明显诱因出现耳鸣，右侧为著，伴轻度听力下降，8 年前无明显诱因出现突发眩晕，视物旋转，伴恶心、呕吐、心慌、出汗，呕吐非喷射状，甘油试验及前庭肌诱发电位提示：膜迷路积水，当地医院诊断为梅尼埃病，给予药物治疗后，症状暂时缓解但仍反复发作。近期发作日趋频繁，严重影响工作及生活，3d 前因劳累再次出现上述情况，症状较前加重。入院后给予镇静、利尿及扩血管等药物治疗效果不佳，完善相关术前检查，在全麻下行内淋巴囊减压术。术后眩晕症状缓解，6 个月后随访未再复发。

（一）讨论

1. 内淋巴囊减压手术围术期护理要点有哪些？

2. 对此病人术后应做哪些康复指导？

（二）分析

1. 内淋巴囊减压术适用于眩晕发作频繁、症状较重，对工作、生活影响明显，保守治疗效果不佳者。其围术期护理要点包括：

（1）术前护理

1）将病人安置在安静、舒适的病房，嘱其闭目卧床安静休息。落实防跌倒、防坠床安全措施。

2）评估病人心理状态，倾听病人主诉，给予针对性心理疏导，消除不良情绪。向病人讲解本病相关知识、手术治疗的目的、方法及注意事项等，使病人积极配合治疗。

3）观察病人眩晕及其伴随症状，遵医嘱给予药物治疗，观察用药后反应。

4）协助完善术前各项检查，如血常规、尿常规、肝肾功能、胸片、心电图、咽鼓管功能检查、纯音测听、ABR、眼震电图及颞骨 CT 或内听道 MRI 等，排除小脑脑桥角病变。耳部备皮、皮试、训练病人床上大小便等。

（2）术后护理

1）体位：全麻术后取平卧位或健侧卧位，患耳朝上；清醒后 6h 可垫软枕，稍抬高床头。术后 2～3d 无眩晕者可下床活动。

2）饮食：术后 6h 病人可进食低盐半流食，避免辛辣、刺激及过硬的食物，以免牵拉伤口引起疼痛。

3）用药护理：按医嘱使用抗生素、脱水剂等，注意用药后反应。准确记录出入量，动态监测血生化，预防水、电解质平衡紊乱。

4）伤口护理：保持伤口敷料有效固定，观察并记录敷料表面渗血、渗液情况，保持伤口周围皮肤干燥、清洁，勿搔抓，以防感染。

5）病情观察：①病人意识、瞳孔和生命体征变化；②耳部切口愈合情况，有无出血、感染。

6）并发症观察：①面瘫，观察有无出现眼睑闭合不全、鼻唇沟消失、嘴角偏斜、流涎等症状；②颅内并发症，观察意识、瞳孔、生命体征及四肢活动情况，有无高热、剧烈头痛、喷射性呕吐等颅内感染或颅内压增高症状；③迷路炎，注意有无恶心、呕吐、眩晕、耳鸣、眼球震颤、平衡失调等症状；④感音神经性耳聋，术后及时做音叉试验了解病人听力情况，听力有变化需做纯音测听，出院前常规复查纯音测听。

7）基础护理与安全护理：病人卧床期间协助各项基础护理，进行压疮及跌倒风险评估，落实相关防护措施。

2. 针对此病人术后应做以下指导

（1）指导病人进行前庭功能的训练，促进前庭代偿的成熟。如日间指导病人进行姿态控制及步态训练，鼓励下床走动，并逐步增加活动量；夜间入睡时指导病人选择最佳体位，避免诱发眩晕，以利充分休息。

（2）指导改善生活工作节奏，戒除不良生活习惯，适当锻炼身体，保持心情愉快，睡眠充足，避免劳累和情绪紧张。

（3）指导病人进食低盐、低脂饮食，适当限制水分摄入，禁烟、酒，勿饮用浓茶和咖啡，禁用耳毒性药物。

（4）按医嘱服药并注意用药反应，自我观察有无疾病复发迹象，定期门诊复查。术后 3 个月内禁止坐飞机，前庭功能未完全恢复之前不宜游泳。避免独自登高或驾驶车辆，以免发生意外。

（杨　华）

第七节　突发性耳聋病人的护理

【概述】

突发性聋（sudden deafness）是指 72h 内突然发生的，至少在相邻的两个频率听力下降≥20dB，可伴眩晕、恶心、呕吐、耳鸣、耳闷胀感、耳周皮肤感觉异常等，也称特发性突聋，为耳鼻咽喉头颈外科常见急症。临床上以单侧发病多见，亦有双耳同时或先后受累者，双侧耳聋通常以一侧为重。约有 2% 的病人可在发病后 2 周内出现听力自然恢复、显著恢复或部分恢复。国外流行病学研究显示，本病发病率为 0.05%～0.30%，国内尚没有明确的统计数字，但是随着人们工作压力的增加、生活节奏的日渐加快，发病率有明显上升且趋于年轻化趋势，已成为严重危害人群身心健康的多发病。

【病因】

本病的病因尚未完全明确，很多致病因素都可能导致突发性聋，目前获得广泛认可的主要有病毒感染学说、内耳循环障碍学说、自身免疫学说以及膜迷路破裂学说等。也可因精神紧张、情绪激动、气温改变、过度疲劳和内分泌失调等致自主神经功能紊乱而引起内耳微血管收缩，造成微循环障碍、内耳缺血缺氧、听觉器官受损。

【临床表现】

（一）症状

1. 耳聋　多为单侧耳聋，发病前多无先兆，少数病人则先有轻度感冒、疲劳或情绪激动史。耳聋发生突然，病人的听力一般在数分钟或数小时内下降至最低点，少数病人可在 3d 以内听力损失方达到最低点。

2. 耳鸣　可为始发症状,大多数病人可于耳聋前出现耳鸣,但耳鸣也可发生于耳聋之后,多为高调性。经治疗后,多数病人听力可以提高,但耳鸣可长期存在。

3. 眩晕　部分病人可伴有不同程度的眩晕,多为旋转性眩晕,伴恶心、呕吐。可与耳聋同时出现,或于耳聋发生前后出现。

4. 其他　可伴有耳闷胀感、听觉过敏或重听,全聋病人可出现耳周感觉异常。部分病人出现焦虑、睡眠障碍等精神心理症状,影响生活质量。

（二）体征

此类病人听力损害多较严重,听力损失的为感音性聋,曲线呈高频陡降型或水平型,可有听力中断。响度重振试验阳性,自描测听曲线多为Ⅰ、Ⅱ型,听性脑干诱发电位正常,前庭功能正常或减低。

【辅助检查】

1. 耳镜检查　检查外耳道及鼓膜情况,鼓膜通常无明显病变。

2. 听力学检查　音叉检查及纯音听阈测听,以了解耳聋的性质、程度和动态变化,听力图多显示中、重度感音神经性聋,甚至全聋。可为以高频下降为主的下降性（陡降型或缓降型）,或以低频下降为主的上升型,也可呈平坦型曲线。听力损失严重者可出现岛状曲线。声导抗检测鼓室压力曲线通常正常;耳声发射、耳蜗电图及听性脑干诱发电位提示蜗性损害。

3. 前庭功能检查　一般于眩晕缓解期进行,常用冷热交替试验结合眼震电图描记,检查结果符合外周性病变。

4. 影像学检查　颞骨 X 线、CT、内听道 MRI 可提示内听道及颅脑有无明显器质性病变。

5. 实验室检查　包括血常规、血沉、出凝血时间、凝血酶原时间、血液流变学检查等。血清学检查分离病毒和抗体滴度测量,还可考虑血糖、血脂、血氮和血清梅毒试验。

【治疗原则】

突发性聋治疗目前多采用综合治疗的方法,治疗原则早发现、早诊断、早治疗,争取恢复或部分恢复已丧失的听力,尽量保存并利用存余听力。本病虽有自愈的倾向,但据国内观察,只有极少数病例可以自愈,许多病人将成为永久性聋。伴有眩晕者,特别是初诊时出现自发性眼震者,其听力恢复的百分率较不伴眩晕者低。耳鸣的有无与听力是否恢复无明显关系。听力损失严重者,预后较差;听力曲线呈陡降型者较上升型者预后差。老年人的治疗效果较青、中年人差。治疗开始的时间对预后也有一定的影响。一般在 7～10d 以内开始治疗者,效果较好,因此尽一切可能争取早期治疗,治疗一般可在初步筛查后（一般在 24h 内完成）立即开始,在治疗过程中在同时进行其他的

（如影像学）检查。

（一）药物治疗

1. 全身用药

（1）糖皮质激素：具有抗感染、抗病毒和免疫抑制的作用，可缓解血管内皮水肿、增加内耳血供并改善微循环。目前是突发性聋的重要治疗。常用药物有泼尼松、地塞米松及泼尼松龙等。

（2）溶栓和抗凝药物：此类药物能降低血浆纤维蛋白原的浓度，使血细胞比容不变而全血黏度下降，从而使血流速度增加以及氧运输能力增强，进而改善内耳微循环障碍，使听觉功能得到恢复。常用药物有巴曲酶、蝮蛇抗栓酶、尿激酶。

（3）血管扩张药物：此类药物通过扩张血管，改善血液流变学，抑制血小板聚集，降低血液黏滞度，使心脑血管和耳蜗微循环得到改善。常用药物有银杏叶提取物、低分子右旋糖酐及钙离子通道拮抗剂，如尼莫地平、盐酸氟桂利嗪等。

（4）神经营养药物：通过营养神经的方法，减轻缺血再灌注等所导致的耳蜗毛细胞损害，对螺旋神经节损伤起到营养保护和修复的作用。常用药物有维生素B及甲钴胺。

（5）抗病毒药物：病毒感染被认为是突聋的可能病因之一，故抗病毒药物也被用于治疗突聋，特别是那些发病前有上呼吸道感染病史及疑为病毒感染的病人。

2. 局部用药 鼓室内注射糖皮质激素，该治疗可避开血迷路屏障，使内、外淋巴液中的药物有较高的浓度，药物的靶定位性好，而且不存在全身用药的副作用。在疾病早期用药效果较好，目前已在临床广泛应用。

知识链接

鼓室内注射糖皮质激素

➢ 作用机制：注入鼓室内的糖皮质激素接触圆窗膜后，直接经过圆窗膜的渗透作用进入耳蜗的鼓阶中，随着外淋巴液的流动逐渐扩散至整个内耳组织中，从而达到抑制炎症过程、改变蛋白质合成、减轻炎症损伤的目的。

➢ 适应证：适用于多数病因未明的突发性耳聋病人。尤其对全身系统药物治疗2周以上听力仍不能提高，或患全身性疾病如糖尿病、高血压、恶性肿瘤等而不宜全身应用糖皮质激素的突聋病人，可避免全身大剂量用药后可能引起多个系统的不良反应。

➢ 注射方法：常用地塞米松3～5mg，鼓膜前上象限行鼓膜穿刺。注射后患耳向上30min，避免吞咽动作。鼓膜针孔未愈前耳道避免进水。

➢ 并发症：少部分病人注射后可能出现鼓膜穿孔、鼓室内感染、短暂眩晕耳鸣或进一步听力下降等。

（二）高压氧治疗

高压氧治疗可以减轻内耳水肿和缺血缺氧损害，改善内耳循环，提高血液及组织细胞的氧分压，促进内耳毛细胞和前庭神经纤维的修复，亦可减少血小板聚集、降低血液的黏稠度，对突发性聋有一定辅助治疗作用，可与药物治疗联用。

【病情观察及记录要点】

1. 按护理级别要求及病人实际情况巡视并记录。

2. 记录听力损失情况，单侧或双侧，有无波动性。

3. 观察耳鸣、耳闷胀感，是单侧或双侧，持续性或间断性，为高音调耳鸣如蝉鸣，抑或低音调耳鸣如机器轰鸣。

4. 观察是否伴有眩晕，发作时的意识状态，评估眩晕的程度，与闭目、头位、体位改变的关系。记录发作次数、持续时间和伴随症状，如眼球震颤、恶心、呕吐、面色苍白、出冷汗、血压下降、平衡紊乱、步态不稳、面部或肢体麻木、运动障碍等。

5. 观察鼓膜的情况，有无充血、穿孔等。

6. 观察外耳道分泌物有无异常，记录其性状、颜色及量。

7. 观察高压氧治疗后，病人是否存在耳鸣、耳痛、鼓膜充血或穿孔，警惕中耳气压伤、氧中毒、减压病等并发症的发生。

【护理措施】

1. 心理护理　评估病人的心理状态及应对方式，主动安慰病人，向其讲解本病的有关知识及配合要点，尽可能减轻病人思想顾虑，消除焦虑情绪，主动配合治疗和护理。对于严重听力障碍影响沟通者，选择合适的沟通交流方法，如书写板、沟通卡片等。

2. 休息　在保证治疗的前提下，保障充足睡眠。失眠的病人，遵医嘱适当使用镇静剂。

3. 饮食指导　选用营养丰富、高热量、富含维生素、低盐、低脂、清淡饮食，多食新鲜蔬菜和水果，多喝水。禁烟、酒、浓茶、咖啡，忌食辛辣、油炸等刺激性食物。

4. 用药护理　遵医嘱使用药物，观察药物疗效及有无药物不良反应的发生。禁用耳毒性药物。

（1）使用血管扩张药物时，输液速度不宜过快，防止出现一过性静脉炎及低血压。

（2）使用大剂量糖皮质激素治疗时，遵医嘱给予护胃药物，并注意观察有无胃肠道反应、肝功能异常等。

（3）使用溶栓剂时需动态监测出凝血功能，观察有无出血倾向，如大小便颜色、口腔黏膜、皮肤有无出血点、瘀斑等；输液、抽血后按压穿刺点时间延长5～10min；女性病人月经期避免使用抗凝、溶栓剂。

5. 耳鸣、眩晕护理　采取不引起或不加重眩晕的头位和体位。保持病室安静，避免声光刺激。眩晕发作期，帮助病人床上排便，防坠床和跌倒；更换被褥和枕头时，注意扶稳病人，保持最舒适的头位。必要时给予镇静或安眠药。外出检查时需有人陪同。

6. 高压氧治疗护理　介绍高压氧治疗的基本过程以及加压、减压、稳压时的感觉及注意事项，消除病人恐惧、疑虑心理，正确积极地配合治疗。

7. 健康宣教

（1）生活规律，注意劳逸结合，保证充足睡眠；保持情绪稳定，身心愉悦。

（2）适当运动，增强体质，预防感冒，积极治疗上呼吸道感染和高血压、高血脂、糖尿病等全身性疾病。

（3）均衡饮食，多吃新鲜蔬果、水果。减少烟、酒、浓茶、咖啡及刺激性食物。

（4）对听力损失在中重度以上的病人，指导其按需选择配戴助听器。

（5）对于已患突发性聋且治疗后患耳仍不具有实用听力水平的病人，建议其保护健侧耳：避免接触噪声，避免耳毒性药物，避免耳外伤和耳部的感染。

【案例分析】

案例一：女性，52 岁。因"右耳突发听力下降伴耳鸣 1 周"入院。查体：一般情况良好，生命体征正常，双外耳道通畅，鼓膜完整。电测听示右耳气骨导均降至 80dB 左右，为重度感音神经性聋，乳突片及内听道 CT 均无异常。入院后给予静脉滴注扩血管药及能量合剂，静脉推注前列地尔药物，同时行高压氧治疗。病人首次行高压氧治疗后，即感左耳闷胀、疼痛、听力下降。检查见左耳鼓膜淡红，轻度内陷，锤骨柄充血，光锥消失，电测听示左耳呈传导性聋，声阻抗示左鼓室功能曲线为 B 型曲线。予停止高压氧治疗，并在局麻下行左耳鼓膜穿刺术，抽出约 0.3ml 淡黄色液体，经口服泼尼松、弥可保等药物治疗，左耳不适症状消除。

（一）讨论

1. 此病人高压氧治疗后出现何种并发症？应如何预防？

2. 对高压氧治疗病人应做哪些健康指导？

（二）分析

1. 根据此病人高压氧治疗后的临床表现提示发生左耳气压伤。此并发症多因病理性咽鼓管不通畅或堵塞，或因非病理性调压不当及加压过快所致。预防措施包括以下几点：

（1）进舱前了解病人是否有上呼吸道感染、鼻咽部息肉、下鼻甲肥大等影响咽鼓管通畅的病史，检查咽鼓管通畅情况，通气受阻者暂缓进舱。

（2）教会病人中耳调压动作，如吞咽、张口、打呵欠、捏鼻鼓气。

（3）工作人员严格掌握加压速度，不能过快。

（4）加压过程督促病人做调压动作，若耳痛不缓解，应立即停止加压，并快速排气减压，直至耳痛症状消失、鼓膜内外压力平衡后再继续加压。

2. 高压氧治疗病人的健康教育

（1）入舱前：介绍高压氧治疗的基本知识及有关注意事项，如入舱时勿带手机、打火机等带电、带火、带电子的物品，勿抹油脂化妆品，禁用头油、发胶等。指导病人正确戴面罩方法和进舱后如何与舱外医生联系。

（2）加压阶段：指导病人做咽鼓管调压动作，如吞咽、张口、打哈欠、捏鼻鼓气等，如耳痛剧烈时应立即报告医生。

（3）稳压阶段：交代病人平静吸氧，不要讲话、吃东西，勿做深呼吸；如有头昏、出汗、恶心、面肌或嘴角抽搐、刺激性干咳、胸骨后疼痛等症状应立即报告医生。

（4）减压阶段：告知病人严禁屏气及剧烈咳嗽，以防发生肺气压伤。注意保暖，尽量减少活动，保持肢体相对静止。注意有无皮肤瘙痒、肌肉、关节、骨骼疼痛等减压病早期症状。

（5）出舱后：注意休息，进食高热量饮料或高营养易消化食物。

案例二：女性，26 岁，因"左耳耳鸣伴听力下降 3d"入院。病人诉 3d 前无明显诱因出现左耳"嗡嗡样"耳鸣音，呈渐进性增强，伴听力下降，无耳胀、耳闷、眩晕、恶心、呕吐等不适。行纯音测听示：左耳重度感音神经性聋、右耳听力基本正常。在门诊予灯盏花素、甲钴胺、银杏叶滴丸等药物治疗 3d 症状无明显改善，遂要求入院接受治疗。入院后给予静脉滴注扩血管、营养神经、糖皮质激素及溶栓药物治疗，治疗期间病人较焦虑，诉耳鸣影响睡眠，并担心听力不能恢复。

（一）讨论

1. 如何对此病人的用药进行观察与护理？

2. 护士应如何对此病人进行心理疏导？

（二）分析

1. 此病人的药物治疗护理

（1）告知病人药物治疗的重要性、所用药物的作用、不良反应、注意事项以及用药时间长短，以取得病人的理解和配合。

（2）用药期间密切观察病人的生命体征变化，注意听力、耳鸣及耳闷症状有无改善，如有异常及时报告医生。

（3）使用血管扩张药物治疗时，输液速度不宜过快，防止出现一过性静脉炎或低血压。

（4）使用糖皮质激素时观察是否有胃肠道刺激症状，如胃部不适、恶心、呕吐等，可给予护胃药物减轻反应；注意有无精神症状如情绪不稳定、易激惹等，激素可加重睡眠障碍，必要时给予艾司唑仑等药物促进睡眠。

（5）使用溶栓剂前评估有无溶栓禁忌，如月经期、服用抗凝药物、血浆纤维蛋白原低于 1.0g/L、严重肝肾功能障碍、活动性出血等，用药期间动态检测出凝血功能。观察有无出血倾向，如大小便颜色、有无皮下出血点及瘀斑、牙龈出血、鼻出血等，嘱病人输液或抽血后按压穿刺点时间延长至 5～10min，避免碰撞受伤。

2. 此病人因治疗初期疗效不佳、且受耳鸣的困扰出现焦虑情绪，应进行针对性的心理疏导和健康宣教。

（1）责任护士主动与病人沟通、交谈，让病人将内心的感受发泄出来，耐心细致地解答病人的疑问，建立良好的护患关系，取得病人的信任。

（2）向病人讲解疾病相关知识，使其认识到紧张、焦虑等消极的心理应激反应可加重内耳毛细胞缺血缺氧，阻碍受损神经细胞的修复。帮助病人保持积极平和的心态配合治疗，以提高疗效，促进听力恢复。

（3）告知病人充足的休息和睡眠有利于疾病的康复，指导促进睡眠的方法。建议病人尽量减少白天的睡眠时间，规律作息；睡前不饮用咖啡、浓茶，不抽烟，不饮酒；保持病室安静，避免声光刺激；采用自我保健方法促进入睡，如睡前喝半杯牛奶，耳鸣干扰严重时可听节奏舒缓的轻音乐帮助放松入眠。必要时遵医嘱服用镇静剂。

案例三：男性，64 岁，因"右耳听力下降伴闷塞感 6d"入院。病人 6d 前无明显诱因突发右耳听力下降，伴耳闷，无耳鸣、耳胀、眩晕、恶心、呕吐等不适。在当地医院行纯音测听检查示右耳极重度感音神经性聋，在门诊予药物治疗 6d 症状无改善，遂到医院就诊，拟"右侧突发性耳聋"收住院。病人有糖尿病、高血压病史 10 余年，每日坚持服用二甲双胍、格列美脲降糖，硝苯地平分散片、厄贝沙坦降压，自诉血糖血压控制尚平稳，无心脏病史。入院后予静脉滴注扩血管、改善微循环药物治疗，疗效不佳，拟用甲泼尼龙治疗。

（一）讨论

此病人如应用甲泼尼龙治疗宜选择何种给药途径？有哪些注意事项？

（二）分析

因病人有糖尿病及高血压基础疾病，不宜全身应用激素治疗，可采取鼓室内激素注射的给药方法。鼓室内注药时应注意以下几点：

1. 密切监测血糖及血压变化，血糖控制稳定后方可给药，且用药期间仍需监测血糖。

2. 注药前协助病人取健侧卧位，嘱病人放松，张口呼吸。

3. 穿刺部位为鼓膜前上象限或后下象限，尽量从同一位置穿刺，减少鼓膜的硬化范围。

4. 注药后嘱病人保持同一姿势平卧 30min，避免吞咽动作，以减少药液经咽鼓管排出。

5. 观察用药后反应及药物的不良反应，是否有眩晕、耳痛、耳胀等不适；进行耐心解释，说明出现这些症状的短暂性，消除其紧张心理。若血糖、血压升高应给予对症处理，暂停再次给药。

6. 观察有无鼓膜穿孔、鼓膜内感染等并发症发生。嘱病人勿用力擤鼻涕及挖耳，洗澡、洗脸时用无菌棉球堵塞外耳道，避免污水进耳，保持术耳干燥至鼓膜穿刺口愈合，以防感染。

（杨 华）

第二章 鼻专科急症护理

第一节 鼻专科急症病人的特点

【概述】

鼻（nose）分为外鼻、鼻腔和鼻窦三部分，是人体重要的呼吸、嗅觉器官。其生理功能包括呼吸功能、反射功能、嗅觉功能、发声共鸣功能等；在解剖上血管丰富，神经末梢敏感，且紧邻眼眶、颅前窝及颅中窝。因此，当急症发生时会引起一系列的功能障碍，甚至引发严重的并发症，危及生命。故作为临床护士，应落实病情观察、评估，落实有效的护理措施。常见的鼻专科急症包括：鼻骨骨折、鼻窦外伤、脑脊液鼻漏、鼻腔及鼻窦异物、鼻出血以及鼻源性眶内、颅内并发症等。

【临床表现】

鼻专科急症病人常见的症状主要有以下几项：

1. 鼻塞（nasal obstruction） 即经鼻通气不畅，有单侧、双侧之分。视原因不同可表现为持续性、间歇性、交替性或进行性加重。鼻腔异物引起的鼻塞多为单侧鼻塞。

2. 鼻溢（rhinorrhea） 是指由于鼻分泌物过多而自前鼻孔或后鼻孔流出。病理情况下鼻溢液大多来自鼻黏膜的分泌和血管渗出，此即为鼻分泌物（鼻涕）。少数为鼻部浆液性囊肿破裂流出的内容物以及经鼻-颅交界处先天或外伤性瘘孔流出的脑脊液，称为鼻溢液。下面主要介绍与急症病人相关的几种鼻溢液性质：

（1）水样鼻溢：若颅脑外伤、鼻窦开放、鼻-颅底手术后出现鼻溢液清亮、透明呈水样，无黏性，久置后不自行凝结应考虑脑脊液鼻漏。此时应对鼻溢液行葡萄糖定量分析，如在 1.7mmol/L 以上可定为脑脊液。若液体呈淡黄色透明，呈单侧间歇性流出，见于鼻窦囊肿破裂。

（2）黏液脓性鼻溢：为黏液和脓的混合液，由细菌感染引起。呈白黄色，较混浊。见于慢性鼻-鼻窦炎或急性鼻炎恢复期。若鼻溢液为黄绿色，混浊且有臭味，常见于牙源性上颌窦炎、鼻腔异物。

（3）血性鼻溢：鼻溢液混有血液，若仅在数日后即消失，常为鼻黏膜的急性炎症。若涕中带血超过两周，可见于鼻腔异物等，此种情况多为单侧。

3.鼻出血（epistaxis）　是指血液经鼻流出。鼻出血多从出血侧的前鼻孔流出。当出血量大或出血部位邻近鼻腔后部时，可向后流至后鼻孔，或再经对侧鼻腔流出，或经鼻咽部流至口腔吐出或咽下。鼻出血既可为鼻腔局部疾病所致，如外伤、黏膜炎症、糜烂、肿瘤，也可为全身疾病在鼻部的表现。若筛前动脉破裂，颈内动脉破裂或假性动脉瘤破裂，可导致严重的鼻出血。由偏食等不良饮食习惯导致的营养摄入不全常是儿童鼻出血的原因。

4.鼻痛及鼻源性头痛（rhinogenic headache）　可由外伤、鼻前庭发炎、急性鼻窦炎等引起。鼻源性头痛一般有感染性和非感染性两类。感染性鼻源性头痛往往伴有鼻及鼻窦的急性感染，且疼痛有一定部位和时间。

【病情观察要点】

1.根据病人实际情况及护理级别要求巡视病人，术前主要观察生命体征，必要时给予床边心电监护及血氧饱和度监测；各种症状有无加重。

2.术后应观察病人的意识、生命体征，必要时监测血氧饱和度；观察鼻腔渗血情况，嘱病人如后鼻孔有血液流下，及时吐出，以便观察出血量。行筛窦手术及鼻-颅底手术病人应严密观察瞳孔，有无鼻腔溢液、颅内压增高的症状，如持续性剧烈头痛、喷射性呕吐、视神经乳头水肿、脉搏缓慢、颈项强直等，及时发现脑脊液鼻漏、颅内感染等。

【病房管理】

1.落实急救物品的准备，如急诊收治病人床边准备吸氧、负压吸引等急救物品。视病情需要准备心电监护用物。

2.病房应准备鼻腔填塞用物、气管切开用物、清创缝合用物等，各种物品分类、有序放置，定期检查、整理，确保可随取随用。如准备清创缝合常用清洗液（如生理盐水）、消毒液（过氧化氢溶液、75% 酒精、0.5% 安多福）、局麻药物（盐酸利多卡因），准备常用止血药物、冷藏生理盐水、冰块等。

3.病房准备远视力表、近视力表、手电筒、直尺，以准确测量并记录病人视力。

4.因鼻专科病人鼻腔、口腔分泌物较多，应落实床单位的清洁工作，预防感染。

（叶　碧）

第二节 急性鼻窦炎病人的护理

【概述】

急性鼻窦炎（acute sinusitis）是鼻窦黏膜的急性炎症性疾病，症状持续时间在12周以内。多与鼻炎同时存在，也常称为急性鼻-鼻窦炎。

【病因】

（一）全身因素

过度疲劳、受寒受湿、营养不良、维生素缺乏等均可引起全身抵抗力降低。生活与工作环境不洁等是诱发本病的常见原因。此外，特应性体质、全身性疾病如贫血、糖尿病、急性传染病等均可诱发本病。

（二）局部因素

1. 鼻腔疾病　如急性或慢性鼻炎、鼻中隔偏曲、中鼻甲肥大、鼻息肉等。

2. 邻近器官的感染病灶　如扁桃体炎、腺样体肥大、拔牙和根尖感染等。

3. 创伤性　鼻窦外伤骨折和异物进入鼻窦。

4. 医源性　鼻腔填塞物留置时间过久，引起继发感染和妨碍窦口通气、引流。

5. 气压损伤　高空飞行迅速下降致窦腔负压，使鼻腔内污物被吸入鼻窦，引起非阻塞性航空性鼻窦炎。

致病菌多见化脓性球菌，如肺炎链球菌、金黄色葡萄球菌、流感嗜血杆菌等，此外，厌氧菌感染也较常见，临床上常表现为混合感染。

【临床表现】

（一）症状

1. 全身症状　可出现畏寒、发热、食欲减退、便秘、全身不适等。儿童可发生呕吐、腹泻、咳嗽等消化和呼吸道症状。

2. 局部症状　流脓涕、鼻塞、嗅觉改变，头痛或局部疼痛为本病最常见症状。一般而言，前组鼻窦炎引起的头痛多在额部和颌面部，后组鼻窦炎则多位于颅底或枕部。各鼻窦炎引起头痛和局部疼痛的特点如下：

（1）急性上颌窦炎：眶上额部痛，伴有同侧颌面部或上列磨牙痛。晨起轻，午后重。站立或久坐时加重，侧卧患侧居上时减轻。

（2）急性筛窦炎：一般头痛轻，局限于内眦或鼻根部，发胀或微痛；前组筛窦炎时，为额部头痛，也常为周期性发作，与急性额窦炎相似，但程度较轻；后组筛窦炎时，为枕部疼痛，与急性蝶窦炎相似，头痛和局部疼痛的一般规律是"晨起渐重，午后转轻"。

（3）急性额窦炎：开始表现为全头痛或眶上神经痛，后局限到前额部。头痛呈周期性发作。晨起即感头痛，逐渐加重，中午最剧烈，至午后开始减轻，晚间则完全消失，次日又重复发作。

（4）急性蝶窦炎：颅底或眼球深处钝痛，可放射至头顶和耳后，亦可引起枕部痛。晨轻，午后重。

（二）体征

前鼻镜检查或鼻内镜检查常见到如下病变：

1. 鼻甲肿胀，鼻黏膜急性充血、肿胀、中鼻甲变窄。

2. 脓性鼻涕，脓性分泌物积聚于中鼻道、鼻底、蝶筛隐窝与嗅裂区域。

3. 局部压痛和叩痛，受累鼻窦窦壁处明显。

【辅助检查】

1. 前鼻镜检查　鼻黏膜充血、肿胀，以中鼻甲和中鼻道黏膜为甚。鼻腔内有大量黏脓或脓性鼻涕。

2. 鼻内镜检查　查看鼻道和窦口及其附近黏膜的病理改变，包括窦口形态、黏膜红肿程度、息肉样变及脓性分泌物来源等。

3. 影像学检查　鼻窦CT扫描，可清楚显示鼻窦黏膜增厚及病变范围等，也可选择鼻窦X线摄片检查。

【治疗原则】

去除病因，解除鼻腔鼻窦引流和通气障碍，控制感染，预防并发症。

1. 药物治疗　主要采用药物治疗，除非发生眶、颅内并发症的时候会适时采用手术治疗。主要使用以下几种类型的药物：

（1）抗生素：使用时间为2周左右，局部使用抗生素冲洗没有治疗作用。

（2）局部糖皮质激素：最重要的局部抗炎药物，使用时间为12周以内。

（3）黏膜促排剂：有稀化黏液、促进纤毛活动的作用，使用时间为12周以内。

2. 其他治疗

（1）负压置换疗法：简单易行有效，特别针对儿童效果明显，可以改善症状。

（2）鼻窦穿刺冲洗：多用于上颌窦炎的治疗。

（3）鼻腔冲洗：可以改善症状。

（4）体位引流：引流出鼻窦内潴留的分泌物。

（5）物理治疗：局部热敷、短波透热或红外线照射等。

【病情观察及记录要点】

1. 按护理级别要求及病人实际情况巡视并记录。

2. 观察生命体征变化，尤其体温变化。

3. 观察鼻塞情况。

4. 观察鼻腔分泌物的性状和量。

5. 观察头痛的部位、性质。

6. 记录特殊用药、治疗措施、特殊护理措施,观察效果。

【护理措施】

1. 遵医嘱正确使用抗生素和滴鼻剂。

2. 高热者需卧床休息,多饮水,进清淡饮食。注意观察体温变化,可使用物理降温或口服解热镇痛药。

3. 发生眶、颅内并发症需手术治疗时,落实术前准备。

4. 健康指导

(1)指导病人正确滴鼻、鼻腔冲洗、体位引流等。

(2)若出现高热不退、头痛加剧、眼球运动受限等症状,应及时就诊。

(3)加强锻炼,增强机体抵抗力,防止感冒。

(4)生活有规律,劳逸结合,忌烟、酒、辛辣刺激性食物。注意工作、生活环境的洁净,加强室内通风。

(5)积极治疗全身及局部病因,及时、彻底治疗本病,避免转化为慢性鼻窦炎。

【案例分析】

案例一:男性,30 岁,因双侧反复鼻塞伴流脓涕 2 周收入院,诉额部有疼痛,可忍受。晨起加重,午后开始减退至消失。查体:鼻腔有大量脓性鼻涕,咽后壁可见脓涕流下;额部有压痛。T 37.9℃,P 80 次/min,R 20 次/min,BP 139/72mmHg。否认高血压病史。

(一)讨论

1. 该病人的诊断可能是什么?

2. 诊断的依据是什么?

3. 如何做好该病人的病情观察?

(二)分析

1. 该病人的诊断可能是急性额窦炎。

2. 诊断依据

(1)病人有鼻塞、流脓涕,症状持续时间在 12 周以内。

(2)额部有压痛,晨起明显,逐渐加重,午后开始减轻至消失。周期性额痛的机制可能与额窦的解剖位置有关,额窦借鼻额管开口于中鼻道,病人晨起后,头呈直立,窦内分泌物积聚其下部,受重力和纤毛运动逐渐被排出,产生"真空性头痛",中午以后,窦内分泌物逐渐排空,窦内通气改善,疼痛逐渐缓解。

3. 病情观察　密切监测病人的生命体征,尤其是体温变化;观察鼻塞情况；观察鼻腔分泌物的性状、量；观察头痛的部位、性质；观察用药和治疗效果。

案例二：男性，25 岁，因拔牙后出现头痛、流脓涕 1 周收入院，诉有左上颌牙痛、头痛，可忍受。查体：鼻腔有大量脓性鼻涕，左上颌第三磨牙缺如，牙龈红肿。T 38.6℃，P 84 次 /min，R 20 次 /min，BP 120/64mmHg。

（一）讨论

1. 此病人的治疗原则是什么？

2. 针对此病人的护理要点包括什么？

（二）分析

1. 此病人的治疗原则

（1）去除病因：治疗智齿冠周炎。

（2）使用足量、有效抗生素，以及时控制感染。

（3）使用黏膜促排剂和鼻内用糖皮质激素。

（4）鼻腔冲洗。

2. 此病人的护理要点包括

（1）遵医嘱正确使用抗生素和滴鼻剂。

（2）需卧床休息，多饮水，进流质或半流质的清淡饮食。注意观察体温变化，可使用物理降温或口服解热镇痛药。

（3）口腔护理：保持口腔清洁，使用漱口水漱口。

（4）健康指导：指导病人正确滴鼻、鼻腔冲洗等。若出现高热不退、牙痛和头痛等症状加剧，应及时就诊。加强锻炼，增强机体抵抗力，防止感冒。生活有规律，劳逸结合，忌烟、酒、辛辣刺激性食物。注意工作、生活环境的洁净，加强室内通风。积极治疗智齿冠周炎，及时、彻底治疗本病，避免转化为慢性鼻窦炎。

（吴洁丽）

第三节　鼻创伤病人的护理

一、鼻骨骨折

【概述】

鼻骨骨折（fracture of nasal bone），是颜面部最常见的创伤之一。可发生于各年龄层。鼻骨位于梨状孔的最高位，突出于面部中央，与周围诸骨相连，上端窄而厚，有良好的保护作用，下端宽而薄，且下缘游离于梨状孔上方。由于鼻骨下段骨质薄而宽，且缺乏周围骨质的支撑，较脆弱，因此鼻骨骨折多发生于此。临床上可见单纯的鼻骨骨折，严重者可伴有鼻中隔骨折、软骨脱位、眶壁骨折或合并其他颌面骨或颅底骨折。鼻骨骨折可分为开放性骨折和闭合性骨折，临床上以闭合性骨折多见。

【病因】

鼻骨骨折是人体中最为常见的骨折，常见原因有鼻部遭受拳击或运动外伤、交通或工伤事故、意外撞击等。

【临床表现】

依照所受暴力的部位、程度不同，可有不同的表现。

1. 局部疼痛，外鼻软组织肿胀、皮下淤血。

2. 鼻腔黏膜撕裂可出现鼻出血，该症状常见。

3. 鼻中隔脱位、撕裂或血肿，可造成一侧或双侧鼻塞。

4. 鼻梁可出现歪斜，鼻背塌陷和畸形。

5. 擤鼻时气体可经撕裂的黏膜创口进入皮下组织，出现皮下气肿，触之有捻发音。

【辅助检查】

1. 外鼻检查　触诊鼻骨有无摩擦感、捻发感，视诊鼻外观有无鼻梁塌陷、歪斜、肿胀、淤血。

2. 前鼻镜检查　检查鼻黏膜有无破损、出血，鼻中隔偏曲等。

3. 影像学检查

（1）鼻骨正侧位 X 线检查，可见鼻骨骨折线，可显示有无移位和鼻背塌陷等。

（2）鼻部 CT 检查，可以判断鼻骨骨折的损伤部位、程度及类型，并能了解鼻中隔、眼眶、颅底等损伤程度。

【治疗原则】

治疗原则为纠正鼻部畸形和恢复鼻腔通气功能。若有鼻出血者应先行止血；有脑脊液漏者禁止鼻腔填塞；有外伤性创口者，行清创缝合后予注射破伤风抗毒素。

（一）非手术治疗

无错位性骨折无须复位，待骨折自然愈合。

（二）手术治疗

鼻骨骨折复位术是错位性骨折的重要治疗手段。鼻骨骨折应在创伤后立即复位，因此时组织尚未肿胀。若就诊时肿胀明显，应待局部肿胀消退后再行复位，一般不宜超过 14d，以免骨痂形成，增加整复难度。

1. 闭合式复位法　在鼻腔表面麻醉（必要时全麻）下进行鼻内（图 2-1）或鼻外法复位。注意进入鼻腔用于复位的器械不能超过两侧内眦连线，以免损伤筛板。

2. 开放式复位法　应争取尽早完成清创缝合与鼻骨骨折的复位。鼻中隔出现偏曲、脱位等情况,应行开放复位;鼻骨粉碎性骨折,应视具体情况行缝合固定、鼻腔内填塞等;鼻额筛眶复合体骨折多合并其他严重的颅脑损伤,以开放式复位为宜。

3. 鼻中隔血肿和脓肿手术　鼻中隔血肿应尽早手术清除,以免发生软骨坏死、穿孔和继发感染。血肿切开可放置引流并行鼻腔填塞,脓肿切开引流后无须填塞,应使用足量抗生素控制感染。

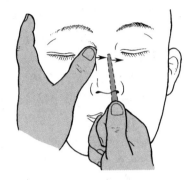

图 2-1　鼻骨骨折闭合复位

【病情观察及记录要点】

1. 按护理级别要求及病人实际情况巡视并记录。

2. 记录受伤的时间,观察鼻梁塌陷、歪斜、肿胀和淤血的情况。

3. 观察鼻腔分泌物和唾液的颜色、性状,咽后壁有无分泌物流下,警惕鼻出血的发生。

4. 评估并记录疼痛的部位及程度。

5. 记录有无眼周淤血、肿胀、复视、视力下降、眼周及颊部皮下气肿。

6. 观察有无高热、头痛、恶心、呕吐、意识障碍等颅内感染症状。

7. 观察鼻腔有无清澈漏液,有无液体流入咽部,警惕脑脊液鼻漏的发生。

8. 有鼻腔填塞者注意鼻腔填塞物是否松脱。

知识链接

疼痛的评估方法

➢ 疼痛评估方法包括自述评估法、生理评估法和行为评估法。

➢ 临床上较易掌握、最常用的是自述评估法,包括视觉模拟评分法(VAS)、数字疼痛分级法(NRS)以及 Wong-Banker 面部表情量表法(FPS-R)。

● NRS 数字疼痛分级法由 0 到 10 共 11 个数字组成,病人用 0 至 10 这 11 个数字描述疼痛强度,数字越大疼痛程度越严重。

● FPS-R 是用从微笑至哭泣的 6 种面部表情图画来表达疼痛程度,疼痛评估时要求病人选择一张最能表达其疼痛的脸谱,这种评估方法适合于任何年龄,没有特定的文化背景和性别要求。特别适用于急性疼痛者、老人、小儿、文化程度较低者、表达能力丧失者及认知功能障碍者。

● 临床上多将以上两种评分方法结合在一起,制成疼痛评分尺(图 2-2)使用。

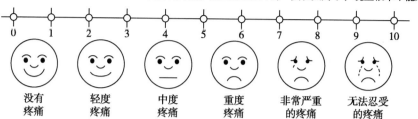

图2-2　疼痛评分尺

【护理措施】

1. 疼痛护理

（1）解释疼痛的原因，告知病人疼痛可能持续时间。

（2）取半卧位休息，利于局部肿胀消退，缓解疼痛。

（3）给予局部冰敷，避免创口受压。创伤48h内不宜热敷。

（4）指导病人减少活动，可通过听音乐、看电视等分散注意力。

（5）疼痛剧烈者遵医嘱给予止痛药物。

2. 协助进行鼻骨骨折复位，落实手术前护理准备。

3. 指导进食温凉软食，避免进食粗硬、刺激性食物。

4. 健康指导

（1）注意休息，预防感冒，避免用力擤鼻或打喷嚏。

（2）避免碰撞鼻部，减少活动；洗脸、穿衣时，注意勿擦洗、碰撞鼻部，以免骨折复位处移位。

（3）鼻腔填塞物如有松脱，应立即告知医护人员。凡士林纱条填塞物填塞时间不超过72h，碘仿纱条填塞物填塞时间一般不超过7d。

（4）勿使用不洁物品堵塞鼻孔。

5. 心理护理　病人因担心疾病愈后，易产生焦虑心理。应耐心解释疾病相关知识，及时告知病情及治疗现状，稳定病人情绪，取得其理解和配合。

【案例分析】

案例一：男性，15岁，因打篮球时被同学撞击鼻部后出现鼻腔少量出血、鼻部疼痛2h就诊。查：鼻部无塌陷，无肿胀，有触痛，疼痛评分2分，可忍受；左鼻腔可见暗红色血痂，未见渗液，无吐出血性分泌物，视力正常、无复视。鼻正侧位X线检查示：鼻骨线性骨折。

（一）讨论

1. 您认为此病人的处理原则是什么？

2. 如果您是责任护士,如何指导病人减轻局部疼痛?

(二)分析

1. 病人只有单纯性线性鼻骨骨折,可保守治疗,无须复位,指导注意保护鼻部,避免碰撞,待其自然愈合。

2. 减轻局部疼痛的措施

(1)解释疼痛的原因,告知病人疼痛可能持续时间。

(2)取半卧位休息,利于局部肿胀消退,缓解疼痛。

(3)给予局部冰敷,避免创口受压。创伤48h内不宜热敷,

(4)指导病人减少活动,可通过听音乐、看电视等分散注意力。

案例二:女性,34岁,因摔倒时头部着地,致鼻部流血、疼痛1h急诊入院,CT结果示鼻骨粉碎性骨折、颅底骨折。查:左鼻背有一撕裂伤,长约2cm,有少量渗血,鼻梁可见塌陷。

(一)讨论

1. 该病人应如何处理?

2. 该病人的病情观察要点有哪些?

(二)分析

1. 该病人有开放性伤口、鼻骨粉碎性骨折,合并颅底骨折,应清创缝合伤口,病情稳定则行鼻骨骨折复位,鼻腔不做填塞,使用抗生素预防感染;如病人出现意识障碍、头痛、恶心、呕吐等症状,应待病情稳定后再另行鼻骨骨折复位。

2. 该病人合并颅底骨折,观察内容应包括鼻骨骨折局部和并发症的观察内容。

(1)观察鼻梁塌陷、歪斜、肿胀和淤血的情况。

(2)观察鼻腔分泌物和唾液的性状,咽后壁有无分泌物流下,警惕鼻出血的发生。

(3)评估疼痛的部位及程度。

(4)观察有无眼周淤血、肿胀、复视、视力下降、眼周及颊部皮下气肿。

(5)观察病人意识、瞳孔变化,有无高热、头痛、恶心、呕吐等颅内感染症状。

(6)观察鼻腔有无清澈液体流出,有无液体流入咽部,警惕脑脊液鼻漏的发生。

(叶 碧 郑 莹)

二、鼻窦骨折

【概述】

鼻窦骨折多发生于上颌窦及额窦,筛窦次之,蝶窦最少,亦可两个以上的

鼻窦同时发生骨折,可伴有面部中段骨折、眼眶骨折、颅底骨折、脑脊液漏等。

【病因】

鼻窦骨折多由直接暴力或意外撞击所致,如拳击、球击、跌倒、交通事故、枪弹伤等。

【临床表现】

鼻窦骨折最常见症状是局部疼痛、鼻出血、软组织肿胀或皮下淤血。合并眼眶骨折者可出现眼睑皮下淤血、气肿、复视、眼球活动受限、眼球内陷或突出,重者出现眶内容物嵌顿或疝出。

1. 额窦骨折(fracture of frontal sinus) 典型的临床表现有眉间和眶上缘软组织裂伤、前额部凹陷、眶周淤血、结膜下出血、眶上和滑车上神经分布区域皮肤麻木感或感觉异常等。前壁线性骨折可仅表现为鼻出血、软组织肿胀和压痛。凹陷型骨折急性期可有额部肿胀,肿胀消退后可出现前额凹陷。粉碎性骨折可有眶上区肿胀、皮下积气、眶上缘后移、眼球向下移位。后壁骨折伴脑膜撕裂可出现脑脊液鼻漏、颅内出血、颅前窝气肿,可继发严重颅内感染。

2. 上颌窦骨折(fracture of maxillary sinus) 可表现为局部肿胀、塌陷畸形、左右两侧颌面部不对称。肿胀消退后畸形更为明显。上颌窦上壁即眶底骨折时,可出现眼球内陷、视觉功能障碍、眼球运动障碍、咬合错位、面部畸形等。

3. 筛窦骨折(fracture of ethmoidal sinus) 单纯筛骨骨折仅表现为鼻出血,伤及筛板时可出现嗅觉下降或丧失,筛窦上壁损伤可发生脑脊液鼻漏、颅内积气,合并有眶、鼻骨、额窦骨折可出现鼻梁塌陷、内眦间距增宽、内眦角圆钝、视力下降或失明,患侧瞳孔散大、直接对光反射消失,但间接对光反射存在(Marcus-Gunn瞳孔)。

4. 蝶窦骨折(fracture of sphenoidal sinus) 蝶窦骨折很少单独发生,常为颅底骨折的一部分。累及视神经管或颈内动脉可出现视力下降、失明或致死性大出血。若为颞骨骨折的一部分,可出现脑脊液耳漏或脑脊液鼻漏。

【辅助检查】

1. 影像学检查 行X线和CT检查可明确损伤的部位、范围,也可显示颅底或眶内积气、眶内血肿。

2. 实验室检查 如合并颅底骨折,发现鼻腔有清亮液体流出,应收集流出液体进行生化检查,以辅助诊断是否有脑脊液鼻漏。

【治疗原则】

不引起畸形、功能障碍、无并发症的单纯骨折可以不予手术处理。如合并颜面部畸形和功能障碍者,应尽早实施手术治疗,并预防感染。原则上为整复骨折、恢复外形和功能,避免和处理并发症。

1. **手术复位** 如上颌窦骨折宜在伤后 24h 内行整复，不仅便于复位正确，且有利于早期愈合。如外伤超过 24h 者，软组织肿胀明显，可暂缓复位手术，待肿胀消退后再行手术，但不宜超过 10d，以免发生错位愈合，增加处理难度。

2. 有鼻出血应先止血，应注意有无脑脊液鼻漏，如合并脑脊液鼻漏，禁止鼻腔填塞，可先行电凝止血术。必要时行血管数字减影造影（DSA），找出受损血管作介入栓塞治疗止血。

3. 伤后迅速出现视力严重减退者，应尽早行视神经管减压术，以提高视力恢复的几率。

4. 伴有脑脊液漏病人，经保守治疗 2～4 周未愈者行手术治疗。

5. 合并眶内血肿、颅内并发症者行脱水治疗。

6. 合并视神经损伤者可使用糖皮质激素治疗。

【病情观察及记录要点】

1. 按护理级别要求及病人实际情况巡视并记录。

2. 观察生命体征，关注体温、血压及脉搏的情况。

3. 记录疼痛的部位及程度。

4. 记录受伤的时间，观察颜面部有无局部肿胀、撕裂伤、皮下血肿等。

5. 观察鼻腔分泌物和唾液的颜色、性状，咽后壁有无分泌物流下，警惕鼻出血和脑脊液漏的发生。

6. 观察眼部并发症，记录有无溢泪、眼周淤血、肿胀、复视、视力下降、眼球活动障碍等。

7. 观察颅内并发症，注意有无剧烈头痛、恶心、喷射状呕吐，关注意识、瞳孔大小和对光反射的情况，警惕颅内出血和感染。

8. 脱水剂、激素使用后的作用及副作用观察。

9. 有鼻腔填塞者注意鼻腔填塞物是否松脱。

【护理措施】

1. 有开放性损伤需清创缝合者，配合进行清创缝合。有鼻出血的病人协助进行鼻腔止血。

2. 必要时给予心电监护及监测血氧饱和度。

3. 如需尽快手术治疗者，按鼻专科病人进行术前准备。

4. 遵医嘱准确使用足量抗生素，使用激素及脱水剂时，应注意防止药物外渗。

5. 2 周内禁止按压颌面部。

6. **饮食护理** 视病情进食温凉的流质或半流质，少食多餐，增加液体摄入量，多食蔬菜、水果及粗纤维食物，忌辛辣、硬、热等刺激性及活血食物。保持大便通畅，预防便秘，以免用力大便诱发鼻出血；鼓励贫血的病人多食蛋白类以及含铁食物。上颌窦骨折复位后行牙间固定者进温凉流质1~2周,之后逐步进半流质、软食,进食时应使用吸管,避免咀嚼。

7. 健康指导

(1)勿碰撞受伤部位,避免再次损伤。

(2)保持创口清洁,勿堵塞鼻腔,避免感染。

(3)采取头高位休息,减轻头面部肿胀,有利于鼻腔渗液流出。

(4)勿大力擤鼻,以免引起鼻出血。

(5)指导自我病情观察,如疼痛加剧、鼻腔有鲜血流出或有清亮液体流出及时告知医务人员。

8. 心理护理　病人因意外受伤,可有恐惧、担忧预后、焦虑等情绪反应,应鼓励病人说出心理感受,耐心解释治疗护理措施,取得病人理解配合。

【案例分析】

案例一:男,29岁,因鼻部遭受拳击伤后致鼻部外观歪斜畸形、左面部塌陷、鼻塞及呼吸不畅11d入院,诉受伤当时鼻部肿胀、左侧鼻塞,无伴昏迷,无鼻腔流清水样涕,无视力下降,无复视。鼻窦CT示:双侧鼻骨及左侧上颌骨多发粉碎性骨折,累及左侧鼻泪管及眶下管。现诉双鼻腔鼻塞,无头晕头痛、呼吸困难等不适,左面颊部有麻木感。

(一)讨论

1. 如果您是接诊护士,请对此病人进行评估,该病人存在哪些损伤?

2. 对该病人的健康指导有哪些?

(二)分析

1. 病情评估　病人鼻部有外伤史,鼻部、左面部畸形,鼻塞,但无鼻腔流清水样涕、无头痛、昏迷史,无视力下降等眼部并发症表现,可判断受伤限于鼻部,有鼻骨骨折和鼻窦骨折,结合影像学检查,可明确诊断该病人为鼻骨骨折、左上颌窦骨折。

2. 结合病人病情,落实健康指导

(1)勿碰撞受伤部位,避免再次损伤。

(2)保持口腔清洁,避免上呼吸道感染,勿堵塞鼻腔。

(3)勿大力擤鼻,以免引起鼻出血。

(4)配合进行术前检查,落实手术复位准备。

(5)指导自我病情观察,如疼痛加剧、鼻腔有鲜血流出或有清亮液体流出及时告知医务人员。

案例二:男,40岁,因骑摩托车不慎摔伤致左眼周肿胀,左眼视力下降,伴鼻腔出血3d入院。诉受伤后耳、鼻无流液及血性液体流出。查:左眼无光感,左眼周肿胀、淤血,眼睑肿胀,无法睁眼。现无恶心、呕吐,无发热,无头晕，无鼻腔出血。头颅CT示：1. 额骨左侧、左侧蝶骨大、小翼、翼板、左蝶窦后外侧壁、左颧弓、左上颌窦前壁、外侧壁、内侧壁多发骨折（累及左眼眶外、下、上壁及左视神经管，左视神经管变窄）。2. 左侧颞部硬膜外血肿。3. 左侧眼睑及颞部软组织血肿；左侧额窦、双侧筛窦、左侧上颌窦积血、积液。4. 左侧眼眶顶部少量积气；左侧眼眶肌锥外软组织水肿。入院当天拟急诊手术。

（一）讨论

1. 作为当班护士，此病人的病情观察重点是什么？

2. 入院当天护理措施有哪些？

（二）分析

1. 病人受伤3d，受伤后有鼻出血、左眼视力下降，眼睑肿胀，出现了眼部并发症。作为接诊护士，应重点观察：

（1）注意病人意识，看病人是否清醒、是否能配合治疗，有无出现情绪异常，警惕颅内并发症。

（2）观察生命体征变化，特别是体温、血压，如有发热、血压波动及时告知医生。

（3）观察鼻腔出血情况，如有鲜血流出应密切观察，并及时处理。

（4）每班检查视力、眼球活动、瞳孔大小及对光反射，病人诉有不适时随时观察。

2. 病人拟急诊手术，入院当天需要落实入院护理及术前准备。具体措施如下：

（1）快速办理入院手续，落实环境、制度等入院介绍，指导病人进行更衣及个人清洁。

（2）通知值班医生及时查看病人，评估病人病情，并密切观察病情变化，及时记录。

（3）遵医嘱留取血尿标本，及时送检；及时完成必要的术前检查如心电图、胸片、眼科会诊等检查，并及时查看检查检验结果。

（4）按要求进行术前备皮和术前宣教，指导穿衣、禁食等。

（5）遵医嘱用药，落实用药观察。

（叶　碧）

三、脑脊液鼻漏

【概述】

脑脊液鼻漏（cerebrospinal rhinorrhea）是指脑脊液（cerebro-spinal fluid，CSF）通过破裂或缺损的蛛网膜、硬脑膜和颅底骨流入鼻腔或鼻窦，再自前、后鼻孔或鼻咽部流出。

【病因】

脑脊液鼻漏可分为创伤性和非创伤性两大类。

（一）创伤性

创伤性又可分为外伤性和医源性。创伤性脑脊液鼻漏的病因主要为外伤及颅底、鼻窦手术创伤，占90%以上。颅底以筛顶和筛板最为薄弱，且与脑膜连接紧密，故以筛窦骨折脑脊液鼻漏发生率最高。随着内镜鼻窦手术的广泛开展，手术损伤鼻颅底引起脑脊液鼻漏亦偶有发生，医源性鼻颅底损伤脑脊液鼻漏可在手术中即时发现，也可能在术后撤除鼻腔填塞时才发现。

（二）非创伤性

非创伤性脑脊液鼻漏的原因包括各种颅内肿瘤、脑水肿、先天性缺损等。

知识链接

脑脊液耳鼻漏

脑脊液渗漏到中耳腔，鼓膜完整时可经咽鼓管流入咽腔，再经后鼻孔进入鼻腔而流出，与脑脊液鼻漏相似，易误诊。

【临床表现】

自鼻腔间断或持续流出清亮水样液体，多为单侧。增加颅内压可使流出液增多，如低头、用力、咳嗽或压迫双侧颈内静脉。脑脊液鼻漏多在外伤后即发生，50%以上发生在48h内，偶尔也可在外伤后数月甚至数年后出现，漏液量的多少与损伤的部位和程度有关。部分病人出现嗅觉减退或失觉。有时症状不典型，可表现为反复发作脑膜炎。

【辅助检查】

1. 鼻内镜检查　鼻内镜检查是瘘口定位简单、可靠的检查方法（图2-3，见文末彩图2-3）。常用于脑脊液鼻漏的定位诊断，持续量多的脑脊液鼻漏可观察到清亮液体自某一位置流出或呈搏动性溢出，按压同侧颈内静脉有助于脑脊液鼻漏的定位诊断。

2. 高分辨率CT和MRI脑池造影术（MRC）均为无创性检查，两者结合可列为脑脊液鼻漏的术前常规检查。前者可显示颅底骨缺损和重要的骨性结构，脑实质和脑脊液显影

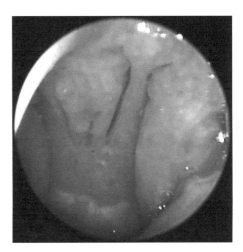

图2-3　脑脊液鼻漏鼻内镜下图

清晰,可提高瘘口检出的灵敏性、特异性。

3. 实验室检查　漏液生化检查,鼻腔漏液收集做葡萄糖定量分析,如液体中葡萄糖浓度超过 1.7mmol/L 为阳性标准,应排除泪液和血液的污染,以免出现假阳性。$β_2$ 转铁蛋白的检测阳性亦有较高的特异性。

【治疗原则】

(一)保守治疗

创伤较轻微,生命体征稳定的病人可采取保守治疗。保守治疗的原则包括:降低颅压、预防感染、促进伤口愈合。外伤性脑脊液鼻漏多可通过保守治疗治愈,如 2～4 周无好转,应考虑手术修补。还可在鼻内使用药物腐蚀疗法,适用于瘘孔位于筛板且流量较少者,用 20% 硝酸银涂擦瘘孔边缘的黏膜,造成创面以促使愈合。

近年来腰大池置管持续引流脑脊液是治疗脑脊液漏的重要手段之一,通过腰椎穿刺术,将腰大池引流管放入椎管蛛网膜下腔内 5cm 左右,引流管外接流量调节器及引流袋,可在短时间内降低颅内压,使脑组织移向颅底而封闭漏口,减少脑脊液漏出,一般留置 7～15d。通过持续腰大池引流,可以减少脱水剂的使用,降低电解质酸碱平衡紊乱、急性肾衰竭的发生率,同时可以动态观察脑脊液的性状、颜色和量,了解有无颅内感染。

(二)手术治疗

迟发性、手术创伤性脑脊液鼻漏,以及外伤性脑脊液鼻漏通过保守治疗 2～4 周无好转,或反复颅内感染者,均应进行手术修补。而肿瘤源性或自发性脑脊液鼻漏应首先考虑手术治疗。手术治疗分为颅内法和颅外法,颅外法又分为鼻内法和鼻外法。随着鼻内镜外科技术的逐渐成熟,脑脊液鼻漏的手术治疗首选鼻内镜外科技术修补。

【病情观察及记录要点】

1. 按护理级别要求及病人实际情况巡视并记录。

2. 观察意识、瞳孔及生命体征变化,尤其体温、血压的变化。

3. 密切观察病人鼻腔流出液体的颜色、性状、量以及时间,注意流出液体时的体位,有无液体自咽部留下。

知识链接

鼻腔流出液的观察

➤ 正常脑脊液为无色清亮液体,且放置 24h 不会凝结。如有感染,腰椎穿刺所得的脑脊液可出现絮状物、混浊,或留取的脑脊液放置 1～2h 后,由于纤维蛋白原增加及细胞增多,即可出现凝块,结核性脑膜炎病人的脑脊液呈毛玻璃状。

> 术后鼻腔流出清亮不结痂液体，或流出淡红色分泌物而吸收的纸张痕迹中间呈红色而周边清澈，或病人自觉咽部有带咸味或甜味的液体咽下，高度警惕脑脊液再漏。

4. 观察病人有无头晕、头痛、恶心、喷射性呕吐、颈强直等脑膜刺激征的表现。

5. 观察病人是否存在视力障碍，记录视力情况。

6. 记录使用脱水药物的时间和量，动态观察肝肾功能及电解质情况，记录出入量，及时发现水、电解质紊乱。

7. 记录特殊用药、治疗措施及护理措施，观察效果。

【护理措施】

1. 饮食护理　高蛋白、高维生素、高纤维素低盐饮食，每日摄入食盐≤2g；限制入水量，每次喝水量不超过300ml，保持出入量平衡。多进食富含纤维素的新鲜蔬菜、水果，防止便秘，有便秘者可遵医嘱使用缓泻剂。

2. 休息与活动　抬高床头15°～30°卧位休息，防止漏出的脑脊液逆行引起颅内感染。避免用力咳嗽、擤鼻、打喷嚏、大笑、过度弯腰、低头等使颅内压增高的因素发生。勿用纸巾等填塞鼻孔，勿挖鼻。脑脊液鼻漏修补术后病人应抬高床头卧位休息7～10d，可根据病情和医嘱缩短或延长卧床时间。

3. 遵医嘱正确使用抗生素及脱水药物，防止药物外渗。

4. 行腰大池置管引流术者的护理要点

（1）置管后须去枕平卧6h，6h后予抬高床头15°～30°卧位休息。

（2）通过调整引流装置的高度控制引流量和速度，一般认为引流以10～15ml/h为宜，每天引流量约200～350ml，或根据病情及医嘱调整引流量和速度。脑脊液引流应缓慢、速度均匀地持续引流，防止过度或快速引流。病人转换体位后，注意引流速度的改变，及时调整。

（3）妥善固定引流管，保持引流通畅，避免管道扭曲、反折、脱落等。

（4）引流管三通阀等连接处应使用无菌治疗巾包裹，并每日更换。

（5）转运、过床及更换集液袋时须夹闭引流管；更换集液袋时严格执行无菌操作，避免抬高，以免脑脊液反流。

知识链接

脑脊液鼻漏病人预防便秘的方法

> 进食新鲜蔬菜、水果，以保持大便通畅。
> 每天晨起空腹喝半杯凉开水，然后排便，养成定期排便的习惯。

> 腹部按摩：先排空小便，手指并拢，用指腹自下腹回盲部开始，沿结肠走向至右上腹，再从右至左环形按摩腹部，每日 2 次，每次 5min，以促进肠蠕动，利于排便。
> 对于顽固性便秘可遵医嘱予口服乳果糖。

【案例分析】

案例一：男性，35 岁，因车祸后右鼻腔流清亮液体 1 个月入院。入院时 T 36.5℃，P 78 次/min，R 19 次/min，BP 125/78mmHg，低头时右侧鼻腔流出清亮液体，呈点滴状；诉无头痛、头晕不适。头颅 CT 示：右侧筛顶骨折。

（一）讨论

1. 您认为此病人可能的诊断是什么，有何依据？

2. 为明确诊断，此病人还需要做哪些检查？

3. 如果您是责任护士，对此病人做哪些健康指导？

（二）分析

1. 此病人的诊断为右侧脑脊液鼻漏。诊断依据有：病人有外伤史，CT 检查示筛顶有骨折，外伤后鼻腔有流出清亮液体。

2. 为明确诊断，此病人应留取鼻腔漏液进行生化检测，如液体中葡萄糖浓度超过 1.7mmol/L，可初步诊断为脑脊液鼻漏；同时进行鼻内镜检查，在内镜下看到漏液可确诊。

3. 针对此病人病情，进行健康指导

（1）注意保暖，避免上呼吸道感染。

（2）避免腹压和静脉压增高的动作，如用力咳嗽、排便、打喷嚏等。

（3）避免过度低头，以免增加颅内压。

（4）进食富含蛋白质、维生素和粗纤维食物，防止便秘。

（5）学习自我病情观察，如有咸味或甜味液体流入咽部或鼻腔流出清亮液体，应告知医务人员。

（6）保持情绪稳定，避免激动。

（7）勿用纸巾、棉花等物堵塞鼻腔，以免逆行感染。

（8）采取头高位休息，床头抬高 15°～30°。

案例二：女性，28 岁，因从三楼摔下致鼻腔反复流清亮液体、反复发热、头痛 3 个月入院，入院时 T 36.7℃，P 80 次/min，R 19 次/min，BP 111/65mmHg，诉头痛，起床有加剧，平卧减轻，无恶心、呕吐不适，查体有颈项强直。

（一）讨论

1. 作为当班护士，您考虑该病人头痛的原因是什么？

2. 为缓解病人的头痛，应采取哪些护理措施？

（二）分析

1．该病人无发热，无恶心呕吐，有颈项强直，起床后头痛加剧，平卧减轻，可考虑为低颅内压性头痛。主要是由于脑脊液漏出过多，颅内压力降低后，脑脊液的作用减弱，脑组织下沉移位，使颅底的痛觉敏感结构和硬脑膜、动脉、静脉、神经等受牵拉所致头痛。

2．为缓解病人的头痛，落实以下护理措施：

（1）予平卧位休息。

（2）遵医嘱予静脉输液，观察用药后效果。

（3）观察头痛的性质、程度、持续时间以及其他病情变化，并记录。

（4）指导病人保持情绪稳定，避免情绪波动。

（叶　碧）

四、视神经管骨折

【概述】

视神经管骨折（fracture of optic canal）系严重颅底骨折，额叶区及额颞区颅脑外伤，尤其是眉弓外侧挫伤时常同时伴发视神经管骨折，多为车祸伤、坠落伤或撞击伤所致。视神经管是视神经穿行于眶腔和颅腔之间的管状通道，内有视神经和眼动脉等。视神经全长约 40mm，分为眼内段、眶内段、管内段和颅内段四部分，颅脑外伤最常损伤管内段。外伤后视神经损伤可分为原发性损伤和继发性损伤两种，原发性损伤发生在头部钝挫伤的同时，包括视神经实质内和鞘膜出血，视神经纤维撕裂和挫伤性坏死；继发性损伤可在外伤后迅速产生，主要为血液循环障碍所致，如神经水肿和缺血性坏死。

【病因】

原因多见于额眶部创伤导致眶顶或蝶骨小翼骨折波及视神经管所致。

【临床表现】

1．外伤后出现视力障碍，表现为失明或视力下降。多为外伤后即刻出现，少数为外伤后几小时后发生。

2．眼球常完好无损，但眼底可正常或视神经乳头苍白。

3．病人由于额眶部受伤，多有眼睑青紫肿胀，眼球突出，体检可见 Marcus-Gunn 瞳孔。常合并颅脑及全身器官损伤。

【辅助检查】

1．视功能检查　完善视力、裂隙灯检查、眼底镜检查、视野、视觉诱发电位、视网膜电图等检查。

2．影像学检查　CT 扫描可清晰显示视神经管骨折的部位及程度，MRI 可早期发现视神经挫伤、水肿等情况，有助于及早治疗，改善视力。

【治疗原则】

按急症及早行视神经管减压术。首选鼻内镜下经筛或经蝶进路直接暴露视神经管实施减压，消除骨折碎片，切除至少 1/2 视神经管以充分减压。其次可考虑鼻外筛窦开放术进路。手术前后给予足量的糖皮质激素以减轻视神经水肿。

【病情观察及记录要点】

1. 病情不稳定者，至少每 15～30min 巡视 1 次，病情稳定后按护理级别要求及病人实际情况巡视并记录。

2. 观察生命体征变化、意识、肢体活动、皮肤完整性等，有无伴随颅脑损伤及全身其他部位损伤，有无剧烈头痛、恶心、喷射性呕吐、颈项强直等表现，有无脑脊液鼻漏等。

3. 观察瞳孔大小、直接对光反射及间接对光反射、眼球活动，是否有眼球突出、眼周淤血、肿胀等。

4. 评估视力情况，对于无法识别视力表符号者，可通过"光感、眼前手动、眼前指数"等进行评价及描述。

知识链接

视力测量注意事项及方法

➤ 动态测量，每天测量视力并记录。

➤ 病人站在 5m 的明亮处用眼罩遮盖一眼先查右眼再左眼，由上而下指示视标，让病人在 5s 内说出视标缺口方向。被检眼应与 1.0 视标在同一高度。遮挡眼睛时，避免压迫眼球，防止被检眼斜看、眯眼或偷看。

➤ 如在 5m 处不能辨别最大视标，可让其走近视力表直至能看清最大视标，按实际检查距离换算后记录（换算方法为：d/5×0.1，d 为看清最大视标的距离，如在 2m 处能看清最大视标，则视力为 2/5×0.1＝0.04）。

➤ 如在 0.5m 处不能辨认最大视标，则让其背窗而坐，检查者伸出手指，指距等于指宽，让被检者辨认手指数目，并记录能辨认指数的最远距离，如"40cm 指数"或"CF/40cm"。

➤ 当手指放在眼前也不能辨别指数时，则检查者在病人眼前摆动手掌，记录能辨认手动的最远距离，如"20cm 手动"或"HM/20cm"。

➤ 对不能辨认手动的病人则检查光感即光定位，在暗室中检查，检查时将另一眼遮盖，检查者手持电筒检测 9 个方位，呈"米"字形，依次检查正中、正上、左上、左、左下、正下、右下、右、右上九个方向的光定位。如各方位光感均消失，才记为无光感。

5. 术后观察鼻腔填塞物固定情况，鼻腔分泌物及唾液的颜色、性状和量。如有鲜红色血性液自鼻腔持续流出，或从口中吐出，应警惕活动性出血的可能。

6. 观察药物疗效及副作用。使用激素期间，注意观察病人有无腹痛、黑便、皮疹等。使用大剂量激素的病人，还要注意观察有无水钠潴留、血糖升高、白细胞升高、骨坏死等不良反应。有异常及时报告医生，并做好护理记录。

7. 记录特殊用药、治疗措施和特殊护理措施，观察效果。

8. 及时了解病人心理状态。

【护理措施】

1. 保持病室安静，光线柔和，空气流通。嘱病人卧床休息，尽量减少下床活动。麻醉清醒后予半卧位，有脑脊液鼻漏病人予头高 30° 卧位休息，避免头低位。

2. 安全护理　做好防跌倒 / 防坠床等护理措施，病人离床活动时必须有人陪同，预防跌倒 / 坠床等意外发生。

3. 建立有效静脉通道，遵医嘱正确使用药物，如改善循环、营养神经、激素等药物，注意观察药物疗效及副作用，尤其注意肝功能情况，有异常及时报告医生，协助处理。

4. 遵医嘱完善各项常规检查，及时联系眼科会诊。必要时按医嘱做好配血、药物过敏试验、修剪鼻毛等急诊手术前准备，拟行脑脊液鼻漏修补的病人需行大腿备皮。

5. 饮食护理　给予温凉、易消化、低盐、高蛋白、高维生素饮食；限制饮水量，每次饮水量不超过 300ml；拟急诊手术者，及时通知禁食、禁饮。麻醉清醒后给予温凉流质或半流质饮食。拔除鼻腔填塞物后逐渐恢复至普食，术后 2 周内避免过热、粗硬、辛辣、补血、活血食物。进食前后协助病人漱口，以保持口腔清洁，防止感染。

6. 眼部护理　眼部有伤口者注意做好伤口护理；球结膜水肿外翻者要注意保护，防止损伤。

7. 鼻腔填塞护理　鼻腔填塞期间需张口呼吸者，为预防口唇干燥，可用无色唇膏涂嘴唇，并少量多次饮水。嘱病人不可自行拔除鼻腔填塞物，如鼻腔填塞物松脱应及时报告医护人员。拔除鼻腔填塞物前避免空腹，以免头晕，拔除鼻腔填塞物后卧床休息，勿用力擤鼻。

8. 心理护理　病起因多因意外发生，且影响病人视力，可能导致病人出现紧张情绪及恐惧心理，护士应评估病人心理状态，给予针对性的心理疏导。介绍成功病例，鼓励病人积极面对。

9. 根据病人生活自理能力，协助完成生活护理，满足病人卧床期间基本生活需求。

10. 病人或家属教育

（1）感觉鼻腔有分泌物流入口腔时，应轻轻吐出，勿吞下。

（2）勿用力咳嗽、打喷嚏，欲打喷嚏时，可张口呼吸、用舌顶上腭等方法预防。

（3）勿自行拔除鼻腔填塞物，勿低头取物，医生拔除鼻腔填塞物后，不能用力擤鼻涕。

（4）注意眼部护理：保持眼部清洁，避免揉眼及用眼过度，自我观察视力变化。

（5）保持大便通畅，预防便秘。

（6）术后 2 周内避免过热、粗硬、辛辣、补血、活血食物。

（7）保持口腔清洁，防止感染。

【案例分析】

案例一：男性，26 岁，因骑摩托车外出过程中发生交通事故致左眼外伤到急诊就诊，意识清楚，主诉左眼失明，右眼视物清晰，无诉头痛、恶心、呕吐等不适。T 36.3℃，P 80 次 /min，R 20 次 /min，BP 116/62mmHg。拟急诊收入院。

（一）讨论

1. 如何做好该病人的病情观察？

2. 此病人的治疗原则是什么？

（二）分析

1. 病情观察

（1）刚入院时每隔 30min 巡视一次，待病情稳定后改为 1h 巡视一次，此后按护理级别要求及病人实际情况巡视并记录。

（2）观察生命体征变化、意识、肢体活动、皮肤完整性等，有无伴随颅脑损伤及全身其他部位损伤，有无剧烈头痛、恶心、喷射性呕吐、颈项强直等表现，有无脑脊液鼻漏等。

（3）观察视力、瞳孔大小、直接对光反射及间接对光反射情况，观察眼球有无外突及其活动度情况，观察眼周淤血、肿胀的范围和程度，有无球结膜出血、溢泪等。

（4）观察鼻腔分泌物及唾液的颜色、性状和量，评估有无出血情况。

（5）了解病人心理状态。

2. 此病人的治疗原则，按急症及早行视神经管减压术，手术前后给予足量的糖皮质激素以减轻视神经水肿。

案例二：男性，32 岁，因工作时从高处坠落致外伤急诊收入院。入院时，病人主诉：左眼视物清晰，右眼视力下降。查体：左眼视力 1.2；右眼视力有光感，右眼直接对光反射消失而间接对光反射存在,右眼周可见肿胀、淤血。无诉头痛、恶心、呕吐等不适。T 36.5℃,P 88 次 /min,R 20 次 /min,BP 120/68mmHg。急诊入院后在鼻内镜下行视神经管减压术,术后右眼视力为 0.2,医嘱予营养神经药物和大剂量激素药物治疗。

（一）讨论

1. 针对此病人的护理要点包括什么?

2. 如何做好病人 / 家属的健康教育?

（二）分析

1. 此病人的护理要点包括

（1）麻醉清醒后予半卧位,有脑脊液鼻漏病人予头高 30°卧位休息,避免头低位。保持病室安静,光线柔和,空气流通。

（2）做好防跌倒 / 防坠床等护理措施,病人离床活动时必须有人陪同,预防跌倒 / 坠床等意外发生。

（3）建立有效静脉通道,遵医嘱正确使用药物,注意观察药物疗效及副作用,尤其注意大剂量激素使用可能引起的不良反应,有异常及时报告医生,协助处理。

（4）饮食护理:麻醉清醒后给予温凉流质或半流质饮食。拔除鼻腔填塞物后逐渐恢复至普食,术后 2 周内避免过热、粗硬、辛辣、补血、活血食物。进食前后协助病人漱口,以保持口腔清洁,防止感染。

（5）眼部护理:注意做好眼部伤口护理。

（6）鼻腔填塞护理:鼻腔填塞期间需张口呼吸者,为预防口唇干燥,可用无色唇膏涂嘴唇,并少量多次饮水。嘱病人不可自行拔除鼻腔填塞物,如鼻腔填塞物松脱应及时报告医护人员。拔除鼻腔填塞物前避免空腹,以免头晕,拔除鼻腔填塞物后卧床休息,勿用力擤鼻。

（7）协助完成生活护理。

2. 病人和家属健康教育包括

（1）感觉鼻腔有分泌物流入口腔时,应轻轻吐出,勿吞下。

（2）勿用力咳嗽、打喷嚏,欲打喷嚏时,可张口呼吸、用舌顶上腭等方法预防。

（3）勿自行拔除鼻腔填塞物,勿低头取物,医生拔除鼻腔填塞物后,不能用力擤鼻涕。

（4）注意眼部护理:保持眼部清洁,避免揉眼及用眼过度,自我观察视力变化。

（5）保持大便通畅,预防便秘。

（6）术后 2 周内避免过热、粗硬、辛辣、补血、活血食物。

(7) 保持口腔清洁, 防止感染。

(吴洁丽　胡丽茎)

第四节　鼻出血病人的护理

【概述】

鼻出血(epistaxis, nosebleed)又称鼻衄, 是耳鼻咽喉科最常见的急症之一。可单纯由鼻腔、鼻窦疾病引起, 也可由某些全身性疾病或鼻腔、鼻窦邻近结构病变所致, 但以前者多见。鼻出血多为单侧, 亦可为双侧。可间歇性反复出血, 亦可呈持续性出血。出血量多少不一, 轻者仅鼻涕带血或倒吸血涕, 重者可达数百毫升以上, 甚至出现休克, 反复出血可致贫血。

鼻腔任何部位均可发生出血。一般认为, 小儿及青少年鼻出血大多在鼻中隔前下方的易出血区, 即利特尔区(Little area)。此处血管丰富、表浅, 吻合支多, 易受损伤或干燥空气刺激, 故易发生血管破裂。中老年人鼻出血则多发生在鼻腔后部, 此处的出血多来势凶猛, 不易止血, 多为蝶腭动脉或其较大分支破裂, 也可能为曲张的鼻 - 鼻咽静脉丛(Woodruff plexus)出血。鼻出血极少发生于婴幼儿。

【病因】

(一)局部病因

出血部位多在鼻腔前段, 常限于一侧。

1. 外伤或医源性损伤　因外伤、手术等致鼻、鼻中隔、鼻窦、颅前窝及颅中窝损伤引起鼻出血。剧烈咳嗽、擤鼻过重、挖鼻过深, 鼻窦内气压突然变化如高空飞行、潜水等均可引起鼻出血。

2. 鼻中隔疾病　鼻中隔偏曲是鼻出血的常见原因, 鼻中隔糜烂、溃疡或穿孔等也可引起不同程度鼻出血。

3. 炎症　各种鼻腔和鼻窦的特异性感染或非特异性炎症均可引起黏膜病变, 损伤血管而出血。

4. 鼻腔、鼻窦及鼻咽恶性肿瘤　其中最易发生鼻出血者当属鼻中隔毛细血管瘤、鼻咽血管纤维瘤、出血性息肉、鼻腔或鼻窦恶性肿瘤, 前两种疾病常引起大量出血。鼻腔、鼻窦及鼻咽恶性肿瘤溃疡出血, 早期多表现为反复少量出血, 晚期侵犯大血管可致大出血。

5. 鼻腔异物　常见于儿童, 多为一侧性鼻出血或少量血涕。

(二)全身病因

凡可引起动脉或静脉压增高、凝血功能障碍或血管张力改变的全身性疾病均可引起鼻出血, 如急性发热性传染病、心血管疾病、血液病、遗传性出血性毛细血管扩张症、严重营养障碍及维生素缺乏等。

【临床表现】

鼻出血可为单侧或双侧，量多少不一，可间歇反复出血，亦可持续性出血。少量出血者表现为涕中带血、数滴或数毫升，可自止或自行压迫后停止。出血量多者，可经后鼻孔流至对侧鼻孔流出或由口中吐出，可见喷射性或搏动性小动脉出血，失血严重者可出现面色苍白、贫血，甚至休克。

【辅助检查】

1. 鼻腔检查　为最直接的检查方法，借此可以初步了解出血是双侧或单侧、出血部位等，为下一步止血方法的选择提供依据。

2. 鼻镜、间接鼻咽镜、鼻内镜的检查　判断鼻咽部有无新生物、明确出血点。

3. 鼻窦CT　鼻腔鼻窦新生物可行鼻窦CT扫描。

4. 实验室检查　包括全血细胞计数、出血和凝血时间、凝血酶原时间、凝血因子等，以了解病人全身情况。

【治疗原则】

鼻出血属于急症。在出血剧烈的情况下，病人及其陪伴者大多精神紧张，应予安抚，使之镇静，必要时使用镇静剂。询问病史，了解出血量，寻找出血位置，判断出血原因及全身状况，采取局部治疗与全身治疗相结合的方法，实施止血治疗。

（一）局部治疗

1. 指压法　指导病人用手指捏紧双侧鼻翼或将出血侧鼻翼压向鼻中隔10～15min，同时冷敷前额和后颈。此法适用于出血量少且出血部位在易出血区的病人。

2. 烧灼法　适用于反复少量出血，且可见明显出血点者，对动脉性出血无效。常见的烧灼法有化学烧灼如应用30%～50%硝酸银、30%～50%三氯醋酸或高铁止血剂等、双极电凝、高频电刀、射频、冷冻或激光凝固法，烧灼后可涂软膏或用复方薄荷油剂滴鼻以防局部干燥和鼻中隔穿孔。

3. 填塞法　是最有效和常用的鼻腔止血方法。适用于出血较剧烈、渗血面较大或出血部位不明者。此法是利用填塞物直接压迫鼻腔出血部位，使破裂的血管闭塞而达到止血目的。鼻腔的填塞材料包括可吸收和不可吸收两大类：

（1）经前鼻孔鼻腔填塞法：可使用吸收性明胶海绵、凡士林纱条、止血棉、碘仿纱等经前鼻孔行鼻腔填塞，是目前治疗鼻出血的主要方法。

（2）后鼻孔填塞：前鼻孔填塞无效、鼻腔后部、鼻咽部出血者使用后鼻孔填塞。

4．鼻内镜下止血　借助鼻内镜易于明确鼻腔各部位活动出血点，特别是鼻腔后部出血。在直视观察下完成各种止血治疗。

5．血管结扎法　对经反复前后鼻孔填塞及内科治疗无法止血者，外伤或手术损伤大血管出血凶猛者可考虑血管结扎。常用结扎方法有颈外动脉结扎和筛前动脉结扎。禁忌证为凝血机制障碍所致的鼻出血。

6．血管栓塞法　对于顽固性鼻出血通过有效的反复前后鼻孔填塞而未能止血者，特别是应用鼻内镜及内科治疗无法止血者，通过血管介入、造影术找到出血动脉，然后实施栓塞。

（二）全身治疗

由于引起鼻出血的原因是多种多样的，且出血的程度亦有不同，因此，鼻出血的治疗和处理不能仅针对鼻腔出血，应视病情采取必要的全身治疗。

1．基本治疗

（1）寻找出血病因，进行病因治疗。

（2）适当应用止血剂，如凝血酶、巴曲酶、抗血纤溶芳酸（PAMBA）、酚磺乙胺、6-氨基己酸（EACA）等。

（3）给予足够的维生素C、维生素K、维生素P等，并给予适量的镇静剂。

（4）有贫血或休克者应纠正贫血或抗休克治疗，必要时请相关科室协助诊治。

2．其他治疗

（1）鼻中隔前下部反复出血者，可局部注射硬化剂或行鼻中隔黏膜划痕，使其形成瘢痕组织，闭塞血管。也可施行鼻中隔粘骨膜下剥离术。

（2）遗传性出血性毛细血管扩张症则可应用面部转移全层皮瓣行鼻中隔植皮成形术。

（3）因全身性疾病引起者应请相应专科诊治。

【病情观察及记录要点】

1．按护理级别要求及病人实际情况巡视并记录。

2．密切监测生命体征，必要时给予心电监护及监测血氧饱和度。尤其是血压及脉搏的改变，如出现异常，及时报告医生。出现低氧血症者，给予面罩吸氧，行血气分析并记录。

3．观察病人的意识、面色、精神状态，评估跌倒、坠床的风险。

4．密切观察病人鼻腔、口腔分泌物的性状、颜色及量，记录出血次数与出血量。特别注意咽后壁有无血性液流下，小儿病人或意识不清者，注意有无频繁吞咽动作。抢救记录应在抢救6h内完成。

出血量的估计

➢ 出现头昏、口渴、乏力、面色苍白等表现,估计短时间内失血量达 500ml。

➢ 出现出汗、血压下降、脉速而无力等表现,提示失血量达 500～1 000ml。

➢ 收缩压低于 10.7kPa(80mmHg),则提示血容量已损失约 1/4。

➢ 大量出血病人 24h 内血色素可没有变化,应以询问出血量为准(注意咽入胃内的可能)。

5. 有鼻腔填塞者注意观察鼻腔填塞物有无松脱。

6. 出血量多者应注意有无休克表现,注意观察皮肤有无湿冷、末梢循环是否良好。

7. 观察尿量、大便及黑便情况。

8. 其他系统疾病所导致鼻出血者,注意原发病的情况。

【护理措施】

1. 接诊病人前妥善准备急救用物及床单位。

鼻出血急救用物准备(图 2-4)

➢ 床单位准备:床位选择距离护士站较近,有负压吸引和吸氧设备,便于抢救的地方;距床头 1/3 以上铺中单,防止病人出血后污染床褥;病人衣裤宽松。

➢ 常规准备有效吸引装置、大管径的吸痰管、吸氧装置、吸氧面罩、弯盘、圆碗、冰块、冰袋、冰生理盐水、手套、口罩、护目镜、面屏、一次性隔离衣、头灯。

● 止血用物:鼻窥、镊子、枪状镊、中弯钳、金属压舌板、方纱。

● 前鼻孔填塞:棉条、干纱条、油纱条、膨胀海绵等填塞材料(同时准备少量生理盐水,5ml/10ml 注射器一个)。

● 后鼻孔填塞:长弯钳、鼻塞子、前端带孔橡胶导管、纱条。

● 紧急气管切开用物:尖刀、圆刀、带气囊气管套管及固定系带、开口小方纱、10ml 或以上注射器、气管切开器械包(手术剪、刀柄、气管拉勾、V 拉勾、有齿镊、无齿镊、持针钳、布巾钳、弯血管钳、弯盘)。

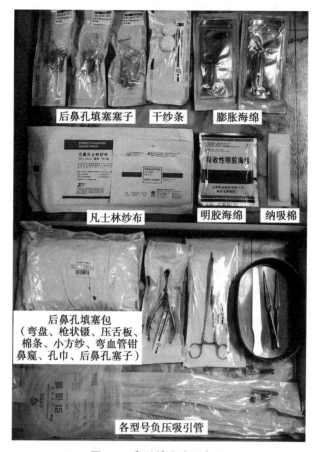

后鼻孔填塞塞子　　干纱条　　膨胀海绵

凡士林纱布　　明胶海绵　　纳吸棉

吸收性明胶海绵

后鼻孔填塞包
（弯盘、枪状镊、压舌板、
棉条、小方纱、弯血管钳
鼻窥、孔巾、后鼻孔塞子）

各型号负压吸引管

图2-4　鼻腔填塞常用备物

2. 建立静脉通道，急查血常规、出凝血常规、肝肾功能、电解质、血型，并进行配血。

3. 保持气道通畅

（1）尽快为病人解开领口或脱去高领衫（不穿罩衫，紧急情况可用剪刀剪开），取掉皮带。

（2）清醒病人取坐位或半卧位，有休克症状病人取休克体位，意识障碍者去枕平卧，头偏向一侧。

（3）尽快清除口鼻内分泌物，保持呼吸道通畅，预防窒息。

（4）出血量少时，可给予冰敷额部，嘱病人吐出口中分泌物；出血量多时，必要时使用管径较大的吸痰管进行负压吸引。

4. 用药护理

（1）快速静脉输液，并遵医嘱使用抗生素及止血剂，必要时使用镇静剂，必要时输血，及时纠正血容量不足。

（2）有高血压病史的病人遵医嘱应用降压药。

5．注意保暖，尽量避免搬动病人。

6．保持半卧位休息，减轻鼻部胀痛，利于分泌物引流。关注病人卧位，避免下滑致不舒适。

7．配合医生快速行鼻腔、后鼻孔填塞，填塞效果不佳者可急诊行鼻内镜下止血术、血管栓塞或结扎术。

8．鼻腔填塞后的护理措施

（1）观察鼻腔有无活动性出血，如填塞后鼻腔有少量渗血，但量逐渐减少，颜色变淡，表示无继续出血。如鼻腔流出的鲜血增多，或口中吐出较多鲜血，表示鼻腔仍有出血，应立即通知医生，并配合进一步处理。

（2）对于有后鼻孔填塞的病人，要特别注意观察填塞纱球丝线的牢固度，有无松动、折断，嘱病人不要擅自松动固定的丝线。

（3）鼻腔纱条24～48h抽出，一般不超过72h，出血严重者可用碘仿纱条填塞5～7d。

（4）鼻腔填塞后，嘱病人尽量避免打喷嚏，以防填塞物松动或血管破裂发生再出血。

知识链接

避免打喷嚏的方法

➢ 避免刺激鼻部；

➢ 有打喷嚏的意向时，可用舌头抵住上腭部或迅速按住人中穴，一般可以减轻症状；

➢ 遵医嘱应用抗过敏药物预防打喷嚏。

（5）如果因疼痛或鼻腔填塞物影响休息时，可按医嘱使用止痛药物。

（6）按医嘱使用抗生素，防止感染。

（7）保持口腔清洁，进行口腔护理，及时清除口中分泌物，消除口腔异味，保持口腔清洁湿润。

9．**饮食护理**　进食温凉的流质或半流质，少食多餐，增加液体摄入量，多食蔬菜、水果及粗纤维食物，忌辛辣、硬、热等刺激性及活血食物。保持大便通畅，预防便秘，以免用力大便诱发鼻出血；鼓励贫血的病人多食蛋白类以及含铁食物。

10．健康指导

（1）勿将血液、血块吞下，吐出至容器中；有大量出血者解大便后，应告知护士，观察有无黑便；出现鼻腔再次出血、恶心、呕吐时应及时告知护士。

（2）勿低头提重物及剧烈活动。

（3）勿独自离开病房，预防跌倒、坠床。

11. 营造清洁、安静、舒适的环境，避免噪声刺激，病室避光通风，温度适宜。

12. 心理护理 耐心安慰病人，消除恐惧，使其沉着镇静地配合治疗，防止因情绪波动再次出血，同时向家属解释，及时更换污染的衣服、被褥，避免对病人产生不良刺激。

【案例分析】

案例一：男性，65岁，因左鼻腔出血2h急诊入院。在急诊时已行左前鼻孔填塞。家人代诉病人出血前曾与家人吵架，情绪激动，当时出血量不详，既往有高血压病史，不规则用药，血压时高时低，日常血压波动在（130～170）/（80～110）mmHg，平素食欲好，偏爱吃肉，不喜爱吃蔬菜；抽烟史40年，每天大约一包。查体：对答切题，诉头昏、口渴、乏力，可见其面色苍白，左鼻腔有填塞物，无血性液流出，右鼻腔有干血痂，咽后壁无血性液流下；BP 135/85mmHg，P 100次/min。诉无心悸、胸闷不适。急查血常规结果示血红蛋白130g/L，出凝血常规结果正常。

（一）讨论

1. 您认为此病人鼻出血的原因有哪些？

2. 此病人的出血量大概有多少？

3. 如果您是责任护士，对此病人做哪些健康指导？

（二）分析

1. 病人有高血压病史加之情绪激动，动脉压升高可致鼻出血。

2. 病人出血量约为500ml。

3. 结合病人平日生活、饮食习惯，应对病人做以下指导：

（1）饮食中要注意维生素的摄入，多吃蔬菜，均衡饮食，忌辛辣刺激食物，戒烟酒，保持大便通畅。

（2）住院期间至出院后4～6周内避免用力擤鼻、低头提重物、重体力劳动或运动。打喷嚏时张开嘴减小鼻腔压力，避免用含有水杨酸钠的药物。

（3）如病人出院后需继续使用滴鼻药，教会病人正确使用滴鼻药的方法。

（4）告知病人鼻出血要以预防为主，平时不挖鼻，有相关的全身性疾病或鼻部疾病应积极治疗。如：出院后到心血管门诊随诊，坚持按时按量服用降压药物，以控制血压稳定。

（5）鼻腔黏膜干燥时应注意增加液体摄入，增加居住空间湿度，或涂以金霉素眼膏等缓解。

（6）少量出血可自行处理（冰敷额部、棉球按压鼻腔等），如一次出血量较多，应立即到医院就诊。

（7）保持心情舒畅，勿大喜大悲。

案例二： 男性，45 岁，确诊鼻咽未分化非角化性癌 2 年，已完成放射治疗，清晨在家无明显诱因发生鼻腔出血，量较多，于当地医院行左侧后鼻孔填塞后仍有少量渗血，为进一步治疗遂转入上级医院，入院后 1h，病人再次自鼻腔涌出鲜血，病人及家属均情绪激动、紧张。

（一）讨论

1. 作为当班护士，收治此类鼻出血病人，应注意哪些内容？

2. 应该怎样配合医生进行止血抢救？

（二）分析

1. 鼻咽癌放疗后出血的病人，多因大血管被破坏，出血较为凶猛，人力及物品均应充分准备。具体措施如下：

（1）接到收治鼻出血病人的消息后，应先准备急救物品及安排床单位。急救物品包括有效的氧气、负压吸引装置，气管切开、前后鼻孔填塞用物等，床位应尽量安排在离护士站近的地方，便于观察及抢救。

（2）病人到达病房后，应核对病人身份，包括姓名、腕带、病历。向随行的医护人员了解病人的诊断、病情、抢救经过、生命体征、治疗过程、用药及效果、管道情况、检验项目及结果、护理措施皮肤情况及目前病人最需关注的情况，特别注意了解病人入院前的出血量。初步评估病人病情，如生命体征、意识，检查鼻腔填塞物是否固定及全身皮肤情况，特别注意询问病人有无排黑便或血便，如有则提示病人咽下血液量较多，经消化道排出。

2. 鼻腔填塞后病人再次鼻出血，应警惕大血管破裂导致大出血，应立即协助医生床边止血，并根据病情需要进行内镜止血或血管栓塞的准备。具体措施如下：

（1）呼叫医生及上级护士，至床边配合急救。

（2）安抚病人情绪，避免情绪激动进一步引发出血。将家属劝离抢救现场，以免家属情绪不稳定，影响抢救进行。

（3）予平卧位，指导病人头偏向一侧，鼓励其将口中的鲜血吐出（如病人有张口受限，应使用开口器），予负压吸引，将病人口鼻处鲜血、血块吸出，保持气道通畅。视情况做气管切开准备。

（4）使用心电监护仪及指脉氧监测仪，吸氧，监测记录病人生命体征，特别注意血氧饱和度及血压的变化。

（5）快速建立静脉通道，建议建立两条静脉通道，并尽量选择大血管进行穿刺。同时遵医嘱抽取血液检验，一般包括血常规、出凝血常规、肝肾功能、电解质、血型,并进行交叉配血准备。

(6)快速准备鼻腔填塞用物,配合医生行鼻腔填塞。

(7)快速静脉输液,输液原则为先晶体后胶体,并遵医嘱使用抗生素及止血剂(保留用药安瓿),及时关注血常规、出凝血等实验室检查结果,必要时补充电解质及输血,以纠正电解质紊乱及血容量不足。

(8)留置尿管,观察尿量。

(9)观察病人的意识、皮肤情况,注意保暖。

(10)观察止血效果,如无活动性出血,可安抚病人,进行用物的整理及记录。如仍有活动性出血,则应配合医生行进一步的处理。

案例三:男性,17岁,汉族,在读高中生,因渐进性左侧鼻塞、左鼻出血2个月,最近一次出血量多,约200ml。为手术治疗入院,入院诊断:鼻咽纤维血管瘤。入院后予完善常规术前检查,拟择期手术。入院第二天病人解大便后发现鼻腔有鲜血涌出,经床边急救,予前后鼻孔填塞后仍有活动性出血,遂行左侧颈外动脉结扎,现术毕返回病房,鼻腔未见活动性出血,生命体征平稳,急查血常规结果示血红蛋白76g/L,出凝血常规、生化结果正常。

(一)讨论

此病人术后护理要点有哪些?

(二)分析

此病人术后护理措施主要有以下内容:

1.卧床休息,落实预防跌倒及坠床措施。

2.术侧肢体制动6~8h,穿刺点加压包扎24h,以避免术后穿刺口出血或栓子脱落。翻身时注意保持"一字形"翻身,侧卧不宜超过90°。

3.术后按麻醉要求及医嘱结束禁食后,予进食温凉的流质或半流质。

4.48h内注意观察意识及生命体征。

5.观察鼻腔有无活动性出血、肢体活动情况、双足皮温、穿刺部位有无出血、穿刺肢体足背动脉搏动及远端血运情况。常询问病人有无下肢疼痛,若术侧足背动脉搏动较对侧明显减弱和(或)下肢疼痛明显,皮肤发绀,提示有下肢栓塞可能。

6.协助病人床上进食及大小便,保持口腔清洁。

(胡丽茎 成守珍)

第五节 鼻腔及鼻窦异物

【概述】

鼻异物(foreign body in the nose)是指由于各种原因使外来物质进入鼻

腔、鼻窦或内生物质滞留于鼻腔、鼻窦者。鼻腔异物多见于儿童,鼻窦异物则多见于外伤。可分为内源性和外源性两大类。内源性鼻异物有死骨、凝血块、鼻石、痂皮等。外源性鼻异物又可分为生物性和非生物性。生物性中以植物多见,动物罕见。

【病因】

(一)外源性异物

外源性异物可通过前、后鼻孔或外伤而进入鼻腔、鼻窦。

1.自塞入鼻　多见于儿童。常因好奇玩耍,误将细小物品塞入鼻内。

2.爬行入鼻　昆虫和水蛭等爬入鼻内。多见于在热带地区野外露宿者。

3.饮吸入鼻　如在不洁净的水域捧饮生水或洗脸时吸水入鼻,水中生物吸入鼻内。

4.弹射入鼻　工矿爆破、电动刨锯、狩猎玩枪、放烟花爆竹时发生意外,使石块、木片、铁屑、弹片等进入鼻腔、鼻窦。战伤时可发生鼻腔、鼻窦金属异物。

5.呕逆入鼻　呕吐、喷嚏、呛咳时迫使食物、蛲虫等逆行入鼻。

6.误遗于鼻　行鼻部手术后不慎将棉片、纱条、小器械或其断段遗留于鼻腔、鼻窦内,造成医源性异物。

(二)内源性异物

内生于鼻,如鼻石、鼻腔及鼻窦异位牙等属于内生性异物。

【临床表现】

异物的性质、大小、形状、存留部位及时间等不同而症状各异。如异物光滑,刺激性小,早期可无症状。儿童鼻腔异物多为单侧鼻塞、流脓涕或涕中带血,呼出气有臭味。鼻内有水蛭、昆虫、蛲虫等动物性异物时可有虫爬感。鼻腔异物并发鼻窦炎或鼻窦异物并发感染者,可有流脓涕、头晕、头痛、发热、局部肿痛等症状,外伤性异物皮肤表面可见伤口。

【辅助检查】

1.鼻腔检查　吸除分泌物后前鼻镜下可见异物,如异物存留时间过久,肉芽组织形成者,可用探针探查看是否有异物。

2.鼻内镜检查。

3.透光性差的异物、金属异物行 X 线定位检查。

4.较大较深的异物可行 CT 检查。

【治疗原则】

尽快取出异物,严防异物进入喉腔或气管。根据异物种类、性质、大小、形状、所在位置及停留时间,采取不同的取出方式。

（一）局部治疗

1. 病人可配合的情况下，可在无麻醉或表面麻醉下直视方式取出；病人不能配合，或异物较大取出困难者，应在全麻下取出。

2. 经前鼻孔取出困难者，可采取仰卧头低位，将异物推至咽部后再经口取出。

3. 活动的动物性异物，可先滴用 1% 丁卡因少许，待其麻醉后再取出。

4. 对于坚硬而圆滑的异物，切勿以镊子夹取，而应以钝头异物钩经前鼻孔入鼻，自上方轻巧超越异物后再向前钩出（图 2-5）。

5. 无症状的细小金属异物若不在危险部位，不必急于取出，可定期复查。

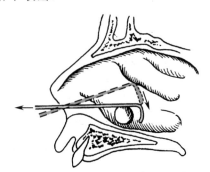

图 2-5 鼻腔圆形异物钩出法

（二）全身治疗

异物取出后，应根据鼻腔或鼻窦是否受损或感染等情况，采用相应的治疗，如减充血剂或抗感染等药物治疗。

【病情观察及记录要点】

1. 观察病人的呼吸、异物有无移位，防止异物进入下呼吸道引起呼吸困难。

2. 观察有无流涕、涕中带血，记录鼻腔分泌物的颜色、性状和量。

3. 观察有无发热、局部红肿等感染症状。

4. 记录病人的自觉症状，如局部疼痛、鼻塞、头晕、头痛等症状。

5. 记录取出异物的性状、大小。

【护理措施】

1. 配合医生取出异物，对于不配合的患儿，抱患儿坐在大腿上，将患儿双腿夹紧，一手固定患儿的上肢和身体，另一手固定患儿的头部（图 2-6）。

2. 避免患儿剧烈哭闹，嘱勿用手挖鼻，头勿过仰，防止异物进入下呼吸道。

3. 需在全麻下进行手术者，按麻醉要求及医嘱予禁食、禁饮，落实术前准备。

4. 手术后勿用力擤鼻、挖鼻。

5. 手术后遵医嘱正确使用抗生素。对开放性外伤的病人，按医嘱注射破伤风抗毒素。

6. 健康指导

（1）指导家长看护，避免小儿将异物塞入鼻内。

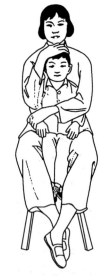

图 2-6 小儿受检时体位

（2）儿童如出现单侧鼻塞、流涕或涕中带血伴有异味者，应警惕鼻腔异物及时就诊。

（3）避免用不洁净的水域喝生水、捧水洗脸。

（4）野外作业时注意自我防护，防止异物入鼻。

【案例分析】

案例：男性，4岁，因家长发现右鼻腔流脓血性分泌物1周，患儿诉右鼻腔疼痛1h急诊就诊。医生予吸除右鼻腔分泌物，发现一颗金属圆形异物。追问患儿诉2周前把一颗金属纽扣电池塞进鼻腔，后不能取出，因害怕父母责备，没有告知父母。

（一）讨论

1. 您认为此病人应做哪些处理？

2. 如果您是值班护士，对此病人做哪些健康指导？

（二）分析

1. 医务人员首先评估病人的配合程度，并向其及家属讲解取出异物的流程与配合要点，取得配合。避免患儿剧烈哭闹，嘱勿用手挖鼻，头勿过仰，防止异物进入下呼吸道。如能配合，在表面麻醉下行异物取出；如不能配合，则需在全麻下取出异物。异物取出后密切观察鼻腔有无出血、疼痛，关注体温、呼吸情况等，遵医嘱进行抗生素药物治疗。

2. 作为值班护士，应对家长进行以下健康指导。

（1）指导家长看护，避免小儿将异物塞入鼻内。

（2）儿童如出现单侧鼻塞、流涕或涕中带血伴有臭味者，应警惕鼻腔异物，及时就诊。

（叶　碧）

第六节　鼻源性并发症病人的护理

一、鼻源性眶内并发症

【概述】

急慢性鼻窦感染引起的鼻源性眶内并发症可发生于任何年龄，但在儿童更多见。一般认为引起眶内并发症最常见的是额窦炎、筛窦炎，其次为上颌窦炎，蝶窦最少。

【病因】

鼻源性眶内并发症的主要原因有：

1. 解剖上，鼻窦与眶相邻，眶内侧与筛窦及蝶窦相邻，上方与额窦相接，下方毗邻上颌窦,且彼此之间相隔的骨板较薄。炎症累及骨壁,骨壁破坏处可被肉芽组织掩盖或有死骨形成,炎症即可经此侵入邻近组织。有时骨壁尚未穿破而仅变色、变薄,炎症也可由此向外扩散。这是一种常见的扩展方式。窦壁遭受外伤(如骨折或贯通伤)后,窦内炎症可通过未愈合的裂缝发生扩散。

2. 经鼻腔、鼻窦与眼眶之间有无静脉瓣的丰富的静脉网。炎症可为经血管的直接传播,也可因毒素使静脉内膜损伤,血液粘着凝成血栓,向血液的顺、逆两方向进展。如血栓感染脱落,形成栓子,可随血流到达远处。此种扩散方式也较常见。

3. 药物治疗不充分,导致病情迁延。

4. 鼻窦手术损伤或创伤累及相关眶壁未及时处理。

5. 机体免疫力降低。

【临床表现】

1. 眶周蜂窝织炎(periorbital cellulitis) 又称隔前蜂窝织炎,是最常见的眶并发症。首发症状是眼睑水肿和轻压痛,因并未累及眶内软组织,无眼球运动受限、眼球突出及移位、视力减退等症状。

2. 眶壁骨膜下脓肿(subperiosteal orbital abscess) 发生在与鼻窦相邻的骨壁。鼻窦炎感染眶骨壁,首先引起骨壁血栓性静脉炎,继而引起骨膜炎和死骨,最后形成骨膜下脓肿。眼球运动和视力在初期不受影响,但随着感染进展,会出现眼球运动受限、视力减退以及球结膜水肿等。前组鼻窦炎引起者还可表现为眼睑充血、肿胀。由蝶窦炎引起者可累及眶上裂及视神经孔,损伤视神经和经过眶上裂的神经血管,出现眶周皮肤感觉障碍,上睑下垂,眼球运动受限,复视甚至失明等症状,称为眶尖综合征(orbital apex syndrome)。眶壁骨膜下脓肿往往有明显的全身感染症状。若治疗不及时,脓肿可穿透骨膜扩散至眶内引起眶内蜂窝织炎,或者向前穿透眶隔膜自眼睑溃破、脓液引流而病情缓解。

3. 眶内蜂窝织炎(orbital cellulitis) 眶内容物出现弥漫性水肿和炎症而无脓肿形成。可有不同程度的眼球运动受限、眼球突出移位、视力受损和球结膜水肿等症状,如果治疗不积极,蜂窝织炎可进一步发展形成眶内脓肿并致盲。

4. 眶内脓肿(orbital abscess) 脓肿的发生可能是眶蜂窝织炎进一步发展的结果,也可能是眶壁骨膜下脓肿的扩散。临床上主要表现为眼球明显突出、眼球运动受限、视力锐减、球结膜水肿、眶深剧痛。此病全身症状较重,可伴有高热和白细胞显著增多。炎症若侵入眼球,则发生全眼球炎,导致视力丧失。

5. 球后视神经炎(retrobulbar optic neuritis) 由于蝶窦和后组筛窦外侧壁

参与构成眶尖内侧壁和视神经管内侧壁,此壁菲薄,蝶窦或后组筛窦的炎性病变或鼻内镜手术损伤累及或压迫视神经,引发视神经水肿,引起急性的球后段或管段的视神经炎。临床表现为视力急剧减退,甚至失明,眼球运动时有牵引痛或眶深部痛。

【辅助检查】

在急慢性鼻窦感染的基础上,依据上述症状和体征,不难作出诊断。为了明确病变部位及其与眼眶和颅脑的解剖关系,需进行鼻窦冠状位及轴位CT扫描,在约80%以上的病例,CT扫描能准确地对眶内并发症进行分类。在区分眶骨膜下脓肿与眶内脓肿时,CT是最佳的检查方法。磁共振成像(MRI)在怀疑存在颅内病变时有重要价值。小儿急性筛窦炎所致的眶内并发症须与急性泪囊炎鉴别。另外,上述眶内并发症可相互转化,应以眼球突出和视力下降的程度作为判断病情轻重的重要依据。

【治疗原则】

鼻源性眶内并发症的治疗原则主要是在控制眶内感染的同时,积极处理鼻窦感染。

1.眶周蜂窝织炎和眶内蜂窝织炎　应用足量抗生素结合鼻窦通气引流一般都可取得明显效果,一旦急性鼻窦炎得到缓解,本并发症则随之消退。极少情况下会出现眼睑脓肿,一旦出现则需切开引流。

2.眶壁骨膜下脓肿　一旦形成即应切开引流,同时加强全身抗感染治疗,手术可采用鼻内镜下眶壁部分切除术开放引流,相对鼻外手术创伤小、安全性高。

3.眶内脓肿　应在施行鼻窦手术的同时,广泛切开眶骨膜,使创口向外暴露便于引流,同时全身抗感染治疗,必要时须请眼科医生协同处理。

4.球后视神经炎　应及早行蝶窦和筛窦开放术,术后不填塞鼻腔,便于引流;重者同时行视神经减压术,手术前后应全身使用抗生素,糖皮质激素和神经营养药物。

【病情观察及记录要点】

1.按护理级别要求及病人实际情况巡视并记录。

2.监测生命体征,关注高热病人的体温、脉搏变化。

3.观察病人的意识、面色及精神状态,有无头痛、呕吐等。

4.观察病人鼻腔及口腔分泌物的性状、颜色和量。

5.评估疼痛情况并记录。

6.眼部症状的观察,包括瞳孔直径及对光反射、眼球突出度、眼球活动、视力、复视、眼睑肿胀、眶周瘀斑等。

知识链接

眼球位置及运动检查

➢ 观察两眼位置是否相同,有无眼球震颤和斜视。

➢ 眼球大小有无异常,有无突出或内陷。

➢ 使用 Hertel 突眼计检测眼球突出度(正常平均值为 12～14mm,两眼差不超过 2mm)。

➢ 检查眼球运动时,嘱病人向左、向右、向上、向下及右上、右下、左上、左下八个方向注视,以了解眼球向各方向转动有无障碍。

【护理措施】

1. 眼部护理

(1)眼球突出、眼睑闭合不全的病人,予抗生素眼药水滴眼或眼膏涂眼,再以眼垫遮盖,保持眼部湿润,防止角膜炎症。

(2)嘱病人勿用力揉擦眼部,有分泌物时宜用棉签从下眼睑往上轻轻拭去。

(3)避免外力碰撞眼部,外出检查时可佩戴眼镜保护。

2. 予抬高床头卧位休息,利于引流,减轻肿胀和疼痛。

3. 疼痛护理,根据疼痛评估结果进行干预,必要时使用镇痛药物。

4. 高热量、高蛋白、高维生素饮食,多饮水,鼓励多进食蔬菜和水果。

5. 根据病情及生活自理能力评估结果实施生活护理。

6. 有复视、视力下降或失明者,评估其跌倒、坠床的风险,落实安全防护,预防坠床、跌倒及外伤的发生。

7. 遵医嘱使用抗生素、糖皮质激素、神经营养等药物治疗,关注药物不良反应。

8. 心理护理 大多数病人因眼部肿胀、疼痛、视力下降产生恐惧、焦虑心理,情绪低落、烦躁易怒、失眠。可通过讲解疾病的治疗、预后等,提高病人对疾病的认知程度,针对性的给予心理支持,缓解不良情绪。

【案例分析】

案例一:男性,28 岁,因右眼视力下降、右眼胀痛伴头痛一月余入院。既往有慢性鼻窦炎病史。MR 检查示:右侧眼睑明显肿胀,病变包绕右侧视神经,考虑感染;右侧上颌窦及双侧筛窦、蝶窦、额窦黏膜增厚。入院时 T 38℃,P 99 次/min,BP 126/70mmHg。右眼球突出、眼周明显肿胀、球结膜轻度水肿,眼睑闭合不全,眼球活动障碍。其主诉右眼胀痛,右眼视力无光感。入院后完善检查并积极进行手术准备,在全麻下经鼻内镜行右侧鼻窦开放 + 右眼眶减压术。术后给予抗生素、糖皮质激素、神经营养药物治疗。

（一）讨论

1. 该病人的医疗诊断可能是什么？

2. 该病人的病情观察要点有哪些？

（二）分析

1. 结合病史及影像学检查该病人诊断可能是慢性鼻窦炎伴右侧眶内感染。

2. 该病人的病情观察要点包括如下内容。监测生命体征，关注高热病人的体温、脉搏变化。观察病人的意识、面色及精神状态，有无头痛、呕吐等。观察病人鼻腔及口腔分泌物的性状、颜色和量。评估疼痛程度并记录。动态观察瞳孔直径及对光反射、眼球突出度、眼球活动、视力、复视、眼睑肿胀、眶周瘀斑等。观察用药效果及副作用。

案例二：女性，18 岁，因慢性鼻窦炎、鼻息肉行鼻窦开放术，术后出现双眼周青紫、左眼失明、右眼视物不清伴眼痛。体查：病人不愿说话，表情呆滞，对答切题，双眼周青紫，双眼睑稍肿胀、可闭合，眼球活动正常，双侧瞳孔直径约 6mm，左眼直接、间接对光反射消失，右眼直接对光反射微弱，间接对光反射消失，左眼无光感，右眼视力 0.06。急诊 CT 和 MR 提示：双侧筛窦外侧壁后部部分缺如，软组织向外突出，视神经管受压。

（一）讨论

1. 该病人的护理要点有哪些？

2. 如果您是责任护士，将如何进行心理护理？

（二）分析

1. 该病人的护理要点 监测生命体征，关注高热病人的体温、脉搏变化。观察病人的意识、面色及精神状态，有无头痛、呕吐，鼻腔及口腔分泌物的性状、颜色和量。观察瞳孔直径及对光反射、眼球活动、视力的变化，关注眼睑肿胀、眶周瘀斑的消退情况。

根据病情及生活自理能力评估结果实施生活护理。指导进食高热量、高蛋白、高维生素饮食，多饮水，鼓励多进食蔬菜和水果。予病人抬高床头卧位休息，利于引流，减轻肿胀和疼痛。嘱病人勿用力揉擦眼部，有分泌物时宜用棉签从下眼睑往上轻轻拭去。避免外力碰撞眼部，外出检查时可佩戴眼镜保护。评估其跌倒、坠床的风险，落实安全防护，预防坠床、跌倒及外伤的发生。若有疼痛，应根据疼痛评估结果进行干预，必要时使用镇痛药物。遵医嘱使用抗生素、糖皮质激素、神经营养等药物治疗，关注药物不良反应。

2. 病人表情呆滞、不愿说话，医护人员可主动关心，鼓励其说出身体不适，耐心倾听。在治疗前给予肯定和鼓励，帮助病人树立信心，以取得其配合，把心理护理融合到日常治疗和护理中。予安静、舒适、光线柔和的房间，保证充足的休息。

（刘引弟）

二、鼻源性颅内并发症

【概述】

鼻源性颅内并发症并不多见。但当机体免疫力降低，感染鼻窦的微生物通过解剖途径累及颅内，或鼻腔与鼻窦外伤、手术损伤、异物损伤累及颅内时，鼻源性颅内并发症便可能发生。鼻腔、鼻窦与颅底解剖关系密切，是发生鼻源性颅内并发症的基础：鼻腔顶壁（筛板）、筛窦顶壁和额窦后壁均为前颅底骨壁结构，这些结构有缺损时，致使鼻腔和鼻窦黏膜与硬脑膜相贴或相通；额窦黏膜静脉与硬脑膜和蛛网膜的静脉相通，额骨板障静脉汇入上矢状窦，蝶骨板障静脉汇入海绵窦；嗅神经鞘膜是硬脑膜的延续，鞘膜下间隙与硬脑膜下间隙存在潜在交通。因此，鼻腔和鼻窦感染可经上述解剖途径进入颅内。

鼻源性颅内并发症可分为：硬脑膜外脓肿、硬脑膜下脓肿、化脓性脑膜炎、脑脓肿、海绵窦血栓性静脉炎。

【临床表现】

1. 硬脑膜外脓肿（epidural abscess） 常继发于急性额窦炎和额骨骨髓炎，局限于颅骨与硬脑膜之间。除原发病灶症状外，表现为发热、头痛，卧位时头痛加剧，脓肿增大可引起呕吐、脉缓等颅内压增高症状。若由额骨骨髓炎引起者，前额部出现波特隆起（Pott puffy tumour）。脑脊液检查一般正常或仅有反应性蛋白增多。

2. 硬脑膜下脓肿（subdural abscess） 为硬脑膜下腔弥漫性或包裹性积脓。常合并有化脓性脑膜炎或其他颅内感染。表现为头痛、发热和颅内压增高症状，腰椎穿刺可见颅内压增高及脑脊液细胞数、蛋白量增多。因缺乏特异性症状，所以需要借助 CT 扫描或 MRI 确诊。

3. 化脓性脑膜炎（purulent meningitis） 多继发于筛窦和蝶窦感染或颅内其他脓肿的扩散。临床表现初起为头痛、发热、癫痫等，进一步发展会出现嗜睡、躁狂或昏迷症状。腰椎穿刺可发现脑脊液淋巴细胞增多、蛋白含量增加、葡萄糖含量减低及致病菌。若因鼻颅联合外伤、鼻部手术损伤颅前窝底或在感冒时游泳引起者，一般发病较急。

4. 脑脓肿（brain abscess） 以额窦炎引起的额叶脑脓肿较多见，蝶窦炎引起的少见。临床表现为头痛、呕吐、视神经乳头水肿和视神经萎缩。因额叶为大脑静区，定位性体征常不明显，可能仅伴有性格改变或后天获得性复杂动作障碍。脓肿位于左侧额叶前部累及额叶小脑束时，可出现小脑症状，如眩晕、运动失调、轮替运动不能、自发眼震及对侧迷路冷热试验反应增强等。脓肿位于额叶后段影响前中央回时，则出现对侧肢体抽搐或瘫痪。CT 扫描对诊断有重要价值，表现为额叶有周围密度较高的低密度团块。为了避免大脑幕疝形成,当怀疑有脑脓肿时应避免腰椎穿刺。

5. 海绵窦血栓性静脉炎(cavemous sinus thrombosis,CST)　海绵窦血栓的感染通常为筛窦和蝶窦的病变所致。感染扩散的机制为鼻窦感染的直接扩散或者沿眼静脉的逆行性血栓性静脉炎。感染性血栓性静脉炎可经由海绵窦交叉扩散至对侧,也可扩散至硬脑膜窦。CST 的一些早期症状和体征有发热、头痛、畏光、复视和眶周水肿。进一步发展可产生如眼睑下垂、眼球突出、球结膜水肿、眼球麻痹及视力减退等典型表现。在炎症过程中,行经海绵窦的Ⅱ～Ⅵ脑神经通常都会受到影响。如果血栓性静脉炎扩散至硬脑膜窦和大脑皮质静脉,可导致脑膜炎、多发性脑栓塞及脑脓肿。

【辅助检查】

鼻窦炎颅内并发症病人除鼻窦炎临床表现外,还有上述颅内感染症状和相应的神经体征。如果怀疑颅内并发症应尽早、及时地进行影像学检查,MRI较 CT 敏感。脑脊液检查可有生化指标改变,部分可检测到致病菌,但对于大多数颅内并发症的病人,腰穿造成脑疝的风险性要大于其诊断价值。在腰穿前必须进行影像学检查,评估腰穿的必要性。

【治疗原则】

足量使用广谱抗生素,尤其要选用能穿透血脑屏障的抗生素。可取鼻腔或鼻窦脓性分泌物进行细菌培养和药物敏感试验,如行病变组织切除或穿刺,可直接进行细菌培养。

1. 对于硬膜外脓肿,术中应去除坏死的窦壁至正常范围,广泛暴露硬脑膜,使脓肿获得充分引流。

2. 硬膜下脓肿可用钝性钻孔引流。发生于额窦者也可经鼻外额窦手术路径,切除额窦后壁,广泛切开硬脑膜,引流脓液。

3. 对于单纯的化脓性脑膜炎,主要是药物治疗和病变鼻窦的引流。必要时可施行腰穿,放出适量脑脊液以降低颅内压。

4. 脑脓肿以穿刺引流或开颅切除为主。近来更倾向于反复抽吸,因其创伤小且远期后遗症少。开颅切除术适用于脓肿体积大、包裹好且未累及皮层主要部位的,或抽吸治疗失败的病人。

5. 对于海绵窦血栓性静脉炎,应手术彻底清除受累鼻窦的病灶,充分引流,同时静脉内应用足量抗生素。对于抗凝剂的使用目前仍存在争议,早期使用可能有助于防止血栓扩散、减少死亡率与致残率,但存在潜在出血的危险。

【病情观察及记录要点】

1. 病情不稳定者,至少每 15～30min 巡视 1 次,病情稳定后按护理级别要求及病人实际情况巡视并记录。

2. 密切观察病人生命体征变化、意识、瞳孔。注意有无畏寒、高热、眩晕、抽搐、瘫痪，有无烦躁不安、表情淡漠、嗜睡、昏迷等意识障碍表现；双侧瞳孔是否等大等圆，对光反射是否灵敏，如出现一侧瞳孔散大、对光反射迟钝或消失，提示脑疝的可能。

3. 观察病人有无运动失调、畏光、复视、眶周水肿、眼睑下垂、眼球突出、球结膜水肿及视力减退等脑脓肿、海绵窦血栓性静脉炎的表现。

4. 观察鼻腔分泌物的颜色、性状及量，有无血性分泌物自咽部留下。

5. 观察病人头痛部位、体位、程度、持续时间，评估病人的耐受程度。观察有无出现剧烈头痛、喷射性呕吐、血压升高、颈项强直等症状。

6. 准确记录出入量，观察有无水和电解质平衡紊乱。

7. 观察颜面部外观有无异常，如额部隆起。

8. 手术后，若有表面切口，应观察并记录敷料表面是否见有渗血、渗液及渗出量，手术切口有无红肿、疼痛。

9. 各种引流管固定情况，引流是否通畅，引流液的性状、颜色和量。

10. 记录特殊用药、治疗措施和特殊护理措施，观察效果。

11. 卧床者观察全身皮肤完整性。使用保护性约束者需签署知情告知书。

【护理措施】

1. 将病人安置在监护病房或近护理站的病床，以便于抢救和观察。

2. 准备抢救药品及器材，如吸氧、吸痰、气管插管等用物。

3. 予抬高床头卧位休息，尽量减少下床活动。保持病室安静，光线柔和，空气流通。

4. 建立有效静脉通道，遵医嘱正确用药，如抗生素、脱水剂等。注意观察药物疗效及副作用。

5. 配合完成各项常规检查和专科检查，落实备皮、配血、药物试敏等急诊手术前准备。行钻颅术者，需剃光头。

6. 诊断不明时忌用镇静剂、镇痛剂，禁用阿托品等散瞳或缩瞳药物，以免影响对瞳孔的观察，掩盖病情。诊断明确的病人，如烦躁不安者，可遵医嘱给予镇静剂。

7. 给予清淡、低盐、高热量、高蛋白和富含维生素的流质或半流质饮食。便秘者给予缓泻剂，避免用力排便导致血压升高、颅内压升高。指导病人饮食中增加纤维素摄入，补充适量的水分。

8. 根据病人生活自理能力，协助完成生活护理，满足病人卧床期间基本生活需求。及时进行压疮、跌倒、坠床等风险评估，落实各项安全措施。躁动、意识障碍、眩晕的病人，可采用保护性约束或加床栏防止坠床。二便失禁者应保持病床干燥，及时更换床单，防止压疮发生。

9. 评估病人心理状况，及时给予心理疏导，向病人或家属介绍术前准备的目的和手术的意义,减轻思想顾虑,配合治疗和护理。

10. 病人和家属健康教育

(1)积极治疗原发病。

(2)加强营养,进食高蛋白、高热量、富含维生素和纤维素的食物。

(3)劳逸结合,适当运动,增强机体抵抗力,预防上呼吸道感染。

(4)避免用力擤鼻、咳嗽、打喷嚏及低头取重物,保持大便通畅,预防便秘。

【案例分析】

案例:病人,女,9岁,因发热伴有头痛7d入院。反复发热、剧烈头痛、恶心、呕吐,伴有右鼻流清亮液体两年余,无眩晕、咳嗽、抽搐、眶周肿胀、肢体活动障碍等。查体:嗜睡,体温39.5℃,脉搏103次/min,呼吸23次/min,血压130/70mmHg,Kernig征阳性。头颅MRI检查(1.5T)示:前颅窝底见液性信号,不除外漏口。腰椎穿刺脑脊液检查示:脑脊液呈毛玻璃样混浊,颅内压(初压)165mmH$_2$O,潘氏试验(+),细胞数2 000×10^6/L,中性粒细胞0.80,中小淋巴细胞0.12,单核及激活单核细胞0.08,葡萄糖2.79mmol/L,氯化物118mmol/L,单纯疱疹病毒抗体IgM(+)、IgG(−),总蛋白1 220mg/L,一般细菌涂片、真菌涂片及浓缩集菌抗酸杆菌检测均(−)。诊断:化脓性脑膜炎,现办理入院。

(一)讨论

该病人的病情观察要点有哪些?

(二)分析

该病人的病情观察要点包括以下内容:

1. 密切观察病人生命体征变化、意识、瞳孔。关注病人高热时有无畏寒、抽搐。观察病人有无眩晕、瘫痪,嗜睡有无改善;双侧瞳孔是否等大等圆,对光反射是否灵敏,如出现一侧瞳孔散大、对光反射迟钝或消失,提示脑疝的可能。

2. 观察病人有无运动失调、畏光、复视、眶周水肿、眼睑下垂、眼球突出、球结膜水肿及视力减退。

3. 观察鼻腔分泌物的颜色、性状及量,有无分泌物自咽部留下。

4. 评估病人头痛部位、体位、程度、持续时间及耐受程度,有无伴随喷射性呕吐、血压升高、颈项强直等症状。

5. 准确记录出入量,观察有无水和电解质平衡紊乱。

6. 记录用药、治疗措施和特殊护理措施,观察效果。

7. 观察全身皮肤完整性。

(刘引弟 陈婉东)

第三章　咽喉专科急症护理

第一节　咽喉专科急症病人的特点

【概述】

咽（pharynx）是呼吸道和消化道上端的共同通道，为呼吸系统与消化系统的通道，其主要功能包括吞咽、呼吸、防御、调整中耳压力和语言形成等。喉（larynx）是呼吸道的门户，也是发声器官。如果咽喉部通道发生狭窄或阻塞可导致呼吸困难和吞咽困难，严重者可导致窒息，需要临床护理人员熟练掌握各相关急救技能，方可与医生有效配合，挽救病人生命。

【临床表现】

咽喉专科急症病人常见的症状主要有以下几项：

1. 咽痛　为咽部疾患中最为常见的症状之一，临床上可见自发性咽痛和激发性咽痛，前者在咽部无任何动作的平静状态下出现，常局限于咽部某一部分，多由咽部疾病所引起；后者由咽部各种活动如吞咽、进食或压舌板等器械的刺激所引起。咽部急、慢性炎症，咽部创伤、溃疡、异物、特异性感染、恶性肿瘤、茎突过长，以及某些全身性病变（白血病）等，均有不同程度的咽痛，但剧烈疼痛多见于急性炎症、咽间隙感染和下咽癌，疼痛可放射至耳部。

2. 吞咽困难　病人难以吞咽饮食的一种症状，其程度视病变的性质和轻重而异。轻者仅吞咽不畅，常需用汤水才能咽下；重者则滴水难进，口涎外流。引起吞咽困难的原因大致分为 3 类：

（1）功能障碍性：凡导致咽痛的疾病，一般都伴有不同程度的吞咽困难，咽痛愈烈，吞咽困难愈严重。

（2）梗阻性：咽部或食管狭窄、肿瘤或异物，妨碍食物下行，尤以固体食物难以咽下，流质饮食尚能通过。

（3）瘫痪性：因中枢性病变或周围性神经炎所致咽肌麻痹，引起吞咽困难，进液体时更为明显。

3. 声音嘶哑　是喉部疾病最常见的症状，表示病变已累及声带。声嘶的程度各异,轻者为声音稍有变粗,音调变低,重者明显声音嘶哑,甚至完全失声。

4.吸气性呼吸困难 主要表现为吸气时间延长,由于吸气时空气不易进入肺内,此时胸腔负压增加,出现胸廓周围软组织凹陷,如胸骨上窝、锁骨上窝,剑突下出现凹陷,临床上称之为三凹征,严重者肋间隙也可发生凹陷。

【病情观察要点】

1.根据病人实际情况及护理级别要求巡视病人。

2.观察病人的意识状态、生命体征(尤其是呼吸情况)、血氧饱和度、声嘶、咳嗽及疼痛情况,口腔分泌物的颜色、性状和量。必要时给予床边心电监护、吸氧及血氧饱和度监测,行血气分析检查。

3.观察是否存在呼吸困难的症状,如胸骨上窝、锁骨上窝、剑突下以及肋间隙等有无吸气性软组织凹陷,有无吸气性喉喘鸣音,口唇及甲床是否发绀等。

4.观察有无吞咽困难。

5.合并颈周肿胀者,应每班定点测量颈围,以观察病情的进展。

6.急性扁桃体炎者观察咽部是否有脓肿形成,有无咽痛加剧、语言含糊、张口受限,有无咽部充血、膨隆。

【病房管理】

1.在病房管理上必须落实急救物品的准备,例如急诊收治病人床边准备吸氧、吸痰设备,必要时备气管切开及气管插管物品。

2.病房应准备"气管切开用物箱"(图3-1)、局麻药物(盐酸利多卡因等)、常用止血药物、冰块、冷藏外用生理盐水等,各种物品分类、有序放置、定期检查、整理,确保可随时取用。

3.准备各种材质、类型、型号气管套管(表3-1)及气管插管(表3-2)。

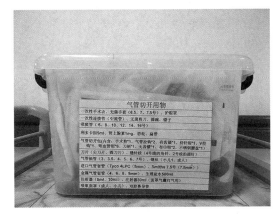

图3-1 气管切开用物箱

4.根据气管套管型号大小,配备各种型号吸痰管。经小儿气管套管吸痰,若无合适大小的吸痰管,可用小号胃管(最小为 5 号)替代,内径 3.5mm 和 4mm 的金属气管套管吸痰可先取出内套管再进行吸痰。

5.需要使用呼吸机或有咽喉部出血的病人应准备带气囊的气管套管;行 CT/MR 检查的病人应准备塑料气管套管。

表 3-1　气管套管选用表

年龄	1～5个月	6～12个月	2岁	3～5岁	6～12岁	13～18岁	成年女子	成年男子
外套管内径/mm	4.0	4.5	5	6	7	8	9	10

表 3-2　气管插管选用表

年龄	新生儿	1岁	2岁	儿童	成年女子	成年男子
内径/mm	3.5	4	4.5	年龄/4+4	7.5	8
插管深度	8～9cm	12cm	年龄/2+12cm		22～24cm	

（吴洁丽）

第二节　咽部急性炎症病人的护理

一、急性扁桃体炎

【概述】

急性扁桃体炎（acute tonsillitis）为腭扁桃体的急性非特异性炎症，常伴有程度不等的咽黏膜和淋巴组织炎症，是耳鼻咽喉头颈外科常见病。本病多见于10～30岁的青少年，50岁以上、3～4岁以下病人少见。在季节更替、气温变化时容易发病。

【病因】

乙型溶血性链球菌是主要的致病菌。少数病例可由葡萄球菌、肺炎球菌或流感嗜血杆菌引起。此外，腺病毒、鼻病毒或单纯性疱疹病毒等也可引起本病。细菌和病毒混合感染者亦较多见。近年来，还发现有厌氧菌感染病例。

某些病原体会滞留在正常人的咽部扁桃体隐窝内，在机体防御能力正常时并不致病。然而，当人体抵抗力降低时，病原体则可大量繁殖，毒素破坏隐窝上皮，细菌侵入扁桃体实质而导致炎症。受凉、潮湿、过度劳累、烟酒过度、有害气体刺激、上呼吸道有慢性病灶存在等均可成为诱因。

急性扁桃体炎的病原体可通过飞沫、食物或直接接触而传染，故有传染性。

【临床表现】

急性扁桃体炎在病理形态学上可以分为三类：急性卡他性扁桃体炎、急性滤泡性扁桃体炎、急性隐窝性扁桃体炎。临床上则将急性扁桃体炎分为两类，即急性卡他性扁桃体炎和急性化脓性扁桃体炎。

1. 咽痛，为急性扁桃体炎的主要症状。初起多为一侧咽痛，继而可发展至对侧。吞咽或咳嗽时咽痛加重。疼痛较剧者可致吞咽困难,也可引起耳部放射痛,这是由于迷走神经耳支或舌咽神经鼓室支反射引起。

2. 畏寒、高热,一般持续 3～5d；小儿病人可因高热而引起抽搐、呕吐及昏睡。

3. 病人呈急性病容,面色潮红、不愿说话或畏痛而惧怕做吞咽动作,可伴有头痛、食欲下降、疲乏无力,腰背及四肢酸痛。口臭,伸舌时可见舌苔。

4. 言语含糊不清,为软腭运动障碍引起。

5. 当炎症向鼻咽部发展,波及咽鼓管,则可出现耳闷、耳鸣及耳痛症状,有时还会引起听力下降。

6. 局部检查可见咽部黏膜弥漫性充血,以扁桃体及双侧腭弓最为明显,腭扁桃体肿大。急性化脓性扁桃体炎时在其表面可见黄白色脓点或在隐窝口处有黄白色或灰白色点状豆渣样渗出物,可连成一片形似假膜,不超出扁桃体范围,易拭去但不遗留出血创面。

7. 双侧下颌角淋巴结肿大,且有明显压痛。有时因疼痛而感到转头不便。

8. 局部并发症较容易引起,为急性炎症直接侵犯邻近组织所致。常见所致并发症包括扁桃体周蜂窝织炎、扁桃体周脓肿、咽旁脓肿,也可并发急性中耳炎、急性鼻炎及鼻窦炎、急性淋巴结炎等。

9. 全身并发症　很少数的情况下,急性扁桃体炎还可引起身体其他系统的疾病。一般认为,全身并发症的发生与各个靶器官对链球菌所产生的Ⅲ型变态反应有关。也就是说,迟发型的抗原 - 抗体反应可以引起后链球菌疾病,可累及肾脏、大关节或心脏,引起急性肾小球肾炎、急性风湿热、风湿性心内膜炎。

【辅助检查】

实验室检查显示白细胞增多,红细胞沉降率(ESR)和 C 反应蛋白(CRP)增高。

【治疗原则】

1. 一般疗法　卧床休息,进流质饮食及多饮水,加强营养及疏通大便,咽痛剧烈或高热时,可口服解热镇痛药。因本病具有传染性,病人要适当隔离。

2. 抗生素应用　为主要治疗方法。首选青霉素类,根据病情轻重,决定给药途径。若治疗 2～3d 病情无好转,应分析原因,改用其他种类抗生素,如有条件可在确定致病菌后,根据药敏试验选用抗生素,可酌情使用糖皮质激素。

3. 局部治疗　常用复方硼砂溶液、复方氯乙定含漱液、西吡氯铵含漱液或1:5 000呋喃西林液含漱。

4. 中医中药　据中医理论,本病系内有痰热,外感风、火,应疏风清热,消肿解毒。

【病情观察及记录要点】

1. 按护理级别要求及病人实际情况巡视并记录。

2. 监测生命体征,关注体温、呼吸的变化。

3. 观察扁桃体局部的变化并记录,关注表面有无脓点或假膜等。

4. 评估病人疼痛的程度,记录疼痛的部位及变化,关注进食情况。

5. 观察口腔分泌物的颜色、性状及量。

6. 观察有无语言含糊、张口受限、软腭及腭舌弓红肿膨隆、悬雍垂偏向对侧等扁桃体周围脓肿表现。

7. 观察病人尿液颜色及性状的变化,如发现尿液泡沫较多,应及时取样送检。

【护理措施】

1. 接诊病人前妥善准备床单位,选择室内空气流通的病房安置,必要时准备气管切开的物品。勿与大手术后、抵抗力差的病人同处一室,减少探视。

2. 发热护理 持续高热病人给予物理降温,如乙醇擦浴及温水擦浴,必要时遵医嘱给予药物降温。

3. 疼痛护理 疼痛时可口含冰块或冰敷颈部。指导病人少说话,建议病人采取听音乐、看电影等方式尽量分散注意力以缓解疼痛。夜间疼痛难忍,可遵医嘱使用止痛药。

4. 饮食护理 给予清淡、易消化软食或半流质、流质,少量多餐,多饮水,加强营养,禁烟酒及刺激性食物。进食前后漱口,保持口腔清洁。

5. 休息与活动 保证充足的休息,避免过度劳累。

6. 用药护理 遵医嘱准确用药、完成药物皮肤敏感试验,并观察治疗效果及副作用。吞咽困难者,加强静脉营养治疗。

7. 健康指导

(1) 锻炼身体,提高机体抵抗力。

(2) 养成良好生活习惯,睡眠充足,劳逸结合,避免过度劳累。

(3) 注意口腔卫生,常漱口。

(4) 戒除烟酒,少食辛辣、刺激性食物。

(5) 对频繁发作,即每年有 5 次或以上的急性发作,或连续 3 年平均每年有 3 次或以上发作的急性扁桃体炎或有并发症者,建议在急性炎症消退 2～3 周后行扁桃体摘除手术。

【案例分析】

案例:女性,38 岁,咽部干燥、疼痛 3d,吞咽时加重。3d 前,因受凉后出现咽部干燥、疼痛症状,吞咽时加重。今来医院,以"急性化脓性扁桃炎"收入院。病人精神尚可,食欲缺乏,疼痛难忍,为了避免疼痛不愿进食,反复要求冰敷缓解疼痛。体重无明显改变，二便正常。T 38.9℃，P 83 次 /min，R 21 次 /min，BP 128/78mmHg。

（一）讨论

如果您是责任护士，对此病人做哪些健康指导？

（二）分析

1. 指导病人尽量少说话，进食前后漱口，建议病人采取听音乐等方式尽量分散注意力以缓解疼痛。

2. 鼓励进食温度适宜的清淡、易消化软食或半流质、流质饮食，少量多餐，多饮水，加强营养。禁烟酒及刺激性食物。

3. 注意观察冰敷处皮肤，预防冻伤。

4. 养成良好生活习惯，睡眠充足，劳逸结合，根据气候变化及时增减衣物，防止受凉及劳累过度。

（黄佳瑜）

二、扁桃体周围脓肿

【概述】

扁桃体周围脓肿（peritonsillar abscess）为扁桃体周围隙内的化脓性炎症，早期发生蜂窝织炎（称为扁桃体周围炎）继之形成脓肿。好发于青壮年，多见于夏秋两季。

【病因】

大多继发于急性扁桃体炎，尤其多见于慢性扁桃体炎屡次急性发作者。由于扁桃体隐窝，特别是扁桃体上隐窝被堵塞，引流不畅，其中的细菌或炎性产物破坏上皮组织，向隐窝深部发展，穿透扁桃体包膜，进入扁桃体周围间隙所致。

常见的致病菌有金黄色葡萄球菌、乙型溶血性链球菌、甲型草绿色链球菌和厌氧杆菌等。

按其发生的部位，临床上可分为两种。前上型：脓肿位于扁桃体上极与腭舌弓之间，此型最常见；后上型：位于扁桃体与腭咽弓之间，较少见。

【临床表现】

发热，急性扁桃体炎发病 3～4d 后，发热仍持续或又加重。咽痛加剧，吞咽时尤甚，致不敢吞咽，疼痛常向同侧耳部或牙齿放射。病人呈急性病容，表情痛苦，头倾向患侧，有唾液垂滴，语言含糊不清，似口中含物，饮水自鼻腔反流。重症者因翼内肌受累而有张口困难。因患侧颈部疼痛，病人以手托患侧颈部减轻疼痛。同侧下颌角淋巴结常肿大。

【辅助检查】

1. B超检查　有助于鉴别扁桃体周围炎和扁桃体周围脓肿,且能对脓肿定位,准确地引导穿刺和引流,还可以作为治疗后病情的监测。

2. 诊断性穿刺　扁桃体周围隆起处穿刺抽脓可明确诊断。

【治疗原则】

1. 脓肿形成前的处理　按急诊扁桃体炎处理,给予足量的抗生素控制炎症,首选青霉素或头孢菌素类抗生素,并给予解热止痛等对症治疗。如果局部水肿严重,在有效抗感染的基础上加用适量的糖皮质激素。同时注意休息,保持口腔卫生。

2. 脓肿形成后的处理　脓肿形成后必须要局部穿刺抽脓或切开排脓。

(1)穿刺抽脓:可明确脓肿是否形成及脓肿部位。表面麻醉后,用16~28号粗针头于脓肿最隆起处刺入。穿刺时,应注意方位,不可刺入太深,以免误伤咽旁隙内的大血管。针进入脓腔即有脓液抽出。

(2)切开排脓:在脓肿最隆起处切开排脓。

(3)扁桃体切除术:因本病易复发,故应在炎症消退二周后行扁桃体切除术。有人主张穿刺确诊后,在抗生素治疗的保护下,行脓肿扁桃体切除术,其优点为排脓通畅,恢复快,能一次治愈本病。

【病情观察及记录要点】

1. 按护理级别要求及病人实际情况巡视并记录。

2. 密切监测生命体征,关注体温、呼吸的变化。

3. 观察扁桃体局部的变化并记录,关注软腭及腭舌弓红肿膨隆的情况、扁桃体表面有无脓点或白膜等。

4. 观察病人疼痛的程度,记录疼痛的部位及变化,关注进食情况、颈部活动情况,有无语言含糊、张口受限等。

5. 观察口腔分泌物的颜色、性状及量。

6. 应动态观察病人尿液,如发现尿液泡沫较多,应及时取样送检。

【护理措施】

1. 一般护理

(1)床单位准备负压吸引物品,必要时准备气管切开的物品。

(2)保持呼吸道通畅,及时清除口腔内的分泌物,嘱意识清楚者吐出分泌物,防止脓肿破溃呛入呼吸道引起窒息。

(3)应用药物或注意力转移法缓解疼痛。

(4)高热病人给予有效的降温措施,遵医嘱准确使用药物。

(5)给予清淡半流质或流质饮食,少量多餐,加强营养,禁烟酒及刺激性食物。

（6）保持口腔清洁，进食前后用漱口水含漱。

（7）进行心理护理，解除病人对疾病的顾虑。

2．穿刺抽脓或切开排脓术前后护理

（1）术前及检查前向病人说明目的、方法及配合事项，并准备负压吸引设备。

（2）术后卧床休息。

（3）进食温凉的流质或半流质食物。

3．出院指导病人加强锻炼，提高机体抵抗力，防止上呼吸道感染。扁桃体炎发作时积极治疗。

【案例分析】

案例：女性，49 岁，因咽痛 5d，无法进食伴发热、畏寒急诊入院，入院时诉咽部疼痛难忍，向双耳侧放射。言语含糊不清，平卧时感觉呼吸略有困难。T 38.9℃，P 104 次 /min，R 24 次 /min，BP 132/91mmHg。查体：扁桃体Ⅱ度肿大，双咽腭弓充血，右扁桃体周围明显充血肿胀，局部隆起，腭垂被推向左侧，双下颌角可触及肿大淋巴结。实验室检查：血常规示白细胞 12.9×10^9/L，中性粒细胞比例 0.92。

（一）讨论

如果你是责任护士，此病人主要的护理措施有哪些？

（二）分析

此病人主要的护理措施如下：

（1）严密观察呼吸和血氧饱和度情况，予半卧位，床边准备光源、吸引器、氧气、压舌板、血氧仪、气管切开包等物品。

（2）给予物理降温，遵医嘱使用抗生素治疗，控制炎症。

（3）耐心向病人解释穿刺抽脓的治疗方法以及疾病的预后，使其更好地配合，缓解紧张的情绪。

（4）指导病人进食冷流质，缓解疼痛。若无法进食，应及时静脉输液。

（5）指导漱口液漱口，保持口腔清洁。

（黄佳瑜）

三、咽后脓肿及咽旁脓肿

【概述】

咽后脓肿（retropharyngeal abscess）为咽后隙的化脓性炎症，因其发病机制不同，分为急性与慢性两型。急性型较为常见，为咽后淋巴结继性化脓所致，多发生于 3 个月至 3 岁的婴幼儿。冬、春两季多见。慢性型多见于成人，因颈椎结核引起。本书主要介绍急性型。

咽旁脓肿（parapharyngeal abscess）为咽旁隙的化脓性炎症，早期为蜂窝织炎，随后发展而形成脓肿。致病菌与急性扁桃体炎、咽后脓肿相似，多为邻近器官或组织化脓性炎症的扩散。

【病因】

1．咽部异物及外伤　常因口含硬物时刺伤，进食时被鱼骨、鸡骨等刺伤或异物存留引起咽后脓肿。气管插管、内镜检查时擦伤、烫伤、颈部切割伤等均可直接引起。邻近器官创伤或手术感染，如扁桃体、口底、颈侧感染，也可间接引起。

2．咽后淋巴结急性感染　为3岁以内婴幼儿咽后脓肿常见的病因。口咽、鼻咽、鼻腔、咽鼓管等部位淋巴结均汇入咽后淋巴结，故患上呼吸道感染、流行性感冒、麻疹、猩红热、白喉、肺炎、鼻窦炎、咽部急性感染、化脓性中耳炎、流行性腮腺炎等，均可引起咽后淋巴结感染，导致淋巴结积气周围炎症，继之为蜂窝织炎，最后形成脓肿。

3．耳源性咽后脓肿　化脓性中耳乳突炎并发颞骨岩锥炎，脓液穿破岩尖或岩尖部气房，沿颈动脉鞘流注咽后间隙；中耳炎并发硬脑膜外脓肿，脓液经破裂孔、卵圆孔或枕骨大孔流注咽后间隙。

4．咽后隙淋巴结结核或颈椎结核形成寒性脓肿　颈椎结核形成的脓肿，早期在椎前间隙，晚期由椎前隙破入咽后间隙。而咽后隙淋巴结核形成的脓肿发生时即位于咽后隙。

【临床表现】

（一）症状

起病骤急，病人有吞咽困难、畏寒、高热、咳嗽等症状，小儿拒食、吸奶时呛咳不止，语音含糊不清，睡眠时有鼾声和喘鸣。呼吸困难，其程度与脓肿大小有关。如脓肿增大，压迫喉入口或并发喉炎，则呼吸困难加重，甚至引起窒息。脓肿处理不及时，后期可发生谵妄、呼吸和脉搏增快、全身衰竭等危重情况。

（二）体征

1．压舌板轻压舌体，可见咽后壁一侧隆起，表面光滑充血，较大的脓肿可将患侧的腭咽弓及软腭向前推移。

2．病人颈部僵直，患侧颈部肿胀、触痛，常伴有患侧或双侧淋巴结肿大。

【辅助检查】

1．实验室检查　白细胞总数明显升高，可达$(15\sim30)\times10^9/L$，并有中性粒细胞增多、核左移及中毒颗粒。脓液培养，多为链球菌或葡萄球菌。

2．影像学检查　颈侧位X线或CT扫描，可见颈椎前隆起的软组织，有时可见液平面。

【并发症】

1. 喉梗阻与窒息 最为严重和常见。脓肿较大，可压迫喉腔或并发喉水肿，发生呼吸困难和喉梗阻；脓肿破裂，脓液流入呼吸道，轻则引起吸入性肺炎和肺脓肿，重则立即窒息死亡。

2. 感染扩散 脓肿向两侧可扩散至咽旁间隙、腮腺间隙或下颌下间隙，再循颈动脉鞘进入后纵隔，或沿食管而下发生食管周围蜂窝织炎、纵隔炎、心包炎、胸膜炎等。经血液、淋巴则可引起脓毒血症，导致转移性脓肿。

3. 出血 脓肿可能侵犯颈动脉鞘，使颈总动脉、颈内动脉、颈外动脉及其分支糜烂出血，初为咽部少量出血，继而发展为致命性大出血。

【治疗原则】

急性咽后脓肿治疗原则是及早做脓肿切开引流，使用足量抗生素及全身营养支持。

病人取仰卧头低位，以免切开后脓液沿咽后壁流入下呼吸道，儿童不需麻醉，成人可喷用丁卡因数次。在脓肿最隆起处穿刺抽脓，如有脓液，应尽量抽吸。然后于脓肿最隆起处和最低部位作一纵形切口，并用血管钳扩大切口，排出脓液并充分抽吸，以免下流。切开后不置引流条。

手术中，使用直接喉镜或麻醉喉镜时，不可用力过猛，以免引起迷走神经反射，发生呼吸、心搏骤停。因而，术前可给予迷走神经抑制剂，如常用阿托品注射液。

术后需使用足量广谱抗生素控制感染。如脓液引流不畅，每日应扩张创口，排尽脓液，直至痊愈。

【病情观察及记录要点】

1. 按护理级别要求及病人实际情况巡视并记录。

2. 密切监测生命体征，关注体温、呼吸的变化，有无呼吸困难、畏寒、咳嗽或呛咳。

3. 观察咽部情况并记录，如咽后壁隆起、充血情况，腭咽弓及软腭有无向前推移等。

4. 观察口腔分泌物的颜色、性状及量。

5. 评估病人疼痛的程度，记录疼痛的部位及变化，关注颈部触痛、颈部活动情况。

6. 观察头颈部淋巴结肿大情况。若有颈部肿胀者，每班测量颈围并记录。

7. 评估进食情况，观察有无语言含糊、张口受限等。

8. 记录特殊用药及治疗措施，并观察疗效及副作用。

【护理措施】

1. 一般护理措施同扁桃体周围脓肿。

2．切开排脓术前后护理措施同扁桃体周围脓肿。

知识链接

脓肿切开引流术的配合

➤ 体位：仰卧头低位。

➤ 用物准备：手术器械、吸引器、气管插管、气管切开等物品。

➤ 防止窒息：穿刺时及时吸引，如有脓液大量涌出，立即吸出脓液。若切开时脓液大量涌出吸引不及时，应让病人立即转身俯卧，以便吐出脓液，不至于误吸。

➤ 密切观察病人的呼吸情况。

3．出院指导病人加强锻炼，提高机体抵抗力，积极治疗鼻部和耳部感染，防止咽部及颈部外伤，防止呼吸道感染。

（黄佳瑜）

第三节　鼻咽纤维血管瘤病人的护理

【概述】

鼻咽纤维血管瘤（angiofibroma of nasopharynx）为鼻咽部最常见的良性肿瘤，由致密结缔组织，大量弹性纤维和血管组成，常发生于 10～25 岁青年男性，男女比（14～20）：1，故又名"男性青春期出血性鼻咽血管纤维瘤"。发病原因不明。

【病因】

肿瘤多起源于枕骨底部、蝶骨体及翼突内侧的骨膜。瘤体主要由胶原纤维及多核成纤维细胞组成网状基质，其间分布大量管壁薄且无弹性的血管，该血管受损后极易出血。肿瘤常向邻近组织扩张生长，通过裂孔侵入鼻腔、鼻窦、眼眶、翼腭窝及颅内。肿瘤中纤维组织与血管的构成比，常有个体差异。故有学者提出如纤维组织占优势者称为纤维血管瘤；血管占优势者则称为血管纤维瘤。

【临床表现】

1．出血　阵发性鼻腔和／或口腔出血，出血可为鲜红色血液，常为病人首要主诉。由于反复多次大出血，病人常有不同程度的贫血。多面色苍白，呈贫血貌。

2．鼻塞　肿瘤堵塞后鼻孔或侵入鼻腔，引起一侧或双侧鼻塞，常伴有流鼻涕、闭塞性鼻音、嗅觉减退等。

　　3．其他症状　肿瘤压迫咽鼓管，引起耳鸣、耳闷塞感及听力下降。肿瘤侵入邻近结构则出现相应症状：如侵入眼眶，则出现眼球突出，视力下降；侵入翼腭窝、颞下窝引起面颊部隆起；侵入颅内压迫神经，引起头痛及脑神经瘫痪。

　　4．鼻咽镜下可见表面光滑圆形或呈结节状的肿瘤，色淡红，表面有明显的血管纹（图3-2，见文末彩图3-2）。有时可见肿瘤侵入鼻腔或推压软腭突出于口咽。手指触诊，中等硬度，瘤体活动度小，可触及肿块基底部，与周围组织可有粘连。

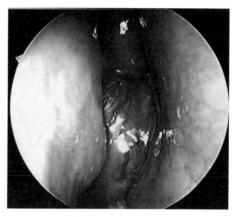

图3-2　鼻咽纤维血管瘤鼻内镜下图

【辅助检查】

　　1．前鼻镜检查　常见一侧或双侧鼻腔有炎性改变，收缩下鼻甲后，可见鼻腔后部淡红色肿瘤。

　　2．间接鼻咽镜检查　可见鼻咽部圆形或分叶状红色肿瘤，表面光滑而富有血管，瘤组织侵入鼻腔可引起外鼻畸形或软腭塌陷。

　　3．触诊　手指触诊可触及肿块基底部，瘤体活动度小，中等硬度，若瘤体侵入颊部，通过触诊可了解瘤体蒂部与邻近部位粘连情况。但触诊应轻柔，因触诊易引起大出血，临床应尽量少用。

　　4．影像学检查　CT和MRI检查可清晰显示瘤体位置、大小、形态，了解肿瘤累及范围、骨质破坏程度和周围解剖结构之间的关系。

　　5．数字减影血管造影（digital subtractive angiography，DSA）　可了解肿瘤的供血动脉并可对供血血管进行栓塞，以减少术中出血。

【治疗原则】

　　主要采取手术治疗。肿瘤较小者，可行放射治疗后再以电凝固术破坏之。根据肿瘤的范围和部位采取不同的手术路径。如肿瘤位于鼻咽部或侵入鼻腔、鼻窦者，可采用硬腭进路；如肿瘤侵入翼腭窝者，则采用硬腭进路加颊侧切口；若肿瘤侵入颅内者，则需采用颅颌联合进路。为防止术中大出血，可采用术前行数字减影血管造影及血管栓塞术和术中进行控制性低血压等方法。现鼻咽纤维血管瘤切除术多在鼻内镜下进行。手术适应证应严格掌握，侵入颅内者需与相关科室配合进行手术。

【病情观察及记录要点】

　　1．按护理级别要求及病人实际情况巡视并记录。

2. 观察生命体征的变化，关注血压及脉搏的改变。

3. 观察病人的意识、面色、瞳孔、视力及听力情况，评估跌倒、坠床的风险。

4. 观察病人鼻腔、口腔分泌物的颜色、性状及量，记录出血次数与出血量，关注咽后壁有无血性液流下。抢救记录应在抢救 6h 内完成。

5. 有鼻腔填塞者注意观察鼻腔填塞物有无松脱。

6. 术后观察病人有无头痛、恶心、喷射性呕吐等表现。

7. 出血量多者应注意有无休克表现，注意观察皮肤有无湿冷、末梢循环是否良好。

8. 观察尿量、大便情况，注意有无排出黑便。

【护理措施】

1. 术前护理

（1）监测生命体征，定时测量血压、脉搏，评估出血量，及时记录出血次数与出血量。

知识链接

出血量的估计

➤ 出现头昏、口渴、乏力、面色苍白等表现，估计短时间内失血量达 500ml。

➤ 出现出汗、血压下降、脉速而无力等表现，提示失血量达 500～1 000ml。

➤ 收缩压低于 10.7kPa（80mmHg），则提示血容量已损失约 1/4。

➤ 大量出血病人 24h 内血红蛋白值可没有变化，应以询问出血量为准（注意咽入胃内的可能）。

（2）积极进行术前准备：术前日予修剪鼻毛、交叉配血，必要时取皮区备皮。落实术前指导，完善各项术前检查。

（3）按医嘱准确执行术前用药。

（4）心理护理：了解病人的心理状态，及时给予心理疏导。有针对性地向病人介绍疾病相关知识、手术的目的和意义、手术地点、手术时间及麻醉方式，配合要点及注意事项。介绍成功病例，鼓励病人积极配合治疗。

（5）治疗护理：行数字减影血管造影或血管栓塞者，警惕栓子发生移位。

知识链接

数字减影血管造影或血管栓塞治疗后护理要点

➤ 绝对卧床休息，穿刺点加压包扎 24h，术侧肢体制动 6～8h，以避免术后穿刺口出血及栓子脱落。

- ➤ 按麻醉要求及医嘱结束禁食、禁饮后,予正常饮食。
- ➤ 48h 内注意观察意识及生命体征。
- ➤ 观察肢体活动情况、皮温、穿刺部位有无出血、穿刺肢体足背动脉搏动及远端血运情况。经常询问病人有无下肢疼痛,若术侧动脉搏动较对侧明显减弱和(或)疼痛明显,皮肤发绀,提示有栓塞的可能。
- ➤ 协助病人床上进食及大小便,翻身时注意保持"一字形"翻身,侧卧不宜超过 90°,同时观察皮肤情况。

2. 术后护理

(1) 监测生命体征,必要时给予床边心电监护及血氧饱和度监测。

(2) 术后密切观察伤口出血情况,嘱病人及时吐出口中分泌物,全麻病人未清醒前注意病人有无频繁的吞咽动作,以观察有无活动性出血。

(3) 病人清醒后抬高床头卧位休息,以减轻鼻部伤口肿胀。

(4) 术后进食半流或流质饮食,食物温度不宜过高。

(5) 落实口腔护理,进食前后漱口。

(6) 肿瘤侵及颅内者避免使用散瞳、缩瞳等药物,以免掩盖病情。

(7) 遵医嘱准确使用药物,并观察疗效及副作用。

(8) 前后鼻孔填塞的病人应严密观察病人的呼吸、血氧饱和度,注意后鼻孔纱球的丝线是否牢固,有无断裂,防止填塞物坠落引起窒息。

(9) 出院护理指导

1) 告知出院后复诊的时间、地点。

2) 活动指导:近期内避免重体力劳动和剧烈运动。

3) 饮食指导:近期内避免进食活血食物,注意补充蛋白质及维生素。

4) 作息指导:注意劳逸结合,作息规律。

5) 出现鼻部不适,随诊;再次发生鼻出血,立即回院就诊。

【案例分析】

案例:男性,18 岁,汉族,在读高中生。渐进性左侧鼻塞、左鼻出血 2 个月,最近一次出血量多,约 200ml。检查发现左鼻咽部有红色肿物,表面光滑,颈部未触及肿大的淋巴结。入院诊断:鼻咽纤维血管瘤。T 37℃,P 78 次/min,R 18 次/min,BP 110/74mmHg,血常规检验结果示:血红蛋白 99g/L。拟手术治疗,已住院 3d,目前等待手术。病人情绪较焦虑,担心疾病进展和对学习的影响,家庭经济状况一般,担心治疗疾病后家中难以负担学费;家庭关系良好,与母亲感情尤为深厚。

(一) 分析

请问此病人目前的护理措施是什么?

（二）讨论

此病人目前的护理措施有如下内容：

1. 病人有较好的理解和接受能力，可以向病人讲解该病的一般治疗原则、手术治疗的目的及预后等。介绍成功病例，鼓励乐观面对。安排相对安静的病房，以便其在病情允许的情况下，适当温习功课。详细告知病人术前、术中及术后需配合的事项，提供健康教育资料给病人阅读。

2. 指导病人增加含铁丰富食物的摄入，如香菇、木耳、海带、蛋黄、瘦肉、芹菜、动物肝脏等。

3. 落实术前准备，包括备皮、备血、各项检查等，告知病人配合要点。

4. 加强安全宣教，落实安全措施，以防跌倒等意外发生。

（黄佳瑜）

第四节　咽异物病人的护理

【概述】

咽部异物是耳鼻咽喉头颈外科常见的急症之一，易被发现和取出。如处理不当，常延误病情，发生严重并发症。较大异物或外伤较重者可致咽部损伤。

【病因】

发生咽部异物的常见原因有：

1. 匆忙进食，误将鱼刺、肉骨、果核等咽下。

2. 儿童喜将玩物含入口中，哭闹、嬉笑或跌倒时，异物易坠入喉咽部。

3. 精神异常、昏迷、睡眠、酒醉或麻醉未醒时发生误咽。

4. 老年人义齿松脱坠入下咽。

5. 企图自杀或他杀行为所致。

6. 医疗手术中误将止血棉球、纱条留置于鼻咽部或扁桃体窝，未及时清除而形成异物。

【临床表现】

1. 咽部有异物刺痛感，吞咽时症状明显，部位大多比较固定。

2. 如有刺破黏膜，可见少量血液（血性唾液）。

3. 较大异物存留喉咽、可引起吞咽困难及呼吸困难。

4. 异物大多存留在扁桃体窝内、舌根、会厌谷、梨状窝等处。鼻咽部异物少见，常见呕吐或呛咳而将食物、药片等挤入鼻咽部（图3-3）。

【辅助检查】

1. 视诊、间接喉镜、直接喉镜或纤维喉镜可发现口咽及喉咽部异物，鼻咽镜可发现鼻咽部异物。

2. X 线检查可发现进入咽后隙或咽旁隙的异物,如钢针等金属类异物。

3. 怀疑食管异物时,可行食管吞钡造影或电子内窥胃镜检查。

【治疗原则】

口咽异物如鱼刺、竹签,可用镊子夹出。舌根、会厌谷、梨状窝等处异物,可在间接或直接喉镜下用异物钳取出。对已发生感染者,应用抗生素控制炎症,再取异物。异物穿入咽壁并发脓肿者,经口或颈侧切开排脓,同时取出异物。

【病情观察及记录要点】

1. 按护理级别要求及病人实际情况巡视并记录。

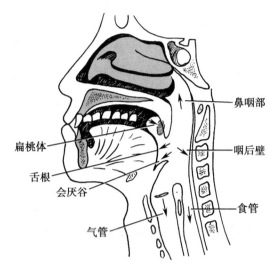

图 3-3　咽异物易停留部位

2. 观察生命体征的变化,关注呼吸情况,记录有无发绀等缺氧症状。

3. 评估咽痛的程度和位置,记录有无咽异物感,异物取出后通常可缓解。

4. 观察唾液、痰液的性状和颜色,有无出血表现,并记录。

5. 观察口咽部有无膨隆及充血、颈部肿胀等。

【护理措施】

1. 禁食。

2. 协助医生进行异物取出的准备,儿童、烦躁及意识不清者应予以约束。

3. 配合医生予取出异物,操作过程中安抚病人情绪,指导其保持安静,防止异物移位。

4. 有脓肿形成者,应测量颈围,配合医生进行脓肿切开引流。

【案例分析】

案例一: 男,7 岁,因在晚餐时误咽鱼骨,用馒头强行吞咽后异物感消失,咽喉微痛,能入睡,至凌晨 1 时 10 分憋气惊醒,咳嗽数声,呼吸困难加重,由家人搀扶入院。检查见会厌充血水肿呈球状堵塞喉入口,呼吸困难,病人出现明显四凹征,面色青紫,极度烦躁不安,手抓喉部。予紧急气管切开,呼吸困难立即缓解。经禁食,使用抗生素及激素输液等治疗 5d 痊愈拔管出院。未找到异物。诊断:异物损伤并发急性会厌炎,喉阻塞。

（一）讨论

1．该病人发生了哪些咽部异物的并发症？

2．如何进行针对性健康指导？

（二）分析

1．该病人发生的咽部异物并发症有咽壁损伤、急性会厌炎。咽壁损伤：异物尖锐、用饭团强行吞咽、异物停留时间过长容易引起咽壁划伤、擦伤、血肿及继发感染。急性会厌炎：会厌舌面及其两侧缘构会厌襞的黏膜较松弛，且在吞咽过程中与食物接触，粗糙的食物或异物容易擦伤会厌引起继发性感染而骤然发病。

2．术后保持口腔清洁，勤漱口。未检查证明食管无穿孔损伤、异物取出前，不可进食，待医护人员通知方可进食。咽喉误卡鱼骨后，勿强行用手指抠取，勿用馒头等强行吞咽，以免引起更大损伤。应及时就医。

案例二：女，27 岁，因在晚餐时误咽鱼骨 1h 来急诊就诊，间接喉镜无法找到异物，拟行电子喉镜下行异物取出术。

（一）讨论

电子喉镜下异物取出术的护理配合？

（二）分析

1．仪器的准备 检查仪器设备，保持性能良好。连接纤维喉镜内镜处理系统，调至图像清晰。喉镜及弹性喉钳消毒彻底，弹性喉钳开关自如。

2．局部麻醉 护士遵医嘱询问有无麻药过敏史后，先用 3% 的麻黄素收缩鼻腔黏膜后，再用 1%～2% 丁卡因喷向鼻腔，使药物沿鼻腔流至鼻咽部、喉部。每间隔 2min 重复一次，连续喷 2～3 次。若医嘱从口腔进镜，用弯头喷枪麻醉喉咽部，至病人无呛咳、喉咽部黏膜感觉反射消失，提示麻醉成功。护士准备完成后，及时通知医生操作。

3．病人体位 协助病人取端坐位或平卧位，嘱病人平静呼吸，若从鼻腔进镜，要微微张开嘴，用口呼吸。从口腔进镜，则把牙垫放入口腔，嘱病人适当用力咬住。全身放松，禁止做吞咽动作。操作时，护士站在医生右侧，直视屏幕，随时调节光源，寻找异物。

4．取异物的配合 医生持纤维喉镜自鼻腔或口腔进镜，详细检查扁桃体下极、咽侧壁、舌根部、会厌谷、会厌、构会厌襞、梨状窝等处，尤其是病人感到有明显刺痛或异物存在的部位。发现异物后，将镜体稍往后退，既可窥清异物又利于异物取出的位置，距离异物 1～2cm 窥清异物所在位置后，护士将弹性喉钳由喉镜活检孔插入，漏出镜约 0.8cm，根据异物的位置，张开喉钳，并调整开口的方向，夹住异物（要夹取异物的一端，不能夹中间，以免随镜体退出时划伤）快速关闭喉钳，随镜体一并退出，取下异物，并展示给病人。

5. 禁食 操作完毕后，丁卡因的麻醉作用仍然持续，咽喉部会有异物感，告知病人不要频繁咳痰，1h 左右症状会逐渐消失。嘱病人 1h 内禁食禁饮，并勿漱口，以免发生呛咳及误吸。进食前可饮一口水，以评估麻醉作用是否消失。当日第一餐应进食细、软、烂的温流食物。

6. 喉镜的消毒 将喉镜的各部件在流动水中反复擦洗后吸干水，置入酶洗液中擦洗、浸泡，再使用流动水冲净并吸干；将擦干后的镜体浸泡在消毒液中，浸泡后使用无菌水冲洗，待干备用。镜体予结核病人使用后，应按国家医院感染预防与控制评价规范及消毒液说明书延长浸泡时间。

（李云晓）

第五节 咽灼伤病人的护理

【概述】

咽部为吞咽和呼吸的必经之路，咽部灼伤常同时累及喉、气管和食管。除局部疼痛、吞咽痛外，常有吞咽困难、呼吸困难等严重表现，故需早期诊断，及时处理。

【病因】

咽部灼伤可分为热灼伤和化学灼伤二类。热灼伤即火焰、高温蒸汽、煮沸饮食或其他高温液体所致，多发生于年幼儿童；化学灼伤常因误吞强酸、强碱、重金属盐、氨水等引起。

【临床表现】

伤后即出现口腔、咽喉疼痛，吞咽痛，继有高热、流涎、发音障碍、喘鸣或呼吸困难等症状。由于化合物的毒性，化学伤可有昏睡、失水、高热、休克等，甚至导致死亡。婴幼儿常伴有吮吸困难及烦躁不安。呼吸困难为咽喉灼伤致死的主要原因，因喉水肿及咽喉部分泌物滞留而堵塞呼吸道所致。

知识链接

咽部灼伤的分度

➢ 一度灼伤为咽黏膜弥漫性充血，然后出现水肿，发生于喉部者多较严重，创面愈后无瘢痕形成；

➢ 二度灼伤病变累及黏膜层及肌层，黏膜水肿更为显著，黏膜表面覆有坏死性假膜或痂皮；

➢ 三度灼伤最为严重，常见于化学灼伤（如氨水、苛性钠），黏膜深度坏死，炎症持久，坏死性假膜需经 3～4 周才消失。

【辅助检查】

咽部视诊、间接喉镜检查可见口腔、口咽、喉咽处黏膜充血、水肿、水疱、糜烂或假膜等表现。

【治疗原则】

1. 对一度灼伤局限于口腔和口咽部者,经急诊处理后,可在门诊治疗;对喉咽、喉部的一度灼伤及对二度、三度灼伤,应住院治疗。如有喉水肿或呼吸困难明显者,应行气管切开,保持呼吸道通畅。紧急情况下,可用 15 号针头刺入环甲膜,并立即行气管切开术。

2. 中和治疗 当强酸或强碱灼伤后 3～4h,应视其所服毒物的不同给予中和剂。对碱性灼伤可用食醋、柠檬汁、橘子水等中和;对酸性灼伤者,可用镁乳剂、氢氧化铝凝胶等中和,忌用苏打水,以防其产生二氧化碳加重损伤至组织发生穿孔。

3. 控制和预防感染 选用足量广谱抗生素,以预防和控制感染。

4. 糖皮质激素治疗 激素可预防和消除水肿,且可预防和减少瘢痕形成,对预防日后形成咽喉或食管狭窄具有重要意义。

5. 咽部局部创面治疗。

6. 为预防日后形成咽喉部狭窄,必要时早期留置胃管。

【病情观察及记录要点】

1. 按护理级别要求及病人实际情况巡视并记录。

2. 观察生命体征 呼吸困难由咽、喉黏膜水肿所致,其高峰期一般出现在伤后 8～10h。因此,伤后 24h(特别是 10h)以内均应密切观察呼吸情况、口唇及甲床有无发绀,是否出现呼吸困难,同时监测血氧饱和度。

3. 咽痛及吞咽情况 根据咽部局部创面损伤的严重程度,病人可出现不同程度的咽痛及吞咽困难。

4. 局部创面 观察咽部黏膜损伤情况,记录有无充血、水肿、水疱、糜烂或假膜等。

5. 全身情况 观察吐出分泌物性状和颜色,有无出血,有无坏死黏膜咳出,是否伴有水、电解质紊乱、高热、休克或意识障碍。观察大便颜色,每天记录出入量。

【护理措施】

1. 伤后 1h 即可出现呼吸困难,大多发生在伤后 8～10h。伤后 24h,特别是 10h 以内,应密切观察呼吸情况,不可让病人离开病房。协助医生进行急诊处理准备,在床边准备气管切开用物,负压吸引及吸氧设备等急救物品。

2. 有气管切开者同"气管切开病人的护理"。

3. 局部创面护理 由于咽部黏膜灼伤后黏膜水肿和渗出增加,故应保持口腔清洁,及时清除咽部分泌物,防止感染。急性水肿、渗出期,可每日用1:5 000呋喃西林溶液含漱,漱净咽部分泌物及脱落黏膜后,咽部喷利舒卡气雾剂,以缓解用药时对咽部的刺激。

4．药物护理 激素类药物有抗炎、消肿和减少瘢痕性狭窄作用,用药期间应观察有无胃肠道不良反应及肝功能下降。应用足量抗生素控制感染。有吞咽疼痛、进食困难者,可加强静脉营养治疗,不能进食者予鼻饲。雾化吸入不仅可减轻喉黏膜充血、水肿,还可湿化呼吸道,防止干痂形成。

5．心理护理 因疾病的突然发生,并且发展迅速,病人常十分恐惧、痛苦,应注意评估病人的心理变化,及时给予心理疏导。

【案例分析】

案例: 病人,女性,14个月。因误服火碱2h于2006年6月24日20:30入院。服用量不详,服后立即出现口唇肿胀,予拍打后背,患儿呕吐3次,呕吐为胃内容物,量不多,未予其他处理,遂到医院就诊。患儿精神可,不能进食,大小便未排。查体:体温36.1℃,脉搏120次/min,意识清,颜面皮肤散在红色灼伤斑,口唇明显肿胀,颊黏膜鲜红、肿胀,舌面轻度糜烂,流涎,口咽充血。诊断:咽部火碱灼伤。医嘱予弱酸液漱口。

(一)讨论

1．您认为此病人咽灼伤为几度?

2．该患儿目前的主要护理诊断是什么?

3．如何预防口腔感染?

4．如何为患儿家属进行健康指导?

(二)分析

1．此病人咽灼伤为一度。

2．主要护理诊断

(1)组织完整性受损 与咽部灼伤有关。

(2)低于机体需要量 与咽部灼伤不能进食有关。

(3)潜在并发症:有感染、窒息的风险。

3．口腔烧伤后,机械性自洁作用受到影响,加上口腔创面分泌物及上皮组织脱落等可使口腔变得污秽,易导致感染,不利于伤口愈合,应加强口腔护理。可用生理盐水漱口,如病人口腔创面出血,可用冰盐水冲洗,以减轻或防止再出血。并严密观察口腔有无真菌感染,以采取必要的措施。

4．火碱为强碱,误服后引起严重后果,不仅给患儿本身造成身体的损害,还会给家庭带来不幸。所以,应提醒家长,危险物品应放在小儿手触不到的地方,亦不要用饮食器具装有害物品,以免误服导致悲剧。

(李云晓)

第六节　喉阻塞病人的护理

【概述】

喉阻塞（laryngeal obstruction）也称喉梗阻，是耳鼻咽喉头颈外科常见急症之一。是因喉部或其相邻组织的病变，使喉部通道（特别是声门处）发生狭窄或阻塞，引起呼吸困难者，严重者可导致窒息死亡。喉阻塞不是单独的疾病，而是一个由各种不同病因引起的临床症状。

喉阻塞导致的阻塞性呼吸困难，可导致缺氧和二氧化碳蓄积。缺氧和二氧化碳蓄积对机体的危害，除与呼吸困难程度和时间长短有关外，尚与病人年龄和营养有关。年龄小或营养不良者，对缺氧和二氧化碳蓄积的耐受力较差，尤其是幼儿声门狭小，喉软骨尚未钙化，喉黏膜下组织松弛，喉部神经发育不完善易受刺激而引起痉挛，故呼吸困难进展较成人快。

【病因】

1. **炎症**　喉部急性炎性疾病，是引起喉阻塞最常见的原因。如急性会厌炎、小儿急性喉炎、急性喉气管支气管炎、咽后脓肿、喉脓肿等。

2. **外伤**　喉切割伤、喉部挫伤、烧灼伤、气管插管后损伤、火器伤、高热蒸汽吸入或毒气吸入等。

3. **异物**　喉部、气管异物不仅造成机械性阻塞，并可引起喉痉挛。

4. **水肿**　喉血管神经性水肿、药物过敏性反应，心、肾疾病引起的水肿。

5. **肿瘤**　喉癌、多发性喉乳头状瘤、喉咽肿瘤、甲状腺肿瘤。

6. **发育畸形**　如先天性喉蹼、先天性喉鸣、喉软骨畸形、喉瘢痕狭窄。

7. **声带瘫痪**　如各种手术造成喉返神经麻痹，双侧声带外展瘫痪。

【临床表现】

（一）症状

吸气性呼吸困难是喉阻塞的主要症状。在吸气时气流将声带斜面向下、向内推压，使声带向中线靠拢，在以上病因引起的喉部黏膜充血肿胀或声带固定时，声带无法做出正常情况下的外展动作来开大声门裂，使本已变窄的声门更加狭窄，以致造成吸气时呼吸困难进一步加重。呼气时气流向上推开声带，使声门裂变大，尚能呼出气体，故呼吸困难较吸气时轻。因此，表现为以吸气性呼吸困难为主的呼吸困难，病人吸气运动增强，吸气时间延长，吸气深而慢，但通气量并不增加。

（二）体征

1. **吸气性软组织凹陷**　因病人吸气困难，吸入气体不易进入肺部，所以胸腹部辅助呼吸肌均加强运动，扩张胸部，以辅助呼吸，但肺叶因气体量不足，不能相应膨胀，故胸腔内负压增高，使胸壁及其周围软组织凹陷，包括胸骨上窝、锁骨上窝、胸骨剑突下以及肋间隙，临床上称为"四凹征"（图3-4）。凹陷程度与呼吸困难程度呈正相关，儿童因肌张力较弱，凹陷征象更明显。

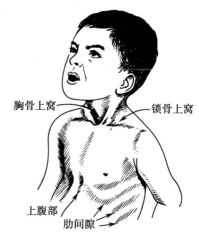

图3-4　四凹征

2. 吸气性喉喘鸣　是喉阻塞的一个重要症状。为吸气时气流不能顺利通过狭窄的声门裂而形成气流漩涡冲击声带，使声带颤动所发出的声音。喉阻塞程度越严重，喘鸣音越响。

3. 声嘶　常有声音嘶哑，甚至失声。病变位于室带或声门下区者，声嘶出现较晚或不出现。

4. 缺氧症状　初期病人尚可耐受，随着阻塞时间延长，出现呼吸心率加快，血压上升。若阻塞进一步加重，病人则出现烦躁不安，发绀症状。终末期则有大汗淋漓，脉细速，心力衰竭，大小便失禁，惊厥，昏迷，甚至心搏骤停。缺氧程度可通过经皮血氧检测仪来判断。

（三）呼吸困难分度

根据病人症状和体征的严重程度，临床上常将喉阻塞引起的呼吸困难分为4度。

Ⅰ度：安静时无呼吸困难、吸气性喉喘鸣及胸廓软组织凹陷。活动或哭闹时有轻度吸气性呼吸困难、稍有吸气性喉喘鸣及胸廓软组织凹陷。

Ⅱ度：安静时有轻度吸气性呼吸困难、吸气性喉喘鸣及胸廓软组织凹陷，活动时加重，但不影响睡眠和进食，无烦躁不安等缺氧症状，脉搏尚正常。

Ⅲ度：安静时有明显的吸气性呼吸困难、喉喘鸣声较响，吸气性胸廓周围软组织凹陷显著，并出现缺氧症状，如烦躁不安，不易入睡，不愿进食，脉搏加快等。

Ⅳ度：呼吸极度困难。病人坐卧不安，手足乱动，出冷汗，面色苍白或发绀，定向力丧失，心律不齐，脉搏细速，昏迷、大小便失禁等。若不及时抢救，则可因窒息引起呼吸心搏停止而死亡。

【辅助检查】

1. 间接喉镜、电子喉镜的检查　可以查明喉部病变情况及声门裂大小。但检查时要注意，因咽喉部麻醉后，咳嗽反射减弱，分泌物不易咳出，可使呼吸困难明显加重，且有诱发喉痉挛的可能，故应进行气管切开术的准备。重者和发展较快的，则应首先进行急救处理，解除喉阻塞后再做进一步检查，明确病因。

2. **实验室检查**　包括全血细胞计数、出凝血常规、血生化、血气分析等及其他相关检查，了解病人全身情况。

【治疗原则】

治疗原则：迅速解除呼吸困难，防止窒息。呼吸困难的程度是选择治疗方法的主要依据。同时要结合病因和病人一般情况，耐受缺氧的能力（儿童、老人、孕妇一般对缺氧耐受能力较差）等全面考虑。治疗要点如下：

Ⅰ度：明确病因后，一般通过针对病因的积极治疗即可解除喉阻塞，不必做急诊气管切开术。如：通过积极控制感染和炎性肿胀；去除异物；肿瘤根治手术等手术治疗病因，解除喉阻塞。

Ⅱ度：对症治疗及全身治疗（如吸氧等）的同时积极治疗病因。由急性病因引起者，病情通常发展较快，应在治疗病因的同时进行气管切开术的准备，以备在病因治疗不起作用，喉阻塞继续加重时急救。由慢性病因引起者，病情通常发展较慢，且病程较长，机体对缺氧已经耐受，大都可以通过病因治疗解除喉阻塞，避免做气管切开术。

Ⅲ度：在严密监测呼吸变化并落实气管切开准备的情况下，先试对症治疗或病因治疗，经保守治疗未见好转，应及早行气管切开，以免造成窒息或心力衰竭。若为恶性肿瘤引起的喉阻塞，应立即行气管切开术。

Ⅳ度：要争分夺秒，因地制宜，立即行气管切开术。紧急情况下，可先行环甲膜切开术。

【病情观察及记录要点】

1. 病情不稳定者，至少每 15～30min 巡视 1 次，病情稳定后按护理级别要求及病人实际情况巡视并记录。

2. 观察意识及生命体征的变化，尤为关注呼吸情况，必要时给予床边心电监护及血氧饱和度监测。

3. 严密观察病人的病情变化并记录。

（1）未行气管切开前观察内容如下：是否有发绀症状，血氧饱和度情况；胸骨上窝、锁骨上窝、胸骨剑突下以及肋间隙等处有无吸气性软组织凹陷；有无吸气性喉喘鸣音；有无声嘶症状；饮食及睡眠情况。

（2）行气管切开术后观察内容如下：气管套管是否固定、通畅，配件是否齐全，固定系带松紧度是否合适（以能伸进一指为宜）；气管切开处切口敷料情况；痰液的性状、颜色及量，是否能自行咳出。

（3）气管切开术后并发症的观察

1）窒息：观察有无痰痂或异物堵塞气管内套管、外套管脱出气管外等情况。可用少许棉絮置于气管套管口上，视其是否随呼吸飘动，来测试通气情况。

若发现病人痰痂堵塞气管套管，应立即取出气管内套管，行拍背及气管内吸痰；若吸痰管置入困难或气管套管口测不到气流，应立即通知医生进行处理。

2）皮下气肿：观察颈周有无皮下气肿，若存在皮下气肿，应注意其消长情况，并避免用力咳嗽。

3）伤口出血：若气管套管内咳出大量鲜血或气管切开伤口处活动性出血时，应立即通知医生进行处理。

4）气胸和纵隔气肿：通过观察呼吸形态、肺部呼吸音、血氧饱和度来判断是否存在呼吸困难，尤其是儿童。

5）气管食管瘘：观察进食时有无呛咳，有无胸痛和发热。

6）拔管困难：堵管后观察有无呼吸困难。

【护理措施】

1．接诊病人前妥善准备急救用物及床单位。床单位应选择距离护士站较近，且有吸氧、负压吸引设备，便于抢救的地方。

知识链接

气管切开急救用物准备

➢ 负压吸引物品、吸氧面罩、弯盘。

➢ 气管套管：具体类型和型号根据病人年龄、性别及病情决定。

➢ 气管切开器械：气管拉钩、血管钳、布巾钳、有齿／无齿镊、手术剪、刀柄、持针钳等。

➢ 手术刀片、无菌手套、10ml 或以上注射器。

➢ 皮肤消毒用物、药品（1% 利多卡因针剂、肾上腺素针剂）。

➢ 固定系带、纱布垫及纱布若干。

➢ 气管插管用物：适宜型号的气管插管、导丝、麻醉喉镜。

➢ 光源、手术衣、口罩、防护镜。

2．建立静脉通道，急查血常规、出凝血常规、肝肾功能、电解质、血气分析。

3．保持气道通畅

（1）尽快为病人解开领口或脱去高领衫（不穿罩衫，紧急情况可用剪刀剪开上衣），取掉皮带。

（2）取半坐卧位或坐位。幼儿避免哭闹及剧烈活动。

（3）保持呼吸道通畅，吸氧的氧流量根据病人实际情况而定，痰液多或无法自行咳痰时予负压吸引，预防窒息。

（4）必要时协助医生行床边气管切开术（详见"紧急气管切开抢救护理配合操作流程"）。

4. 用药护理

（1）及时静脉输液，并遵医嘱使用抗生素及糖皮质激素。

（2）根据医嘱执行雾化吸入治疗。

5. 病情未稳定期间需卧床休息，减少耗氧量，尽量减少外界刺激。有特殊需要离床时，需经护士评估并有人陪伴。

6. 气管切开术后的护理措施

（1）保持气管内套管通畅：气管切开后必须保证气管内套管通畅，及时清理咳出的分泌物。气管内套管宜清洗消毒至少每日2次，清洗消毒后放回，内套管不宜取出过久，以防分泌物阻塞外套管。如分泌物较多或小儿气管切开病人，要增加清洗次数，以防分泌物干痂附于管壁内影响呼吸。气管套管的内芯应用棉线吊挂在外套管系带上，以备急用。

（2）维持下呼吸道通畅：室内保持适宜的温度和湿度，温度以病人自感舒适为宜，相对湿度建议保持在55%～70%。空气湿度低时，可给予空气湿化。气管分泌物黏稠者可使用生理盐水、布地奈德或氨溴索等药物进行雾化吸入，也可使用注射器、滴瓶等其他湿化装置向气道湿化，湿化液可选用0.45%或0.9%氯化钠溶液，使用加温湿化系统时应选用灭菌注射用水。协助病人取半坐卧位或坐位，鼓励自主排出分泌物，指导有效咳嗽。必要时可用负压吸引吸出呼吸道分泌物。

知识链接

指导有效咳嗽的方法

➤ 避免剧烈咳嗽引起呼吸困难。

➤ 在咳嗽的时候，上身前倾，缓缓深吸气，屏气2～3s，然后分两步进行咳痰，先是在腹部的振动下连续的轻咳，之后进行短促地、有力地咳嗽。同时，可屈前臂，两手掌置锁骨下，前臂和上臂同时对侧胸壁及前胸进行叩击，使气道内分泌物受到振动，从而提高咳嗽排痰效率。

（3）预防感染

1）每日清洁消毒切口，更换套管纱布垫。执行无菌操作，减少感染的机会。

2）营养丰富的半流质饮食或软食，增加蛋白质、维生素的摄入，增强机体抵抗力。

3）按医嘱使用抗生素。

4）监测体温，如出现发热、分泌物增多、有异味、性质异常等，应及时报告医生。

5）鼓励病人经常翻身和下床活动，必要时帮助病人翻身拍背，预防肺部感染。

（4）再次发生呼吸困难，应考虑如下三种原因并作相应处理：

1）套管内套阻塞：拔出套管内管即改善，应予清洁后再放入。

2）套管外管或下呼吸道阻塞：拔出内套管后呼吸仍无改善者，可滴入湿化液并进行深部吸痰，床边准备重新置管的物品。

3）套管脱出：应立即通知医生并协助医生重新插入套管。

（5）预防脱管

1）气管外套管系带应妥善固定，松紧以容纳1个手指为宜。

2）经常检查系带松紧度和牢固性，告诉病人和家属不得随意解开系带。

3）注意调整系带松紧度，病人手术后1～2d可能有皮下气肿，待气肿消退后系带会变松，须重新调整系紧。

4）取放气管内套管时注意保护外套管。

5）病人剧烈咳嗽时嘱用手轻抵外套管管翼，防止将外套管咳出。

（6）并发症的观察和护理：气管切开术后常见并发症包括皮下气肿、纵隔气肿、气胸、出血等。故术后应注意观察病人的呼吸、血压、脉搏、心率以及缺氧症状有无明显改善，如不见改善、反趋恶化，应警惕是否有纵隔气肿或气胸发生，并立即报告医生。观察皮下气肿的消退情况，正常情况下皮下气肿在1周左右可自然吸收。

（7）拔管护理：喉阻塞及下呼吸道阻塞症状解除，呼吸恢复正常，可考虑拔管。拔管前先要堵管24～48h，如活动及睡眠时呼吸平稳，无呼吸困难表现方可拔管。如堵管过程中病人出现呼吸困难，应立即拔除塞子。拔管后一般不需缝合，用蝶形胶布拉拢创缘，数天后即可自愈。拔管后1～2d内仍需严密监测呼吸，叮嘱病人不可随意离开病房，并在床边准备紧急气管切开物品，以便再次发生呼吸困难时紧急使用。

7.饮食护理　进食清淡、高蛋白食物，拟手术者按麻醉要求及医嘱予禁食、禁饮。紧急情况下，立即送手术室或床边施行气管切开术。气管切开术后，如病情稳定，无恶心、呕吐等，局麻术后2h、全麻清醒6h后可进食温凉半流质食物。

8.创造清洁、安静、舒适的环境，避免噪声刺激，病室避光通风，室内保持适宜的温度和湿度。

9.健康指导

（1）指导适当活动，勿独自离开病房。

（2）讲解手术及各项检查的目的及配合注意事项、有效咳嗽、咳痰方法、气管切开术后沟通交流的方式、方法（如纸、笔和写字板等）。

（3）指导病人进行自我病情观察：呼吸情况，痰液性状、颜色和量。

（4）对住院期间未能拔管而需带管出院的病人指导

1）消毒内套管、更换气管纱布垫的方法。

2）湿化气道和增加空气湿度的方法。

3）洗澡时防止水流入气管，不得进行水上活动。

4）外出时注意遮盖套管口，防止异物吸入气道。

5）定期门诊随访。

6）如发生气管外套脱出或再次呼吸不畅等情况，应立即到医院就诊。

10. 心理护理

（1）耐心解释，减轻病人紧张恐惧心理。

（2）小儿避免哭闹，应指导家属安抚患儿情绪。

【案例分析】

案例一：男，3岁，诊断：咽部肿物待查。因鼻塞，打鼾2个月余，流脓涕1个月，流血涕，张口呼吸，呼吸困难1周急诊收入院。入院时双鼻腔有脓血性分泌物，平静吸气时可闻及喉喘鸣音，胸骨上窝，锁骨上窝，肋间隙有轻度凹陷，体温36.8℃，呼吸28次/min，心率96次/min，意识清。查体：三凹征（+），咽后壁左侧见一表面光滑、边界尚清、约5.0cm×4.0cm大小肿物，质较硬，无明显充血、压痛；颈活动自如，颈部左侧近下颌部可触及肿物，大小约4.0cm×4.0cm，表面光滑，质硬，无明显压痛，活动度差，与周围组织无明显粘连，局部皮肤未见明显红肿，无溃疡、瘢痕。

（一）讨论

1. 造成病人呼吸困难的原因是什么？

2. 此病人的状况属于喉阻塞几度？

3. 病情观察的重点是什么？

（二）分析

1. 咽部肿物阻塞呼吸道。

2. 此病人的状况属于喉阻塞二度。

3. 观察重点

（1）病人呼吸困难的程度：呼吸频率、三凹征、喉鸣音、发绀症状、血氧饱和度。

（2）观察意识、精神状况、瞳孔、生命体征。

（3）咽部肿物变化情况。

（4）鼻腔分泌物情况。

案例二：男，45岁，因劳累后出现咽部疼痛，咽痛呈进行性加重，伴有咽部异物感、语音含糊，诊断：急性会厌炎，收治入院。入院后，给予雾化吸入、抗炎等治疗,病人出现三度呼吸困难、发绀,医生准备给予紧急床边气管切开。

（一）讨论

作为当班护士,收治此类病人,应注意哪些内容?

（二）分析

急性会厌炎的病人,可出现喉阻塞症状,人力及物品均应充分准备。具体措施如下:

1. 接到收治此类病人的消息后,应先准备急救物品及安排床单位。急救物品包括有效的氧气、负压吸引装置,气管切开用物等,床位应尽量安排在离护士站近的地方,便于观察及处理。

2. 病人到达病房后,应核对病人身份,初步评估病人病情,建立静脉通道,急查血常规、出凝血常规、肝肾功能、电解质、血气分析。

3. 保持气道通畅

（1）尽快为病人解开领口或脱去高领衫,取掉皮带。注意不穿罩衫,紧急情况可用剪刀剪开上衣。

（2）需卧床休息,取半坐卧位或坐位。

（3）吸氧:氧流量根据病人实际情况而定;痰液多或无法自行咳痰时予负压吸引,预防窒息。

（4）必要时配合医生行床边气管切开术。

4. 用药护理

（1）及早静脉输液,并遵医嘱使用抗生素及糖皮质激素。

（2）根据医嘱执行雾化吸入治疗。

5. 饮食护理　进食清淡、高蛋白食物。

6. 健康指导　指导适当活动,勿擅自离开病房。指导病人进行自我观察,如呼吸情况。

案例三:男性,67 岁,行部分喉切除术后多天,佩戴金属气管套管,未能拔管,准备带管出院。

（一）讨论

如何进行带管出院病人的家庭护理指导?

（二）分析

对住院期间未能拔管而需带管出院的病人,应教会病人或家属:

1. 消毒内套管、更换气管纱布垫的方法。

2. 湿化气道和增加空气湿度的方法。

3. 洗澡时防止水流入气管,不得进行水上活动。

4. 外出时注意遮盖套管口,防止异物吸入气道。

5. 定期门诊随访。

6. 如发生气管外套脱出或再次呼吸不畅等情况，应立即到医院就诊。

（吴洁丽）

第七节　喉部急性炎症病人的护理

一、急性会厌炎

【概述】

急性会厌炎（acute epiglottitis）是一种以会厌为主的声门上区（图 3-5，见文末彩图 3-5）喉黏膜急性炎症（图 3-6，见文末彩图 3-6），极少累及声带及声门下区，为喉科急重症之一，起病急，发展迅速，严重时可因会厌肿胀堵塞气道而引起窒息死亡。可分为急性感染性会厌炎和急性变态反应性会厌炎两种。成人、儿童皆可发生，男性多于女性，男女之比为（2～7）:1，早春、秋末发病者多见。

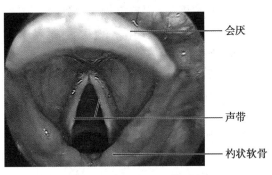

图 3-5　声门上区正常形态

【病因】

1. 感染　是最常见病因，致病菌以 B 型嗜血流感杆菌最多，其他常见的有金黄色葡萄球菌、链球菌、肺炎双球菌、类白喉杆菌等，也可混合病毒感染。各种致病菌可由呼吸道吸入，也可经血行感染，或由邻近器官感染，如急性扁桃体炎、口腔炎、咽炎、鼻 - 鼻窦炎等蔓延而侵及声门上黏膜。身体抵抗力降低、喉部创伤、年老体弱均为危险因素。

2. 变态反应　接触某种变应原引起全身性变态反应，会厌也发生

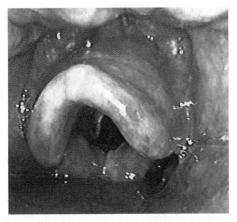

图 3-6　会厌炎症状态

变态反应性炎症而高度肿胀，又称急性变态反应性会厌炎。变应原多为药物、血清、生物制品或食物，如青霉素、阿司匹林、虾、蟹或其他海鲜多见。

3. 其他　异物、喉外伤、喉异物史及吸入有害气体、吸入热蒸汽，喉部放

射治疗等均可引起声门上黏膜的炎性病变。

【临床表现】

（一）症状

1. 全身症状　起病急骤，常在夜间突然发生、在用药半小时或进食 2～3h 内发病，病史很少超过 6～12h。常伴发热、畏寒、精神萎靡、乏力等全身中毒症状，体温多在 37.5～39.5℃，少数可达 40℃ 以上，发热程度与致病菌种有关，如为混合感染，体温通常较高。急性变态反应性会厌炎病人体温可正常。

2. 局部症状

（1）咽喉疼痛：剧烈咽喉痛，吞咽时加重。

（2）吞咽困难：严重时唾液也难以咽下，导致张口流涎、拒食。

（3）呼吸困难：会厌肿胀可引起不同程度的吸气性呼吸困难，伴有高调吸气性哮鸣，可突然加重，严重时可致窒息。

（4）语言含糊，声嘶不明显。

（二）体征

1. 病人呈急性面容，严重者伴喉阻塞体征。

2. 颈淋巴结肿大，一侧或两侧颈深淋巴结肿大、压痛，有时向耳部和背部放射。

【辅助检查】

1. 喉外部检查　先观察颈部外形，再进行触诊。急性会厌炎严重者炎症可向邻近组织扩散，出现颈前皮下红肿、甲状舌骨膜处压痛。一侧或两侧颈深淋巴结肿大伴压痛。手指触压颈部舌骨和甲状软骨上部时压痛明显。

2. 间接喉镜检查　会厌充血、水肿，严重时呈球形或有溃疡、脓肿形成等。室带、声带、声门下区等常被肿胀的会厌遮挡而无法窥及。

3. 电子喉镜检查　儿童不能配合间接喉镜检查的可行电子喉镜检查，但检查时需严密观察，并注意保持呼吸道通畅，以免发生意外。

4. 影像学检查　CT 扫描和 MRI 可显示会厌等声门上结构肿胀，喉咽腔阴影缩小，除此，还有助于识别脓腔。

5. 实验室检查　包括全血细胞计数、血生化、肝功能等及其他相关检查，了解病人全身情况。白细胞总数增加，常在 1.0 万～2.5 万，中性粒细胞增多，有核左移现象。有呼吸困难者行血气分析检查。

【治疗原则】

治疗原则：抗感染，保持呼吸道通畅。

1. 抗感染治疗　全身足量使用敏感抗生素，多选用青霉素类或头孢类抗生素。局部肿胀明显时可给予地塞米松等类固醇皮质激素类药物。

2. 局部处理　可予类固醇皮质激素类药物雾化吸入，局部形成脓肿时切开排脓,术后注意口腔清洁、漱口等。

3. 喉阻塞的处理 保持呼吸道通畅,吸氧。对有呼吸困难,静脉使用抗生素及激素治疗后呼吸困难不改善或加重者、喉阻塞严重者应及时行气管切开。

4. 营养支持 对进食困难的病人,必要时给予静脉营养支持。

【病情观察及记录要点】

1. 病情不稳定者,至少每 15～30min 巡视 1 次,病情稳定后按护理级别要求及病人实际情况巡视并记录。

2. 必要时给予床边心电监护及血氧饱和度监测。

3. 严密观察病人的病情变化

(1)意识、生命体征,尤其是体温、呼吸情况。

(2)是否有发绀症状,血氧饱和度情况。

(3)胸骨上窝、锁骨上窝、胸骨剑突下以及肋间隙等处有无吸气性软组织凹陷。

(4)有无吸气性喉喘鸣音。

(5)有无吞咽困难症状。

(6)饮食及睡眠情况。

4. 发现异常,立即报告医生并协助抢救,及时记录。

【护理措施】

1. 接诊病人前妥善准备急救用物及床单位(同第三章第六节喉阻塞病人的护理)。

2. 建立静脉通道,急查血常规、出凝血常规、肝肾功能、电解质,必要时行血气分析检查。

3. 保持气道通畅

(1)尽快为病人解开领口或脱去高领衫、罩衫,紧急情况可用剪刀剪开,取掉皮带。

(2)取半坐卧位或坐位。

(3)保持呼吸道通畅,吸氧,氧流量根据病人情况而定;必要时吸痰,预防窒息。

4. 用药护理

(1)及早静脉输液,并遵医嘱使用抗生素及糖皮质激素。

(2)根据医嘱执行雾化吸入治疗。

(3)保持口腔清洁,并予漱口液含漱。

5. 需卧床休息,减少耗氧量,尽量减少外界刺激。有特殊需要离床时,需经护士评估并有人陪伴。

6. 气管切开者按气管切开术护理(详见喉阻塞病人的护理)。

7. 饮食护理 进温凉流质或半流质饮食,少量多餐,以利吞咽,减轻疼痛;禁食辛辣、烧烤等刺激性食物,戒烟酒。

8. 创造清洁、安静、舒适的环境,避免噪声刺激,病室避光通风,室内保持适宜的温度和湿度。

9. 症状护理 体温异常者按发热的护理;咽喉部疼痛者遵医嘱使用镇痛药物。并发咽部脓肿者按咽部脓肿护理,喉阻塞者按喉阻塞护理。

10. 健康指导

(1)勿独自离开病房。

(2)讲解疾病的特点及预防措施:避免与变应原接触。

(3)戒烟酒、避免刺激性食物、避免过度疲劳。

(4)注意口腔卫生,进食后予漱口液漱口。

(5)如出现剧烈咽喉疼痛、吞咽困难、呼吸困难应立即就近就诊。

11. 心理护理 安慰病人及家属,缓解紧张心情。

【案例分析】

案例:男,47岁,因劳累后出现咽部疼痛,咽痛呈进行性加重,伴有咽部异物感、语音含糊,诊断:急性会厌炎,给予雾化吸入、抗炎等治疗。

(一)讨论

1. 此病人病情观察要点有哪些?

2. 如果您是责任护士,对此病人做哪些健康指导?

(二)分析

1. 病情观察要点

(1)意识、生命体征,尤其是体温、呼吸情况。

(2)是否有发绀症状,血氧饱和度情况。

(3)胸骨上窝、锁骨上窝、胸骨剑突下以及肋间隙等处有无吸气性软组织凹陷。

(4)有无吸气性喉喘鸣音。

(5)咽喉疼痛情况。

(6)有无吞咽困难症状。

(7)饮食及睡眠情况。

2. 结合病人平日生活、饮食习惯,应对病人做以下指导:

(1)勿独自离开病房。

(2)讲解疾病的特点及预防措施:避免与变应原接触。

(3)戒烟酒、避免刺激性食物、避免过度疲劳。

(4)注意口腔卫生,进食后予漱口液漱口。

（5）如出现剧烈咽喉疼痛、吞咽困难、呼吸困难应立即就近就诊。

（吴洁丽）

二、小儿急性喉炎

【概述】

小儿急性喉炎（acute laryngitis in children）是小儿以声门区为主的喉黏膜急性炎症，常累及声门下区黏膜和黏膜下组织，多在冬春季发病，1～2月份为高峰期，常见于6个月～3岁的婴幼儿，病情较成人者重，发病率比成人低，但小儿发病时易发生呼吸困难，若不及时诊治，可危及生命。易发生呼吸困难的原因：喉腔狭小，喉软骨较软，黏膜下组织较疏松；小儿咳嗽反射较差，分泌物不易排出；小儿神经系统较不稳定，哭闹导致耗氧增加容易发生喉痉挛；小儿对抗感染的免疫力不足，炎症反应重。

【病因】

1. 可由病毒或细菌感染引起，常继发于急性鼻炎、咽炎。也可为流行性感冒、麻疹、水痘、百日咳、猩红热、肺炎等急性传染病的前驱症状。

2. 诱因 小儿营养不良、变应性体质、慢性扁桃体炎、腺样体肥大、儿童鼻窦炎、慢性鼻炎以及抵抗力低下均易诱发小儿喉炎。

【临床表现】

1. 起病较急，多有发热、声嘶、咳嗽，可有黏稠痰液咳出。早期以喉痉挛为主，声嘶多不严重，表现为阵发性犬吠样咳嗽。

2. 严重者出现呼吸困难，表现为吸气性喉喘鸣、吸气性软组织凹陷，吸气时胸骨上窝、锁骨上窝、胸骨剑突下以及肋间隙软组织凹陷，即"四凹征"。出现缺氧症状，面色发绀，烦躁不安，呼吸无力，甚至呼吸循环衰竭、昏迷、抽搐、死亡。

【辅助检查】

直接喉镜检查，见喉黏膜充血、肿胀。声门下腔因黏膜红肿，常在声带之下呈梭形条束状，声带常只有轻度充血。须慎重予小儿行直接喉镜检查，避免其剧烈挣扎诱发喉痉挛。

【治疗原则】

控制喉部炎症，解除喉梗阻，保持呼吸道通畅，及早进行积极治疗。

1. 及早使用有效、足量的抗生素及激素。多选用青霉素类或头孢类抗生素，同时给予糖皮质激素，促使组织消肿，减轻喉阻塞。

2. 局部用药 雾化吸入糖皮质激素。早期可临时使用肾上腺素类药物雾化吸入，可减轻喉黏膜水肿。

3. 支持疗法 补充液体，注意营养及水电解质及酸碱平衡。保护心肺功能,避免发生急性心功能不全。

4.安静休息,减少哭闹,降低耗氧量。

5.保持呼吸道通畅　药物治疗无好转时,应果断、及时行气管切开术,不得延误。

【病情观察及记录要点】

1.病情不稳定者,至少每15~30min巡视1次,病情稳定后按护理级别要求及病人实际情况巡视并记录。

2.必要时给予床边心电监护及血氧饱和度监测。

3.严密观察病人的病情变化

(1)意识、生命体征,尤其是呼吸、体温情况。

(2)是否有面色发绀或苍白,鼻翼扇动等症状,血氧饱和度情况。

(3)有无胸骨上窝、锁骨上窝、胸骨剑突下及肋间隙软组织凹陷,即"四凹征"。

(4)有无吸气性喉喘鸣音。

(5)有无声嘶、阵发性"空""空"声咳嗽或犬吠样咳嗽症状。

(6)饮食及睡眠情况。

4.发现异常,立即报告医生并协助抢救,及时记录。

【护理措施】

1.接诊病人前妥善准备急救用物及床单位(同第三章第六节喉阻塞病人的护理)。

2.建立静脉通道,急查血常规、C反应蛋白、出凝血常规、生化、血气分析。

3.保持气道通畅

(1)尽快为病人解开领口或脱去高领衫、罩衫,紧急情况可用剪刀剪开,取掉皮带。

(2)取半坐卧位或坐位。

(3)保持呼吸道通畅,根据病情选择吸氧流量,必要时吸痰,预防窒息。

4.用药护理

(1)及早进行静脉输液,并遵医嘱使用抗生素及糖皮质激素。

(2)根据医嘱执行雾化吸入治疗。

5.发热护理　体温≥38.5℃时,予物理降温,如冷敷、温水擦浴。冷敷每次放置时间不超过20~30min,以免局部冻伤。物理降温效果欠佳时,按医嘱配合予药物降温。实施降温措施后30~60min复测体温。

6.需卧床休息,减少哭闹,减少耗氧量,减少外界刺激。

7.气管切开者按气管切开术护理(详见喉阻塞病人的护理)。

8.饮食护理　进食清淡、高蛋白食物,拟急诊手术者给予禁食、禁饮。

9. 创造清洁、安静、舒适的环境,避免噪声刺激,病室避光通风,室内保持适宜的温度和湿度。

10. 健康指导

(1)勿离开病房,尽量使小儿安静,减少哭闹,以免加重缺氧。

(2)指导家属必要的病情观察,告知本病的危险性及预防措施。

(3)发热者,多喂水,防止脱水。

10. 心理护理

(1)耐心解释,减轻病人家属紧张恐惧心理。

(2)避免哭闹,应指导家属安抚患儿情绪。

知识链接

小儿急性喉炎预防措施

➢ 加强户外活动,增强体质,提高抗病能力。

➢ 及时治疗小儿贫血、营养不良、佝偻病等。

➢ 注意气候变化,及时增减衣服,避免感冒。

➢ 保持适宜的室温,注意定时开窗通风。

➢ 感冒流行期间,尽量减少外出,以防传染。

➢ 生活要有规律,饮食有节,起居有常。

➢ 睡眠时避免吹对流风,避免冷空气刺激加重病情。

【案例分析】

案例一:男,1岁,发热、声嘶、咳嗽 2d,患儿夜间突然出现吸气时胸骨上窝、锁骨上窝凹陷、口唇发绀,诊断:小儿急性喉炎,急诊收入院。

(一)讨论

1. 为什么小儿急性喉炎病人容易发生呼吸困难?

2. 如果您是责任护士,如何进行病情观察?

(二)分析

1. 易发生呼吸困难的原因

(1)解剖因素:喉腔狭小、喉软骨较软、黏膜下组织较疏松。

(2)小儿咳嗽反射较差,分泌物不易排出。

(3)小儿神经系统较不稳定,哭闹导致耗氧增加容易发生喉痉挛。

(4)小儿对抗感染的免疫力不足,炎症反应重。

2. 至少每小时巡视病人 1 次,病情不稳定者,每 15～30min 巡视 1 次。必要时给予床边心电监护及血氧饱和度监测。严密观察病人的病情变化。观察内容如下:

（1）意识、生命体征，尤其是呼吸、体温情况。

（2）是否有面色发绀或苍白，鼻翼扇动等症状，血氧饱和度情况。

（3）是否有胸骨上窝、锁骨上窝、胸骨剑突下、肋间隙软组织凹陷，即"四凹征"。

（4）有无吸气性喉喘鸣音。

（5）有无声嘶、阵发性"空""空"声咳嗽或犬吠样咳嗽症状。

（6）饮食及睡眠情况。

案例二：男，2岁，诊断：小儿急性喉炎，经住院治疗后好转，现准备出院。

（一）讨论

如何指导病人家属本病的预防措施？

（二）分析

小儿急性喉炎预防措施如下：

（1）加强户外活动，增强体质，提高抗病能力。

（2）及时治疗小儿贫血、营养不良、佝偻病等。

（3）注意气候变化，及时增减衣服，避免感冒。

（4）保持适宜的室温，注意定时开窗通风。

（5）感冒流行期间，尽量减少外出，以防传染。

（6）生活要有规律，饮食有节，起居有常。

（7）睡眠时避免对流风直吹小儿，避免冷空气刺激加重病情。

（吴洁丽）

三、喉水肿

【概述】

喉水肿（edema of the larynx）是一种喉黏膜下疏松部位如会厌、杓会厌襞、声门下区等组织液浸润病变。其并非一独立疾病，是由多种病因造成。一般可分为急性和慢性，无感染者多为浆液性，感染性者多为浆液脓性。发病迅速，发展快，可引起喉阻塞而危及生命。

【病因】

1. 感染性疾病 各种喉部和其邻近部位的感染，包括一般非特异性感染，如急性喉炎、喉部脓肿、喉软骨膜炎、扁桃体周围脓肿、咽旁脓肿、咽后脓肿、颈部蜂窝织炎等。特异性感染如喉梅毒、结核等。

2. 非感染性疾病 各类喉创伤、变态反应、喉血管神经性水肿、异物以及一些全身性疾病均可引起。

（1）喉创伤：喉的开放性损伤，闭合性损伤，经喉粗糙的气管插管，硬管支气管镜检查过重的摩擦伤，以及喉手术、颈淋巴结清扫术均可引起。一些特殊的喉损伤，如误吞强酸强碱的腐蚀伤，吸入过热气体的灼伤，喉黏膜放射性损害也会造成喉水肿。

（2）喉血管神经性水肿：也称遗传性血管神经性喉水肿（hereditary angioneurotic laryngeal edema, Hale），是多系统损害的遗传性血管神经性水肿的喉局部表现，为一家族遗传性补体缺陷病，多有常染色体显性遗传。病因为病人血清中 C1-酯酶抑制剂（C1-INH）含量低、功能不全或缺乏所致。C1-INH 是一血浆球蛋白，为血浆中的一多功能丝氨酸蛋白酶抑制剂，对纤维蛋白溶解、凝血、激肽形成和补体系统内的多种特异性蛋白裂解酶有重要的调节作用。如其含量低，则引起过敏毒素和缓激肽释放过多，血管通透性增高，产生局部水肿。

（3）变态反应：主要为 I 型（IgE 介导）的超敏反应引起的喉水肿。常见的有药物过敏性反应，如青霉素针剂、碘化钾口服液、阿司匹林片等。也见有食用海鲜食品等发生变应性喉水肿。

（4）全身性疾病：心脏病、肾炎、肝硬化、甲状腺功能低下导致的黏液性水肿，以及颈下部、纵隔肿瘤压迫，使喉淋巴和静脉回流受阻产生的被动型喉水肿。其他颈内静脉结扎，妊娠造成上腔静脉受压均可发生喉水肿。

【临床表现】

主要临床表现为声嘶、语音含糊、咽喉梗阻感，严重者有喉梗阻表现。

起病迅速，感染性喉水肿可于数小时内发生声嘶、喉喘鸣、呼吸困难、吞咽困难，伴有发热、喉痛；变应性喉水肿、遗传性血管神经性喉水肿发展更快，病人常于数分钟内出现声嘶、喉喘鸣、呼吸困难甚至窒息。非感染性者有原发疾病的临床表现，如遗传性血管神经性喉水肿，多数在 10 岁时开始反复出现无痛性水肿，然后于睑、唇、面部、四肢部位皮肤出现硬性水肿，并伴有浅红色斑。上呼吸道、消化道黏膜亦出现水肿并伴以相应的症状。泌尿生殖系常有会阴皮下、阴道黏膜水肿，脑水肿可引起头痛等颅内压增高表现。

【辅助检查】

1. 间接喉镜检查　了解喉黏膜水肿情况。

2. 电子喉镜的检查　不能配合间接喉镜检查的可考虑行电子喉镜检查，但检查时需严密观察，并注意保持呼吸道通畅，以免发生意外。

3. 实验室检查　包括全血细胞计数、出凝血常规、血生化等及其他相关检查，有呼吸困难者行血气分析检查，了解病人全身情况。

【治疗原则】

治疗原则：主要是针对病因急性治疗。感染性喉水肿给予有针对性的广谱抗生素抗感染，同时静脉滴注糖皮质激素，局部雾化吸入，也可用含有 0.1% 肾上腺素的溶液喷入喉部。变应性喉水肿可口服抗组胺药物。对遗传性血管神经性喉水肿，尤其是发作频繁、症状严重可用促进 C1-INH 合成剂类药物，如司坦唑醇，0.5～2mg/d 连续应用 2 年，并补充外源性 C1-INH 浓缩剂。如为预防病人进行其他外科治疗后发作，可在术前使用抗纤溶药物如氨甲环酸 3d，或司坦唑醇一周。对急性发作病人，可应用浓缩 C1-INH 制剂静脉注射使其达正常水平，其他可用干扰素、司坦唑醇和输入新鲜血液。喉水肿严重导致喉阻塞已有气管切开术指征者应先行切开，再进行病因治疗。

【病情观察及记录要点】

1. 病情不稳定者，至少每 15～30min 巡视 1 次，病情稳定后按护理级别要求及病人实际情况巡视并记录。

2. 必要时给予床边心电监护及血氧饱和度监测。

3. 严密观察病人的病情变化

（1）意识、生命体征，尤其是呼吸情况。

（2）是否有发绀症状，血氧饱和度情况。

（3）胸骨上窝、锁骨上窝、胸骨剑突下以及肋间隙等处有无吸气性软组织凹陷。

（4）有无吸气性喉喘鸣音。

（5）有无声嘶症状。

（6）有无吞咽困难症状。

（7）全身各系统有无水肿的症状。

（8）饮食及睡眠情况。

4. 发现异常，立即报告医生并协助抢救，及时记录。

【护理措施】

1. 接诊病人前妥善准备急救用物及床单位（同第三章第六节喉阻塞病人的护理）。

2. 建立静脉通道，急查血常规、出凝血常规、肝肾功能、电解质，必要时行血气分析检查。

3. 保持气道通畅

（1）尽快为病人解开领口或脱去高领衫，不穿罩衫，取掉皮带。

（2）取半坐卧位或坐位。

（3）保持呼吸道通畅，吸氧的氧流量根据病人实际情况而定，必要时吸痰，预防窒息。

4. 用药护理

（1）尽早静脉输液，并遵医嘱使用抗生素及糖皮质激素。

（2）根据医嘱执行雾化吸入治疗。

（3）保持口腔清洁，并予漱口液含漱。

5. 需卧床休息,减少耗氧量,减少外界刺激。有特殊需要离床时,需经护士评估并有人陪伴。

6. 气管切开者按气管切开术护理(详见喉阻塞病人的护理)。

7. 饮食护理 进温凉流质或半流质饮食,少量多餐,以利吞咽,减轻疼痛;禁食辛辣、烧烤等刺激性食物,戒烟酒。

8. 创造清洁、安静、舒适的环境,避免噪声刺激,病室避光通风,室内保持适宜的温度和湿度。

9. 症状护理 体温异常者按发热的护理;咽喉部疼痛者遵医嘱使用镇痛药物。并发咽部脓肿者按咽部脓肿护理,喉阻塞者按喉阻塞护理。

10. 健康指导

(1)勿独自离开病房。

(2)讲解疾病的特点及预防措施:避免与变应原接触。

(3)戒烟酒、避免刺激性食物、避免过度疲劳。

(4)注意口腔卫生,进食后予漱口液漱口。

(5)如出现剧烈咽喉疼痛、吞咽困难、呼吸困难应立即就近就诊。

11. 心理护理 安慰病人及家属,缓解紧张心情。

【案例分析】

案例:男,50岁,诊断:喉水肿,给予雾化吸入、抗炎等治疗。

(一)讨论

1. 此病人病情观察要点有哪些?

2. 如果您是责任护士,对此病人做哪些健康指导?

(二)分析

1. 病情观察要点

(1)意识、生命体征,尤其是呼吸情况。

(2)是否有发绀症状,血氧饱和度情况。

(3)有无胸骨上窝、锁骨上窝、胸骨剑突下以及肋间隙等处有无吸气性软组织凹陷。

(4)有无吸气性喉喘鸣音。

(5)有无声嘶症状。

(6)有无吞咽困难症状。

(7)全身各系统有无水肿的症状。

(8)饮食及睡眠情况。

(9)发现异常,立即报告医生并协助抢救,及时记录。

2. 健康指导

(1)勿独自离开病房。

（2）讲解疾病的特点及预防措施：避免与变应原接触。

（3）戒烟酒、避免刺激性食物、避免过度疲劳。

（4）注意口腔卫生，进食后予漱口液漱口。

（5）如出现剧烈咽喉疼痛、吞咽困难、呼吸困难应立即就近就诊。

（吴洁丽）

第八节 喉外伤及喉异物病人的护理

一、喉外伤

【概述】

喉外伤（injuries of larynx）包括闭合性喉外伤和开放性喉外伤。一般男性多于女性。喉具有呼吸、发声、吞咽功能，一旦遭受创伤，轻则影响进食及发声，重则引起呼吸困难乃至窒息，常危及生命。

（一）闭合性喉外伤

指颈部皮肤及软组织无伤口的喉外伤。轻者仅有颈部软组织损伤，重者可发生喉软骨移位、骨折、喉黏软骨膜损伤，包括挫伤、挤压伤、扼伤等。

【病因】

颈部遭受外来暴力直接打击，如拳击、交通事故、工伤事故、钝器打击、扼伤、自缢等。喉部可出现软骨骨折，喉黏膜损伤，声带断裂，环杓关节脱位等。

【临床表现】

1．症状

（1）疼痛：以喉及颈部为著，触痛多明显。随发声、吞咽、咀嚼、咳嗽而加重，且可向耳部放射。

（2）声音嘶哑或失声：因声带和室带充血、肿胀、软骨脱位、喉返神经损伤所致。

（3）咳嗽及咯血：由于挫伤刺激而引起咳嗽，喉黏膜破裂轻者仅有痰中带血，重者可致严重咯血。

（4）颈部皮下气肿：喉软骨骨折、黏软骨膜破裂的严重喉挫伤，咳嗽时空气易进入喉部周围组织，轻者气肿局限于颈部，重者可扩展到颌下、面颊、胸部，若累及纵隔则出现严重呼吸困难。

（5）呼吸困难：喉黏膜出血、水肿、软骨断裂均可致喉狭窄，双侧喉返神经损伤可引起吸气性呼吸困难。若出血较多，血液流入下呼吸道，引起呼吸喘鸣，重则可导致窒息。

（6）吞咽困难：常因喉部疼痛所致，疼痛感明显，吞咽时加重，有时也可因咽喉黏膜撕裂导致吞咽困难。

(7) 休克：严重喉挫伤（喉气管离断）可导致外伤性或出血性休克。

2. 体征

(1) 严重者出现呼吸困难三凹征。

(2) 颈部肿胀变形，皮肤呈片状或条索状瘀斑。

(3) 喉部有明显触痛，可触及喉软骨碎片摩擦音。

(4) 若有皮下气肿则可扪及捻发音。

【辅助检查】

1. 间接喉镜检查和纤维喉镜检查　可见喉黏膜肿胀或血肿、声门变形、声带断裂或声带运动障碍。

2. 颈部正侧位片、CT、MRI 检查可显示喉骨折部位、气管损伤情况及颈部软组织和血管损伤情况。

【治疗原则】

1. 如无呼吸困难，仅有软组织损伤，无咯血、喉软骨移位或骨折者，可先予抗生素、糖皮质激素及镇痛药物治疗，保持安静，颈部制动，减少吞咽动作，进食流质或软食。观察病人的呼吸及皮下气肿发展的情况，大多无须手术可逐渐恢复正常。

2. 如有呼吸困难，应做气管切开术。极危急情况下可先行喉内插管术或环甲膜切开术，并尽快行气管切开术。

3. 如有软骨骨折，尤其是环状软骨骨折，喉黏膜严重损伤撕裂、声带断裂、环杓关节脱位等则需行软骨骨折复位、缝合撕裂的喉黏膜、复位环杓关节，喉内放置喉模，防止喉狭窄的发生。

4. 鼻饲　伤后 10d 内应予以鼻饲饮食，可减少喉的运动，减轻喉部疼痛和呛咳，以利于损伤部位的愈合。

【病情观察及记录要点】

1. 病情不稳定者，至少每 15～30min 巡视 1 次，病情稳定后按护理级别要求及病人实际情况巡视并记录。

2. 观察意识和生命体征，关注呼吸、血压、脉搏的变化，有无呼吸困难的表现，警惕休克的发生。

3. 观察皮下气肿、颈部肿胀的情况并记录。

4. 观察口腔分泌物颜色、性状和量，关注病人有无咳嗽或咯血，有无活动性出血的表现。

5. 记录病人疼痛、声嘶、吞咽困难的情况。

6. 行喉软骨固定或骨折复位者，观察颈部皮肤血运情况，颈部有无红肿，关注有无咳出脓性分泌物。

7. 喉内放置喉模者，喉模缝线上端丝线经鼻腔引出，下端经气管切开口引出，分别加以固定。关注两处丝线的固定情况并记录。

【护理措施】

1. 接诊病人前妥善准备急救用物及床单位。床单位应选择距离护士站较近，且备有吸氧、负压吸引设备。

2. 当发生明显吸气性呼吸困难时，配合医生行紧急气管切开。气管切开者按气管切开术护理（详见喉阻塞病人的护理）。发生喉部出血时，配合医生行填塞止血。

3. 卧床休息，保持安静，颈部制动。行喉软骨固定或骨折复位者，术后指导病人采取保护性体位，即垫高病人枕部保持头部向前倾 15°～30°，以免发生喉咽腔裂开等并发症。

4. 鼻饲高热量、高蛋白质、高维生素、易消化的流质，减少喉部运动。拔除胃管后予流质或软食，并嘱其减少吞咽动作。

5. 若有皮下气肿、颈部肿胀者，每班测量颈围。

6. 保持口腔清洁，落实口腔护理。

7. 疼痛护理　减少说话，建议病人采取听音乐等方式分散注意力以缓解疼痛。疼痛难忍，可遵医嘱使用止痛药。

8. 遵医嘱使用抗生素，注意观察药物疗效和副作用。

9. 进行心理护理，耐心向病人解释病情，消除心理紧张和顾虑，使其能积极配合治疗和得到充分休息；加强与病人家属的沟通，使其给予病人有效的支持，积极地配合治疗。

10. 健康教育　病人术后体位的重要性，以利于术后恢复。告知病人一般4～8 周后取出喉模，不要擅自牵拉固定喉模的丝线，关注丝线固定情况。喉模取出后若病人出现呼吸困难等症状时应立刻就诊。

【案例分析】

案例：男性，9 岁，跌倒时喉部碰撞台阶受挫伤，入院就诊。CT 报告示喉腔后方软组织影增厚，边缘毛糙，声门区、声门下区软组织肿胀。病人呼吸困难，声嘶。纤维喉镜示双侧声带活动差，声门下渗出少量新鲜血液，披裂室带充血。拟行急诊气管切开术。

1. 讨论

（1）作为当班护士，收治此病人要做哪些护理措施？

（2）病情观察哪些内容？

2. 分析

（1）此病人主要护理措施

1）接诊病人前妥善准备急救用物及床单位。床单位应选择距离护士站较近,且备有吸氧、负压吸引设备。

2）落实手术前准备,按麻醉要求及医嘱予禁食、禁饮,减少说话及吞咽动作。准备气管切开物品。

3）给予吸氧、床边心电监护及血氧饱和度监测。

4）卧床休息,保持安静,颈部制动。

5）保持呼吸道通畅,若咽喉部的血液及分泌物较多,应及时予吸出。

6）予测量颈围,落实口腔护理。

7）遵医嘱准确使用药物,注意观察药物疗效和副作用。

8）进行心理护理,耐心向病人及家属解释病情,消除心理紧张和顾虑,积极配合治疗。病人发音困难,为其提供纸笔或教会一些简便的手势以方便沟通。

（2）病情观察

1）每15～30min巡视1次。

2）观察意识和生命体征,关注呼吸、血压、脉搏的变化,警惕休克的发生。

3）观察皮下气肿、颈部肿胀的情况并记录。

4）观察口腔分泌物颜色、性状和量,关注病人有无咳嗽或咯血,关注分泌物的颜色、性状和量。

5）评估病人疼痛、声嘶、吞咽困难的情况。

（二）开放性喉外伤

指喉部皮肤和软组织破裂,伤口与外界相通的喉外伤。可伤及喉软骨、软骨间筋膜,穿通喉内,包括切伤、刺伤、炸伤、子弹伤等。开放性喉创伤易累及颈动脉及颈内静脉,发生大出血,枪弹伤则易形成贯穿伤,且可伤及食管及颈椎,战时较多见。

【病因】

1.斗殴或自杀时喉部被锐器切割伤。

2.交通事故中喉部被碎玻璃切伤或被尖锐的金属物刺伤。

3.其他意外或爆炸事故中喉部被碎片击伤、锐物刺伤。

4.喉部被弹片、枪弹击伤。弹片伤可将喉部击碎,创伤范围大。枪弹伤多为贯通伤,创伤范围相对较小。

【临床表现】

1.出血　因颈部血运丰富,出血较凶猛,易发生出血性休克。若伤及颈动脉、颈内静脉,因出血难以控制,多来不及救治而立即死亡。

2.皮下气肿　空气可通过喉内及颈部伤口进入颈部软组织内,产生皮下气肿,若向周围扩展,可达面部及胸腹部,向下可进入纵隔,形成纵隔气肿。

3.呼吸困难　可因喉软骨骨折、移位、喉黏膜下出血、肿胀所致喉狭窄、梗阻;气肿、气胸;喉内创口出血流入气管、支气管,造成呼吸道阻塞;有气胸时可导致病人出现不同程度的呼吸困难。出血、呼吸困难、休克是开放性喉创伤的三个危机现象，应给予高度重视。

4．声嘶　声带损伤、环杓关节脱位、喉返神经损伤均可导致声嘶乃至失声。

5．吞咽困难　喉痛、咽损伤所致吞咽困难，使吞咽难以进行。若伤口穿通咽部、梨状窝或颈部食管，吞咽及进食时则有唾液和食物自伤口溢出，造成吞咽障碍。

6．休克　若伤及颈部大血管，将在极短时间内丢失大量血液而引起失血性休克。

【辅助检查】

1．视诊　若伤口未与喉、咽相通，则与一般颈部浅表伤口相同。若伤口与喉咽内部相通则可见唾液从伤口流出，从伤口可见咽壁、喉内组织及裸露的血管或神经。

2．颈部正侧位 X 线片、CT、MRI 检查　可显示异物位置、喉骨折部位、气管损伤情况及颈部软组织、血管损伤情况。

【治疗原则】

1．控制出血　找到出血血管并将其结扎。如果找不到，可用纱布填塞止血。已贯穿喉腔的伤口不可加压包扎，以防发生喉水肿或加重脑水肿及脑缺氧。出血凶猛者，可用手指压迫止血，并探查颈部血管，如果动脉有裂口可行缝合术或血管吻合术；如果颈内静脉破裂，可于近心端将其结扎。颈总或颈内动脉结扎术仅万不得已时方可施行，因其可以引起严重的中枢神经系统并发症，如偏瘫、昏迷甚至死亡。

2．呼吸困难的处理　解除呼吸困难或窒息极为重要，应先将咽喉部血液、唾液吸出，同时给予吸氧，取出异物。紧急情况下，可行环甲膜切开术，待呼吸困难缓解后再改行气管切开术。危急情况下可将气管插管或气管套管由伤口处插入，插管或套管气囊应充足气，伤口内填以纱布，以防止血液流入气道。有气胸时可行胸腔闭式引流。

3．休克的处理　多为失血性休克，应尽快给予静脉输入葡萄糖液、平衡盐溶液、代血浆和全血，并给予强心剂。

4．全身应用抗生素、糖皮质激素、止血药物、注射破伤风抗毒素。

5．手术治疗

（1）喉浅表伤：伤后时间短、无污染者，用消毒液和生理盐水反复清洗伤口，清创，将筋膜、肌肉、皮下组织、皮肤逐层缝合。有可能污染者，彻底清创后延期缝合。

（2）喉切伤及穿通伤：应尽量保留受损的喉软骨，并逐层缝合。如有咽食管瘘，将其周边黏膜严密缝合。喉腔内置喉模并加以固定，防止形成喉狭窄。

如有喉返神经断裂伤,在具备条件的情况下,可一期进行喉返神经吻合术。

(3)异物取出术:浅表异物可于手术中取出。X线片可明确显示异物的位置及与周边各种解剖结构的关系。

(4)术中插入鼻饲管,必要时可行颈部食管造瘘术或胃造瘘术,以保证营养供给并减少术后吞咽动作,利于伤口的愈合。

【病情观察及记录要点】

1. 病情不稳定者,至少每15~30min巡视1次,病情稳定后按护理级别要求及病人实际情况巡视并记录。

2. 观察意识和生命体征,关注呼吸、血压、脉搏的变化,有无呼吸困难的表现。

3. 注意观察伤口部位、大小、形态、深浅及数目并记录。

4. 观察颈部伤口出血情况,关注口腔分泌物颜色、性状和量,有无活动性出血的表现。出血量多者应注意有无休克表现,观察有无皮肤湿冷、末梢循环是否良好等。

5. 观察皮下气肿、颈部肿胀的情况并记录。

6. 记录病人疼痛、声嘶、呛咳、吞咽困难的情况。

7. 行喉软骨固定或骨折复位者,观察颈部皮肤血运情况,颈部有无红肿,关注有无咳出脓性分泌物。

8. 喉内放置喉模者,喉模缝线上端丝线经鼻腔引出,下端经气管切开口引出,分别加以固定。关注两处丝线的固定情况并记录。

【护理措施】

1. 接诊病人前妥善准备急救用物及床单位。床单位应选择距离护士站较近,且备有吸氧、负压吸引设备。

2. 当发生明显呼吸困难时,配合医生行紧急气管切开。气管切开者按气管切开术护理(详见喉阻塞病人的护理)。对于有明显的活动性出血者,应立即通知医生,予负压吸引喉部分泌物、血液,迅速建立静脉通路,配合医生进行抢救。如有气胸,则配合行胸腔闭式引流。

3. 予吸氧、心电监护及指脉氧监测,配血及抽血检验,包括全血细胞计数、出凝血常规、血生化等。

4. 卧床休息,保持安静,颈部制动。行喉软骨固定或骨折复位者,术后指导病人采取保护性体位,即垫高病人枕部保持头部向前倾15°~30°,以免发生喉咽腔裂开等并发症。

5. 留置胃管,鼻饲高热量、高蛋白质、高维生素饮食,减少吞咽动作。

6. 保持口腔清洁,落实口腔护理。

7. 保持伤口的清洁。伤口敷料有污染或血迹时,应及时换药。

8. 疼痛护理 减少说话，建议病人采取听音乐等方式分散注意力以缓解疼痛。疼痛难忍，可遵医嘱使用止痛药。

9. 及早使用抗生素、激素、破伤风抗毒素等，预防感染及喉水肿。

10. 进行心理护理，耐心向病人解释病情，消除心理紧张和顾虑，使其能积极配合治疗和得到充分休息；加强与病人家属的沟通，使其给予病人有效的支持，积极地配合治疗。

11. 健康教育 病人术后体位的重要性，以利于术后恢复。对于予以鼻饲饮食的病人，应向其解释鼻饲饮食的意义并告知其相关注意事项。对于行气管切开放置套管的病人，应注意保持呼吸道通畅。定期门诊随访。若出现呼吸不畅等情况时，应及时就诊。告知病人一般 4～8 周后取出喉模，不要擅自牵拉固定喉模的丝线，关注丝线固定情况。喉模取出后若病人出现呼吸困难等症状时应立刻就诊。

【案例分析】

案例：男性，35 岁，因斗殴颈部被刀割伤，由救护车送至急诊就诊，颈部有一 9cm 横断伤，致甲状软骨断裂，可见咽侧壁搏动性出血，创口有气泡冒出。病人神清，无法发音，口唇苍白，四肢冰冷，无力，头晕。急诊予紧急插入气管插管，直送手术室行气管切开术。

（一）讨论

作为急诊接诊护士如何配合抢救？

（二）分析

立即通知医生。予负压吸引喉部分泌物、血液，迅速建立静脉通路，予配血及抽血检验，包括全血细胞计数、出凝血常规、血生化等。遵医嘱快速静脉输入葡萄糖液、平衡盐溶液、代血浆、全血、止血药物、强心剂等。予吸氧、心电监护及血氧饱和度监测。准备气管切开物品、移动监护仪器、移动负压吸引及吸氧设备，与医生一起送病人到手术室。

（江英芳）

二、喉烫伤及烧灼伤

【概述】

喉烫伤（scald of larynx）及喉烧灼伤（thermal burn of larynx）是指喉黏膜受到强的物理因素刺激或接触化学物质后，引起局部组织充血、水肿，以致坏死等病变。单纯的喉烫伤及烧灼伤极为少见，常为头面部、气管、支气管烫伤及烧灼伤的合并发生。

【病因】

1. 火灾时，吸入高温的烟尘、气体。此时常合并头面部烧伤。

2. 误咽强酸、强碱等化学腐蚀剂(酸、碱、酚等)。此时常合并咽、食管的化学腐蚀伤。

3. 吸入热的液体或热蒸汽。此时常合并咽、气管、支气管及肺的损伤。

4. 战时遇到有毒气体的袭击,如芥子气、氯气等。

5. 放射线损伤,包括深度 X 线、钴 60、直线加速器等放射治疗时损伤及核武器辐射损伤。

【临床表现】

临床上根据合并下呼吸道损伤程度将喉烫伤及烧灼伤分为轻、中、重三型,以利于判断伤情和指导治疗。

1. 轻型　损伤仅在声门区以上,病人表现为咽干、咽喉痛、口鼻渗出液多,可有声音嘶哑,同时伴有吞咽困难、鼻毛烧焦、黏膜充血、肿胀、水疱、出血、假膜与溃疡等。吞食腐蚀剂或热液者,可见口周皮肤烫伤,食管、胃黏膜烧灼伤及全身中毒症状。

2. 中型　损伤在气管隆嵴水平以上,此时除有轻型的临床表现之外还有黏膜糜烂、吸气性呼吸困难甚至窒息。肺部听诊呼吸音粗,有干啰音和哮鸣音。常伴有下呼吸道黏膜烧伤,易遗留喉瘢痕狭窄。

3. 重型　损伤已达支气管、肺泡,除有中型临床表现外,临床上可出现剧烈咳嗽,脓血痰。

4. 伤后立即或数小时内出现严重的吸气性呼吸困难,缺氧、烦躁、昏迷。下呼吸道黏膜水肿、糜烂及溃疡,甚至坏死。病人呼吸急促、咳嗽剧烈。听诊心音遥远,肺呼吸音减弱。早期即可出现肺水肿和呼吸衰竭。后期气道坏死黏膜脱落,引起肺不张和并发肺炎,脱落黏膜较大时可导致突然窒息。若烧伤范围广泛,可导致严重而广泛的阻塞性肺不张、支气管肺炎、肺水肿,进而出现呼吸功能衰竭。可遗留喉狭窄、气管支气管狭窄。

【辅助检查】

可进行电子喉镜、血常规、电解质等项目检查,必要时进行喉部、肺部 CT 的检查。

【治疗原则】

吸入性损伤的治疗难度较大,应慎重处理,严密监护,随时准备进入抢救状态。

1. 轻型　主要采用抗感染,减轻或消除黏膜肿胀。如清洁口腔、去除口腔及咽喉分泌物,雾化吸入抗生素及糖皮质激素,全身使用抗生素。

2. 中型　除轻型的治疗措施外,有呼吸困难或预计会有呼吸困难者及早进行气管切开。

3. 重型　除中型治疗措施外要全身大剂量使用抗生素,如遭毒气袭击应使用解毒药,加强气管切开术后的护理,及时控制肺部感染及肺水肿,抗休克,维持水电解质平衡,保护全身主要脏器的功能。

急救处理:

1.早期处理 热烫伤时,可冷开水漱口、口含冰块、颈部冷敷。强酸、强碱烧伤应立即用清水冲洗口腔、咽部,并采用中和疗法。强酸者给予牛奶、蛋清或2%~5%苏打水;强碱者给予食醋、1%盐酸或5%氯化铵等涂抹伤口或吞服,用中和药物雾化吸入。

2.全身治疗 充分输液,维持水电解质平衡、吸氧。伴有大面积烧伤者,需要输液抗休克治疗,同时要注意肺水肿的防治。重度者需行紧急气管插管,也可给予高压氧治疗,纠正休克、保护心脏功能。

3.保持呼吸道通畅 防止喉、气管黏膜水肿,给予糖皮质激素治疗;上呼吸道阻塞、分泌物多而咳出困难者,为防止窒息,可行气管内插管或气管切开术;出现支气管痉挛时可给予化痰药水滴入,或应用解痉药;保持气道湿润:雾化吸入或给予化痰药水滴入。

控制感染:

1.全身应用抗生素、破伤风抗毒素。

2.严格执行无菌操作原则。

3.及时清除气道内分泌物及脱落的坏死黏膜等。

支持治疗:

保证营养、水分、电解质和维生素的补充,必要时留置胃管。

【病情观察及记录要点】

1.病情不稳定者,至少每15~30min巡视1次,病情稳定后按护理级别要求及病人实际情况巡视并记录。

2.观察意识和生命体征,关注呼吸、血氧、血压、脉搏的变化,有无呼吸困难的表现,警惕休克的发生。

3.观察口腔、口咽部分泌物颜色、性状和量,有无异味,关注坏死黏膜脱落情况。

4.关注病人有无剧烈咳嗽或咯血,有无活动性出血的表现。

5.记录病人疼痛、声嘶、吞咽困难的情况。

【护理措施】

1.接诊病人前妥善准备急救用物及床单位(同第三章第六节喉阻塞病人的护理)。

2.保持气道通畅

(1)尽快为病人解开领口或脱去高领衫(不穿罩衫,紧急情况可用剪刀剪开),取掉皮带。

（2）清醒病人取坐位或半卧位,休克病人予中凹卧位,头偏向一侧。

（3）及时予气道负压吸引,清除口中分泌物及脱落的坏死组织,保持呼吸道通畅,预防窒息。

3. 用药护理

（1）建立静脉通道,进行静脉输液,并遵医嘱予抗生素、激素及营养支持药物静脉输液治疗,保持水、电解质平衡。

（2）若病人主诉疼痛难以忍受,可遵医嘱给予止痛药,并进行药物的相关宣教和指导。

（3）使用局部激素等药物雾化吸入。

4. 予吸氧、心电监护及指脉氧监测,配血及抽血检验,包括全血细胞计数、出凝血常规、血生化等。

5. 保持口腔清洁,落实口腔护理,及时清除口中分泌物,消除口腔异味,保持口腔清洁湿润。遵医嘱使用漱口水,保持口腔清洁,预防感染。

6. 饮食护理　进食温凉的流质或半流质,少食多餐,增加液体摄入量,多食蔬菜、水果,忌辛辣、硬、热等刺激性食物。留置胃管的病人予配制高营养液鼻饲。

7. 创造清洁、安静、舒适的环境,避免噪声刺激,病室避光通风,温度适宜。

8. 心理护理　耐心安慰病人,消除恐惧,使其沉着镇静地配合治疗。同时进行家属的解释工作,及时更换污染的衣服、被褥,避免对病人产生再次感染。

【案例分析】

案例：男性,39 岁,因三天前被他人强行向口腔内塞入石灰后,出现口腔烧灼痛,咽痛,吞咽时有轻微疼痛,不伴呼吸困难、吞咽困难,无声嘶,无明显咳嗽、咳痰、咯血等不适,予药物等保守治疗,效果欠佳。检查见口腔、口咽部黏膜有白色溃疡,遂以"口腔、口咽部化学腐蚀伤"急诊收治入院。病程中病人饮食欠佳,睡眠可,入院时生命体征平稳。查体示：口腔、口咽多处黏膜有白色溃疡,双侧扁桃体无肿大,咽喉无充血,会厌舌面充血水肿,声带、室带无法窥及,披裂无充血、光滑。入院后予纤维喉镜检查,同时予抗感染治疗,床旁备气管切开物品,并予留置胃管。

（一）讨论

1. 您认为此病人的护理观察要点是什么？

2. 如果您是责任护士,对此病人做哪些健康指导？

（二）分析

1. 此病人的护理观察要点

（1）观察意识和生命体征,关注呼吸、血氧、血压、脉搏的变化,有无呼吸困难的表现,警惕休克的发生。可遵医嘱给予低流量吸氧。

（2）观察口腔、口咽部分泌物颜色、性状和气味，关注坏死黏膜脱落情况。

（3）关注病人有无剧烈咳嗽或咯血，有无活动性出血的表现。

（4）观察病人疼痛、声嘶、进食的情况。

（5）观察胃管在位情况，保持胃管通畅。

2. 健康指导

（1）尽量保持半卧位或坐位，如若仰卧，头偏向一侧，以防口咽腔分泌物脱落引起气道阻塞。如感觉呼吸困难，立即呼叫医护人员。

（2）保持口腔清洁，按医嘱使用漱口水漱口。若感觉口咽部有分泌物脱落，轻轻吐出，预防分泌物脱落引起堵塞气道。

（3）拔除胃管后进食温凉、清淡的流质或半流质，以免损伤未愈合的伤口。

（4）对病人及家属进行解释安慰工作，消除其紧张情绪，使病人配合护理及治疗。

（江英芳）

三、喉插管损伤

【概述】

喉插管损伤（intubation trauma of larynx）是指经鼻或经口行气管内插管所引起的喉部损伤，如损伤性喉肉芽肿、环杓关节脱位、喉水肿、喉黏膜的损伤（严重者可导致喉狭窄）。多发生于全身麻醉、危重病人抢救等需要经口、经鼻行喉气管插管术的情况下。因此，近年来此类喉部损伤日渐增加；长期留置鼻饲管亦可造成环后区黏膜的损伤。其发病率国内外报道为10%～60%。

【病因】

1. 插管技术不熟练，操作粗暴，声门暴露不清时盲目的强行插入；清醒插管时，表面麻醉不充分，致使病人频繁咳嗽或声门痉挛；插管过程中过多地搬动病人头部；反复多次地插管；插管过浅，导致气囊压迫声带黏膜；插管时间过久，压迫时间过长；气管套管外气囊充气过多；经鼻腔盲目插管时，更易造成喉腔内损伤。

2. 插管选择有误，选择插管型号偏大、过长、表面不光滑。

3. 插管质量不佳，质地过硬或管壁含有对黏膜有害的成分，压迫、刺激喉气管黏膜。

4. 鼻饲管留置时间过长，长时间摩擦环后区黏膜，造成局部损伤。

5. 病人呕吐物或鼻咽分泌物吸入喉腔，对喉黏膜产生刺激。

6. 麻醉过程中过度伸展、屈曲或旋转颈部，导致喉返神经过度牵拉。

7. 病人自身有过敏体质，对外界刺激反应敏感而强烈。

8. 插管消毒不合格或病人呼吸道有炎症。

【临床表现】

1. 溃疡及假膜形成　插管损伤、撕裂喉黏膜造成充血水肿,上皮脱落继发感染而形成溃疡。因插管多位于声带突之间,所以溃疡多见于声带后部,位于杓状软骨声带突出,纤维蛋白及白细胞常在此处沉积形成假膜。可表现为喉部不适、声音嘶哑、喉部疼痛、咳嗽咳痰及痰中带血。若行喉镜检查可见喉黏膜水肿、充血、局部溃疡及假膜(多见于右声带突出,也可见于左侧或两侧)。

2. 肉芽肿　系在上述喉黏膜溃疡及假膜基础上发生炎症及浆细胞浸润,大量成纤维细胞及血管内皮细胞增生而形成的。喉镜检查可见声带突肉芽肿,表面光滑、色灰白或淡红,如息肉样。病人感喉部不适,有异物感,发声嘶哑,经久不愈。若肉芽肿过大,可阻塞声门,引起呼吸困难。

3. 环杓关节脱位　病人拔管后即出现声嘶,说话无力、咽部疼痛,且上述症状长期不愈。多为一侧脱位,双侧同时脱位者罕见。杓状软骨可向前或向后移位,但以向前并向外侧移位者多见。左侧较多见,因行气管插管时操作者多习惯用左手持喉镜,将舌骨以上组织及喉部向上提起,暴露声门,由右侧插入插管,易使左侧环杓关节脱位。喉镜检查可见一侧杓状软骨和杓会厌襞充血、水肿、且突出于声门上,掩盖声门的后部。声带运动受限,发声时杓状软骨多不活动,使声门不能完全闭合。

4. 声带麻痹　由于膨胀的气囊位于喉室而未完全到达气管内,因而压迫喉返神经前支所致。病人术后即出现声嘶。喉镜检查见一侧声带固定于旁正中位。

【辅助检查】

喉镜检查:环杓关节脱位时,喉镜检查可见一侧杓状软骨红肿、杓会厌壁充血、水肿,且突出于声门之上,掩盖声门后部,使声带活动受限,病人发声时杓状软骨多不活动,声门不能完全闭合。

【治疗原则】

根据该病不同的临床症状应给予其相应的治疗方案。

1. 喉黏膜有溃疡及假膜　嘱病人少讲话,禁烟禁酒,禁辛辣刺激性食物,不做屏气动作,给予抗生素、糖皮质激素等药物进行超声雾化吸入。

2. 肉芽肿形成　目前一般多行抗胃酸反流保守治疗,较大的肉芽肿影响呼吸的可以手术。有蒂者可于喉镜下摘除;无蒂者可在全麻下行支撑喉镜下切除;若能采用纤维内镜或支撑喉镜下激光切除则效果更佳。

3. 环杓关节脱位　尽早在间接喉镜下行环杓关节复位术,以免形成瘢痕后不易复位。

4. 声带麻痹　可行音频物理疗法,同时给予神经营养药物,以促进其恢复。

【病情观察及记录要点】

1. 病情不稳定者,至少每 15～30min 巡视 1 次,病情稳定后按护理级别要求及病人实际情况巡视并记录。

2.观察意识和生命体征,关注呼吸、血氧、血压、脉搏的变化,有无呼吸困难的表现。

3.观察有无咳嗽、咳痰,关注分泌物颜色、性状和量,有无痰中带血、黏膜脱落等。

4.记录病人咽喉疼痛、声嘶、说话无力的情况。

【护理措施】

1.心理护理 解答病人对疾病的疑问,适当地向其介绍疾病的相关知识和治疗护理要点,解除病人焦虑、紧张的心理,并对其进行疏导。

2.遵医嘱按时给予治疗,给予雾化吸入,以利炎症消退及创伤的恢复。全身使用抗生素及激素以抗感染消肿及防止肉芽生长。同时严密观察病人用药后的反应及疗效。

3.采用适当的方式转移其对疼痛的注意力,如听音乐、看报纸等。若病人自觉疼痛症状难以缓解,可遵医嘱给予适当的止痛药物,并观察病人用药后的反应及疗效。

4.嘱病人少讲话,指导病人治疗及护理的配合事项。并告知病人相关的自我保健知识,以利恢复。

5.饮食护理 术后根据医嘱给予温凉流质或半流质饮食,鼓励其摄取高热量、高蛋白和高纤维的流质饮食。禁烟酒,禁辛辣刺激性食物。

【案例分析】

案例一:李某,女,63岁,因误咽枣核一日来急诊就诊,食管钡透示:$C_6 \sim C_7$ 水平圆形钡剂潴留,于急诊入院,完善各项检查后在全麻下行食管镜异物取出术,术中取出枣核一枚,术后麻醉苏醒安返病房,病人主诉喉部疼痛,咳嗽咳痰,痰中带血,不伴呼吸困难,无声嘶,喉镜检查见喉黏膜水肿、充血,考虑为术中擦伤,遵医嘱给予抗生素消炎治疗及漱口液漱口。

(一)讨论

如果您是责任护士,您认为此病人的护理要点是什么?

(二)分析

此病人的护理要点有以下内容:

1.监测病人生命体征的变化,尤其是呼吸的情况,如出现呼吸困难等情况及时通知医生。

2.嘱病人将口腔内分泌物吐出,保持呼吸道通畅。

3.遵医嘱给予抗生素消炎消肿治疗,观察病人用药后的反应及疗效。

4.进行心理护理,向病人和家属解释插管后损伤产生的原因、治疗方法和疗效,减轻其焦虑心理,使病人能积极配合治疗和护理。

5. 嘱病人少讲话，禁烟酒，避免辛辣刺激性食物，进食温凉的流质或半流质饮食，注意口腔卫生，进食后用漱口液漱口。

案例二： 王某，男，45 岁，拟诊"双鼻息肉"收治入院，于全麻下行双鼻内镜下鼻息肉切除术，术后麻醉苏醒安返病房，病人主诉咽痛、声嘶、说话无力，喉镜检查可见一侧杓状软骨和杓会厌劈裂充血、水肿、且突出于声门上，掩盖声门的后部，诊断为"环杓关节脱位"，拟择期在间接喉镜下行环杓关节复位术。

（一）讨论

1. 如果您是责任护士，您认为此病人观察的重点是什么？

2. 此病人术后护理要点有哪些？

（二）分析

1. 密切监测病人生命体征的变化，体温、脉搏、呼吸、血压，尤其是呼吸的情况，观察病人有无气促，口唇、面色有无发绀，有无三凹征的表现，责任护士遵医嘱对于病情严重者应床旁准备气管切开包和氧气设备以备急救。

2. 护理要点

（1）全麻病人按全麻常规监测病人生命体征至清醒。

（2）观察病人呼吸情况，嘱病人将口鼻腔内分泌物吐出，保持呼吸道通畅。

（3）全麻病人术后 3h 开始进食，进温凉流质或半流质，防止食物温度过高引起局部充血。

（4）落实口腔护理，防止感染。注意口腔卫生，进食后用漱口液漱口。

（5）遵医嘱给予治疗，给予雾化吸入，以利炎症消退及创伤的恢复。全身使用抗生素及激素以抗感染消肿及防止肉芽生长。同时严密观察病人用药后的反应及疗效。

（6）嘱病人少讲话，禁烟酒，避免辛辣刺激性食物。指导病人治疗及护理时应注意的配合事项。并告知病人相关的自我保健知识，以利病人的恢复。

（李裕如）

四、喉异物

【概述】

喉异物（foreign body in larynx）是耳鼻咽喉科常见急诊之一，以往死亡率较高，由于诊疗技术不断进步，误诊、失治者减少，此病死亡率已明显下降。喉腔上界为喉入口，下界相当于环状软骨下缘。被声带分隔成声门上区、声门区和声门下区。声带张开时，出现一个顶向前的等腰三角形的裂隙称声门裂，声门裂是呼吸道最狭窄的部位，一旦异物嵌顿会立即引起呼吸困难，如不及时抢救可能很快窒息死亡。此病多发生于儿童，5 岁以下较多见。老年人咽反射迟钝，也易产生误吸；偶见于成人。

【病因】

1．婴幼儿牙齿发育与咀嚼功能不完善，不能将坚硬的食物（如花生、瓜子等）嚼碎，喉的保护性反射功能也不健全，进食时，容易将食物吸入喉腔。

2．儿童口含玩具玩耍，成人口含物品（针、钉）作业，尤其是仰头作业时，遇外来刺激或突然说话、哭笑或绊倒等而将异物吸入。

3．全麻、昏迷病人及酒醉者吞咽功能不全，可误吸呕吐物或义齿等。

4．各种医疗、护理操作不慎，如鼻腔异物钳取不当；咽、喉滴药时注射针头脱落等。

【临床表现】

根据异物的大小和种类其临床表现各不相同（表3-3）。

表3-3　不同喉异物的临床表现

异物种类	临床表现
较小异物	声嘶、吸气期喉喘鸣、阵发性剧烈咳嗽
较大异物	立即引起失声、剧烈咳嗽、发绀、吸气性呼吸困难，严重者可于数分钟内窒息死亡
尖锐异物	刺伤喉黏膜，可导致喉痛、发热或呼吸困难等症状

1．声嘶　是因为异物进入声门裂所致。

2．吸气性呼吸困难　是喉阻塞的特征表现。当异物进入喉部造成严重的喉部阻塞时即会出现此症状。正常情况下吸气时声带斜面虽被气流向下、向内、向中线推压，但同时声带亦做外展动作仍可开大声门裂，故此时呼吸通畅。当喉部异物吸入声门裂时，使狭窄的声门裂被阻塞，即造成吸气性呼吸困难。因呼气时声带被气流冲开，声门较吸气时大，故呼气困难并不显著。其临床表现为吸气运动增强，吸气深而慢、时间延长但通气量并不增加。若无明显的缺氧，则呼吸频率不加快。

3．吸气期喉喘鸣　也是喉异物造成喉阻塞的重要症状。其产生原因为吸气时气流挤过狭窄的声门裂，形成漩涡，声带被形成气流的漩涡冲击因而发出尖锐的喉喘鸣音。症状较轻者，喉喘鸣音较轻；症状较重者，其喉喘鸣音极响，有时甚至隔室可闻。呼气时声带被气流冲开，声门较吸气时大，所以不会产生喉喘鸣音。

4．吸气性软组织凹陷　吸气时因空气难以通过狭窄的声门进入肺部，使得胸腹辅助呼吸肌均代偿性加强运动，使胸部扩张，以帮助呼吸的进行，但同时肺叶不能相应的膨胀，导致胸腔内负压增加，将胸壁和其周围软组织吸入，于胸骨上窝、锁骨上窝及胸骨剑突下发生凹陷，称为三凹征。当肋间隙亦发生凹陷,称为四凹征。其凹陷的程度因呼吸困难的程度而有所不同。儿童因其肌张力较弱,凹陷征象较成人明显。

【辅助检查】

1．喉镜检查可发现异物并取出,若异物位于声门下有时不易发现。

2．喉前后位和侧位 X 线片、喉 CT 扫描,必要时行胸片检查,可对喉部异物进行确诊,同时亦可明确异物的形状、留存部位和嵌顿情况,为取出异物提供依据。

【治疗原则】

1．间接喉镜或纤维喉镜下取出术　适用于异物位于喉前庭以上,能合作的病人。喉黏膜表面麻醉后,间接喉镜下取出异物,细小异物亦可在纤维喉镜下取出。

2．直接喉镜下取出术　成人、小儿均可采用。可给予全身麻醉,术前禁用镇静剂,因其可抑制呼吸、导致通气不足加重呼吸困难。

3．异物较大、气道阻塞严重、有呼吸困难的病例,估计难以迅速在直接喉镜下取出时,可先行气管切开术,待呼吸困难缓解后,施行全身麻醉,再于直接喉镜下取出。

4．喉异物取出后,应给予抗生素、糖皮质激素雾化吸入以防治喉水肿、支气管炎、肺炎的发生。

【病情观察及记录要点】

1．按护理级别要求及病人实际情况巡视并记录。

2．观察病人的意识、面色及精神状态,出现异常及时通知医生处理。

3．观察病人的生命体征,关注呼吸、血氧、体温情况,记录有无发绀、四凹征等缺氧症状。

4．观察有无咳嗽、咳痰,关注分泌物颜色、性状和量,有无吐出异物。

【护理措施】

1．接诊病人前妥善准备急救用物及床单位。床单位应选择距离护士站较近,备气管切开物品,且有吸氧、负压吸引设备,便于抢救的地方。

2．监测生命体征,予吸氧、心电监护及指脉氧监测。

3．异物未取出前禁食,落实手术前准备。

4．不予拍背,嘱其静卧,减少耗氧量。安抚年幼病人,勿摇晃,减少不良刺激,避免因哭闹而增加耗氧量,从而加重呼吸困难。

5．评估病人因呼吸困难造成的语言沟通障碍的程度,当病人说话困难时应告知其尽量放松并注意观察其口形的变化,耐心倾听,满足病人的需求。

6．术后卧床休息,少说话,避免患儿哭闹,以防引起并发症。了解术中异物取出、用药的情况,注意有无喉水肿的表现。

7. 出现喉部异物呛入后，病人及家属往往非常紧张和焦虑不安。安抚病人及家属情绪，耐心讲解有关的治疗方法及预后，使其情绪得以稳定。同时，亦需要取得家属的理解与配合，并帮助其树立信心，使病人能积极配合诊疗护理工作。

8. 健康指导　教育幼儿进食时不要大声哭笑，不要吃整个的花生米及豆类，平时不要将针、钉、硬币等物含于口中，食物中的鱼骨、碎骨等要挑出，果冻类食物不要吸食，以免误吸入呼吸道；勿给儿童较小的玩物，并教育儿童勿将玩具放入口中；成人进食时应细嚼慢咽，避免打闹、嬉笑。

【案例分析】

案例： 患儿，女，2岁，因在进食瓜子过程中嬉戏、打闹，突然出现咳嗽、哭闹不止来急诊室就诊，就诊时患儿出现气急、口唇略有发绀症状。急查胸部X线检查，报告示：声门区一高密度影。立即于急诊收治入院，入院后完善各项检查均正常，拟在全麻下行直接喉镜下喉部异物取出术。

（一）讨论

1. 接诊该病人时护士应做哪些护理措施？

2. 您认为此病人目前的护理诊断有哪些？

3. 如果您是责任护士，对此病人做哪些健康指导？

（二）分析

1. 护士应询问家属，患儿异物吸入的时间、异物的种类及伴随症状。密切观察患儿的生命体征，意识，口唇颜色及缺氧症状的变化，给予低流量吸氧，持续监测血氧饱和度，病情变化立即通知医生。准备急救物品，以便突发状况时可采取及时有效的抢救措施。落实术前的准备工作，通知患儿家长禁食、禁水，不要拍患儿背部，勿摇晃，以免异物移位造成窒息。安抚患儿及家属情绪，提供安静的病室环境。

2. 护理诊断包括

（1）有窒息的危险　与异物导致的喉阻塞有关。

（2）恐惧　与病人呼吸困难，家属担心手术有关。

（3）语言沟通障碍　与呼吸困难或病人年龄过小有关。

（4）知识缺乏：缺乏配合治疗及预防异物再次吸入喉部的相关知识。

3. 告知家长在幼儿进食时不要大声哭笑，不要吃整个的花生米及豆类，平时不要将针、钉、硬币等物含于口中，食物中的鱼骨、碎骨等要挑出，果冻类食物不要吸食，以免误吸入呼吸道；勿给儿童较小的玩物，并教育儿童勿将玩具放入口中。

（贾　慧）

第九节 喉肿瘤病人的护理

一、喉乳头状瘤

【概述】

喉乳头状瘤（laryngeal papilloma）是喉部最常见的良性肿瘤（图 3-7，见文末彩图 3-7）。可能与人乳头状瘤病毒感染有关，可发生于任何年龄，10 岁以下儿童和成人多见，80% 发病于 7 岁前，更集中于 4 岁以下，多由生产时经产道感染。儿童的乳头状瘤较成人生长快，常为多发性，易复发，但随年龄的增长有自限趋势。成人乳头状瘤易发生恶变。

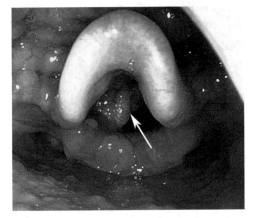

图 3-7　喉乳头状瘤电子喉镜下图

【病因】

1. 病毒感染学说　目前认为 HPV 感染是乳头状瘤发病的主要原因。HPV 是一类呈复状结构的 DNA 肿瘤病毒，包括 50 种亚型，人类是 HPV 的唯一天然宿主。病毒进入人体后，在潮湿的皮肤黏膜基底层潜伏，潜伏期 1 个月至数年。根据 HPV 的致癌危险性可分为低危型、高危型和中间型。低危型包括 HPV6、HPV11、HPV13、HPV32 等，可引起皮肤黏膜良性病变；高危型常在癌变组织中检出，主要有 HPV16、HPV18、HPV45、HPV52、HPV56，中间型有 HPV31、HPV33、HPV35、HPV45 等，在良恶性组织中均能检出，但不是主要型别。

2. 慢性炎症刺激学说　有学者用电镜观察到喉乳头状瘤细胞吞噬嗜中性粒细胞的征象，推测喉乳头状瘤的发生或复发和炎症刺激有关。

3. 内分泌代谢紊乱学说　国内外均有报道，认为喉乳头状瘤的发生及病情变化和雌激素的水平有密切关系，因此也有用雌激素治疗本病的报道。

4. 凋亡抑制学说　有学者监测到喉乳头状瘤细胞中凋亡抑制基因 BCL-2 表达身高，Bax 表达降低，从而促进细胞生长。

5. 血红素氧合酶表达升高　一氧化碳途径学说血红素氧合酶作为重要的生物活性物质，广泛存在于动物细胞的微粒体中，而 COX-2 作为诱导型血红素氧合酶，其上升是癌发生的关键步骤。研究表明，喉乳头状瘤组织中血红素氧合酶表达升高。

【临床表现】

（一）症状

1．声音嘶哑 声嘶呈持续性，逐渐加重，嘶哑程度于肿瘤大小并非一致，但与发生部位有关。发生于声带边缘的肿瘤早期就有声音嘶哑；发生在其他部位不影响声带闭合者，声音嘶哑出现较晚，累及到声带才出现。

2．喉部异物感 发生在声带以外的肿瘤，咽部异物感是早期的唯一症状。

3．喉疼痛、咳嗽 肿瘤溃烂时可有喉部疼痛、咳嗽，尤其肿瘤生长于声带时有刺激性咳嗽。

4．喉喘鸣及呼吸困难 肿瘤生长较大、堵塞呼吸道而致出现喉喘鸣或呼吸困难。

（二）体征

早期可无明显阳性体征，出现呼吸困难多表现为吸气性呼吸困难，可出现三凹征。

【辅助检查】

1．间接喉镜 可见声带、室带或声门下淡红色或暗红色，表面不光滑，呈乳头状增生。

2．影像检查 X线或CT检查可明确肿瘤大小、侵犯范围等，以助制订手术方案。

3．组织学检查 在喉镜下取组织送病理检查以明确诊断。因有恶变可能，成年人取多个部位活检为佳。

【治疗原则】

治疗方法较多，但支持喉镜下应用CO_2激光切除是最有效的治疗手段，儿童易复发，需多次手术。并发喉梗阻者，应行气管切开术。

1．间接喉镜下手术切除术 成年人能够配合手术而且是单发的小乳头状瘤可在间接喉镜下切除，此方法简单、实用、花费较低。

2．直接喉镜下或支撑喉镜下肿瘤切除术 适用于肿瘤位于前联合，间接喉镜下取出困难者或肿瘤大、基底广、多发者。

3．支撑喉镜下应用CO_2激光 在支撑喉镜下应用CO_2激光切除有较好疗效，如能配上手术显微镜，术野更清晰。

4．喉裂开术 喉裂开术在治疗中不常用，只有多次反复发作者，肿瘤较大引起呼吸困难或有恶变倾向者才行喉裂开术。术中切除肿瘤后同时行冷冻创面，增加手术效果。

5．全喉切除术 广泛的喉乳头状瘤已破坏了喉的软骨时，使喉丧失正常功能，可切除全喉，有利于肿瘤根治。

6．物理治疗 喉乳头状瘤物理治疗方法较多，如电灼术、冷冻术等。临床上应用较多的是冷冻术,但儿童需行气管切开术,以免术后喉水肿而致呼吸困难。对于较大的乳头状瘤在切除后冷冻,术后使用激素以防水肿。

7. 免疫治疗　应用 α 干扰素(α-IFN)配合外科治疗对乳头状瘤有肯定的抑制作用,已成为治疗乳头状瘤的有效辅助手段。但 α-IFN 应用疗程长,可引起致热源反应、贫血、白细胞和血小板减少、转氨酶升高等并发症,且突然停药可导致疾病反跳加重。

【病情观察及记录要点】

1. 按护理级别要求及病人实际情况巡视并记录。

2. 观察生命体征,尤其是呼吸及血氧饱和度的改变,如出现异常,及时报告医生。

3. 观察病人的意识及面色,有无声嘶、喘鸣、呼吸困难等症状,如有气急、胸闷、发绀、三凹征等症状,应及时给予气管切开。

4. 密切观察病人局部出血情况,关注唾液性状,及时观察并记录口中分泌物的颜色、性状及量,特别注意咽后壁有无血性液流下,小儿病人或意识不清者,注意有无频繁吞咽动作。

【护理措施】

1. 接诊病人前妥善准备急救用物及床单位(同第三章第六节喉阻塞病人的护理)。

2. 必要时给予心电监护及监测血氧饱和度。出现低氧血症者,给予面罩吸氧,保持气道通畅,必要时行气管切开。

(1)尽快为病人解开领口或脱去高领衫,取掉皮带。

(2)清醒病人取坐位或半卧位,昏迷病人取平卧位,头偏向一侧。

3. 建立静脉通道,急查血常规、出凝血常规、肝肾功能、电解质、血型,必要时行血气分析。

4. 若有手术指征需进行术前准备工作,如禁食、禁饮、更衣等。

5. 嘱病人避免外出活动,少说话,勿大声叫喊等,避免声带水肿。

6. 出血的护理

(1)给予半卧位,保持室内安静。

(2)颈部冷敷。

(3)严密监测生命体征,记录口中分泌物的色、质、量。

(4)保持静脉输液通畅,根据医嘱使用止血药。

(5)床边备气管切开包及吸痰装置。

7. 喉水肿的护理

(1)半坐位或抬高床头。

(2)按医嘱予甲泼尼龙等药物静脉输注。

（3）吸氧，保持呼吸道通畅，监测血氧饱和度变化。

（4）密切监测生命体征，观察有无呼吸困难症状。

（5）必要时行气管切开。

8. 舌体麻木的护理

（1）听取病人的主诉，告知病人舌体麻木是因为术中喉镜压迫舌体、舌根时间过长引起，嘱其不必紧张。

（2）给予温凉的半流质饮食。

（3）保持口腔清洁，术后予漱口液漱口。

9. 声带休息期的护理　术后声带休息一周，以减少声带摩擦及水肿。

（1）细心观察病人表达的信息，包括目光、表情、头、手等人体部位的姿态。

（2）认真观察病人的身体语言判断其生理需求和心理活动，给予及时处理。

（3）儿童病人需向家属进行解释工作，以取得患儿配合。

10. 干扰素治疗护理

（1）注射前告知药物治疗的目的及意义。

（2）告知病人注射疗程长，需坚持用药，注射当天可能有发热、皮疹等现象，嘱其多饮水，不必紧张，高热 24h 后会自行退去。

（3）定期随访，观察用药后反应和治疗效果，并逐步延长注射间隔时间，用药期间监测肝功能和血常规。

11. 健康指导

（1）指导病人建立良好的卫生生活习惯，禁烟、酒及辛辣刺激性食物。

（2）鼓励病人加强锻炼，如散步、打太极拳等，提高机体抵抗力。

（3）注意保暖、预防感冒。

（4）指导合理饮食，增强营养，增强自身抵抗力。

（5）定期复查，成人乳头状瘤易癌变，嘱病人于术后 3 个月、6 个月、1 年复查，若有复发及时手术治疗。儿童若出现声嘶、喘鸣、呼吸困难、发绀等，要及时就医。

12. 创造清洁、安静、舒适的环境，避免噪声刺激，病室避光通风，温度适宜。

13. 心理护理　耐心安慰病人及家属，消除恐惧，使其配合治疗。

【案例分析】

案例一：男孩，5 岁，因声嘶、呼吸困难 3d，加重 5h 急诊入院。体查：患儿消瘦，意识清楚、对答切题。患儿口唇、甲床无发绀，声嘶明显。呼吸 28 次 /min，脉搏 106 次 /min，血氧饱和度 95%，血压、体温正常。安静状态下可见双侧锁骨上窝、胸骨上窝、肋间隙凹陷。诊断：小儿喉乳头状瘤复发。患儿父母常年在外打工，其一直与爷爷、奶奶同住，家庭经济较拮据，已行多次喉乳头状瘤切除术；每次均选择周末在患儿呼吸困难较明显时带患儿就诊。

（一）讨论

1. 您认为患儿现在为喉阻塞几度？

2. 护士应落实哪些准备？

3. 如果您是责任护士，对此病人家属做哪些健康指导？

（二）分析

1. 患儿为喉阻塞Ⅱ度。

2. 应落实准备

（1）立即通知医生查看病人。

（2）安排其入住距离护士站较近的床位，准备急救物品，如气管切开包、吸痰机、吸氧等装置。

（3）通知患儿禁食、禁饮、更衣。指导绝对卧床休息，避免剧烈活动，并给予吸氧和指脉氧监测。

（4）按医嘱予急查各项血标本，并留置静脉留置针，以保证输液顺利进行。避免不必要的外出检查。若必须外出检查，需在医生或护士陪同下，在吸氧和监测指脉氧情况下进行，并落实气管切开的准备。

（5）密切观察病情：意识、面色、生命体征（尤其是呼吸、脉搏），注意观察血氧饱和度，声嘶、喉喘鸣、三凹征有无加重，及时记录病情变化。

3. 结合患儿的特殊情况，应对家属及患儿落实以下健康指导：

（1）平时应让患儿注意休息，避免剧烈活动；不要大声喊叫，避免声带水肿，导致呼吸困难。

（2）饮食方面应给予均衡饮食，避免刺激性、粗硬食物。适当增加蛋白质的摄入，保证营养的补充，以增强患儿抵抗力。

（3）注意保暖，避免感冒。

（4）向患儿家属耐心解释，小儿喉乳头状瘤容易复发，且有窒息的危险。应带患儿定期复诊，发现复发及时入院，勿等呼吸困难才匆匆入院。

（5）患儿入睡后应注意观察有无呼吸困难、喉喘鸣、三凹征的情况，若发现有异常应及时就医。

案例二：男，42岁，因声嘶、咽异物感5个月入院，诊断：喉乳头状瘤。入院时查体：面色红润，无喘鸣、三凹征，生命体征正常，血氧饱和度在98%以上。完善各项术前检查，无手术禁忌，于两天后在全麻下行支撑喉镜下行喉乳头状瘤 CO_2 激光切除术。术后恢复良好，三天后出院。病人为一销售公司总经理，四川人，体型较胖，饮食喜辣，有吸烟史20年，平时电话多，应酬多，出差多，作息不规律。

（一）讨论

1. 该病人术前一天的特殊宣教内容包括什么？

2. 如果您是责任护士，出院当天对此病人做哪些健康指导？

（二）分析

1. 因术后需发声休息 2～3 周，应落实发声休息的护理，以减少声带摩擦及水肿。

（1）术前应向病人进行解释工作，因术后声带过早活动，可使未痊愈的创面相互摩擦，延长恢复期。

（2）指导清淡饮食，戒烟、戒酒，省去不必要的应酬，保证充足的睡眠。

（3）提前安排工作，避免术后电话和人员的干扰。

（4）指导手势、书写等沟通方式，减少说话。

（5）加强漱口，保持口腔清洁。

2. 根据该病人的饮食、工作特点，应落实以下指导：

（1）出院后继续发声休息。

（2）指导病人建立良好的生活习惯，规律作息，禁烟、酒及辛辣刺激性食物。

（3）加强漱口，保持口腔清洁。

（4）鼓励加强身体锻炼，提高机体抗病能力。

（5）定期复查，成人喉乳头状瘤易癌变，嘱其于术后 3 个月、6 个月、1 年复查，若有复发及时手术治疗。

（温兰英）

二、喉血管瘤

【概述】

喉血管瘤（hemangioma of larynx）是发生于喉部的良性肿瘤，发病率低，可发生于任何年龄。病理分型为毛细血管瘤和海绵状血管瘤，前者多见。小儿声门下血管瘤，对生命威胁较大，死亡率约 50%。

【病因】

血管瘤是喉非上皮肿瘤的一种，可能因先天性胚胎细胞残余发展而成血管瘤。

【临床表现】

喉血管瘤症状多不明显，病变位于声带附近时才有声嘶，如有损伤可有不同程度的出血，瘤体破裂会导致不同程度的呼吸困难甚至窒息。小儿声门下血管瘤的症状有喘鸣、犬吠样咳嗽、声嘶、咯血，约半数病人伴有头、颈部皮肤血管瘤（表 3-4）。

表 3-4 不同喉血管瘤分型的临床表现

分型	发生部位	主要症状	检查
成人型	披裂、室带、会厌等	声嘶、打鼾、咽喉异物感、痰中带血	喉镜下见肿瘤呈结节状隆起，为红色或暗红色，范围大小不等，大者向外蔓延下咽部
婴幼儿型	声带与环状软骨间，声门下	喉镜下见肿物暗红色，略有不平，触之软	婴幼儿在出生后不久即可出现喘鸣及呼吸困难，啼哭时加重，6 个月内症状明显

【辅助检查】

1. 间接喉镜 喉镜下可见毛细血管瘤呈红色或紫色，表面光滑。海绵状血管瘤呈暗红色，表面不光滑（图 3-8，见文末彩图 3-8）。

2. 早期肿瘤小时需行纤维喉镜检查。

3. CT 及 MRI 检查可确定肿瘤的范围。

【治疗原则】

血管瘤可发生于成人和婴幼儿，儿童多见，不同年龄段治疗预后各有不同。婴幼儿在 18～24 个月内可自然消退，无症状者无须处理，喉镜下多见于声门下血管瘤，严重者有呼吸困难，需及时行气管切开术。成人常有声嘶症状，可行手术治疗，肿瘤大者先行气管切开以保持呼吸道通畅，避免血管瘤破裂窒息。

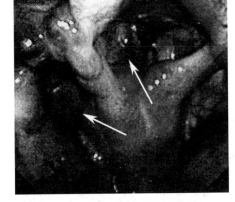

图 3-8 喉血管瘤电子喉镜下图

1. 非手术治疗

（1）局部注射硬化剂治疗：在间接喉镜下或直达喉镜下分次向肿瘤组织中注射硬化剂，使肿瘤硬化，常用药物为鱼肝油酸钠，注射剂量可由小到大，逐渐增加，注射后观察局部反应，如反应不重，下次可适当增加剂量，一般每周一次，每次注射不同部位，直至全部消退或明显缩小为止。但应注意注射局部反应重时可引起呼吸困难，要特别慎重，应先行气管切开术，然后再注射。

（2）放射治疗：放射治疗可促进血管瘤栓塞、机化。肿瘤缩小但不能彻底消除，而且放射治疗局部反应重，引起喉水肿、干燥，甚至形成干痂等并发症，对儿童的发育影响较大。

（3）平阳霉素治疗：平阳霉素局部注射于肿瘤体内，促进血管瘤纤维化，以致消失。注射药物前应先行气管切开术，以免喉水肿引起呼吸困难。方法：

平阳霉素 8mg，加生理盐水 3～5ml，稀释后注射到瘤组织中，注射不要过深也不要过浅，避免注射到正常组织中，一般 7～14d 注射一次，直到肿瘤全部消退。注射时可加入利多卡因、地塞米松，以减少疼痛及局部肿胀。该治疗方法对毛细血管瘤、混合性血管瘤和海绵状血管瘤效果最好。

2. 手术治疗 见表 3-5。

表 3-5 喉血管瘤激光手术和冷冻手术的异同

手术治疗方式	激光手术	冷冻手术
作用原理	热作用、光化作用、机械作用、电磁作用、生物刺激作用	冷冻使细胞损害、蛋白质变性、酸碱度改变、血液循环障碍、细胞破裂
手术方法	漂白照射法、凝固照射法、气化照射法、炭化照射法、切割照射法、直接扇形插入照射法、翻瓣光凝法	接触法、喷洒法、刺入法、倾注法
优点	出血少、准确率高、对周围组织损伤少、术后反应轻，一般一次照射即可痊愈	方法简单易掌握；出血少、无痛苦，可反复治疗；适合年老体弱病人；价格低廉
并发症	血管破裂出血	局部肿胀、瘢痕形成、发热
注意事项	①注意眼及周围组织的保护：病人眼内涂金霉素眼膏、术野周围用生理盐水纱布遮盖；②激光产生的烟雾会污染空气，因此应保持室内良好通风与照明；③激光不可直接射入皮肤等部位；④落实止血准备	冷冻过程应密切观察病人的表现，全身反应有休克反应、发热、荨麻疹；局部反应有疼痛、水肿、出血、感染等，及时发现及时处理

【病情观察及记录要点】

1. 按护理级别要求及病人实际情况巡视并记录。

2. 观察病人的面色、意识、生命体征，尤其是呼吸、血压的情况，并予指脉氧监测，注意血氧饱和度的变化。

3. 观察局部出血的情况，如唾液的颜色、性状及量。特别注意咽后壁有无血性液流下，小儿病人或意识不清者，注意有无频繁吞咽动作。

4. 出血量多者应注意有无休克表现，注意观察皮肤有无湿冷、末梢循环是否良好。

5. 观察大便及黑便情况。

6. 观察用药后反应及治疗效果，用药过程中监测肝功能和血常规。

7. 观察血管瘤的大小变化情况。

【护理措施】

1. 接诊病人前妥善准备急救用物及床单位(同第三章第六节喉阻塞病人的护理)。

2. 保持呼吸道通畅

(1)全麻后未清醒的病人,予平卧头偏一侧,以免呕吐物误入呼吸道发生窒息。清醒病人取坐位或半卧位。

(2)及时清除口中分泌物,嘱其吐出口中血性液,勿咽下。必要时尽快吸出口鼻内分泌物,预防窒息。

3. 密切观察病情变化

(1)观察病人口中分泌物的色、质、量,少量出血时,可给予颈部冰敷,按医嘱使用止血药。如发现渗血不止,应及时通知医生。

(2)监测病人生命体征,若体温超过38.5℃,应及时通知医生处理。

(3)观察病人呼吸的频率、节律,深浅度、血氧饱和度,若出现呼吸困难,必要时行气管切开术。

4. 用药护理

(1)遵医嘱使用激素治疗及雾化吸入局部抗感染、抗水肿治疗。

(2)向病人介绍药物治疗的方法、药物用量、用法及作用,介绍治疗过程中应注意及配合的地方。

(3)了解病人既往史,如平阳霉素可使肺纤维化,因此有肺功能不全者慎用,在使用前应询问病史。

(4)向病人介绍药物治疗中有可能出现的不良反应,如注射平阳霉素后可能会引起发热、皮疹等过敏反应,注射后多饮水,如有发热不必紧张。用药过程中监测肝功能和血常规。

(5)加强与病人及家属的联系和沟通,由于局部药物注射需要反复、多次进行,因此需督促病人坚持用药,完成治疗。

5. 保持口腔清洁,落实口腔护理,及时清除口中分泌物,消除口腔异味,保持口腔清洁湿润。进食后嘱其用漱口液漱口。

6. 饮食护理　进食温凉的流质或半流质,忌辛辣、硬、热等刺激性及活血食物。保持大便通畅,预防便秘,以免用力大便诱发出血。

7. 心理护理　因局部药物注射需反复、多次进行,且治疗效果因人而异,需向病人耐心解释,以取得其配合。

【案例分析】

案例:男,22岁,因"咽部异物感、声嘶2个月入院",诊断:喉血管瘤。入院时查体:面色红润,生命体征正常,血氧饱和度在98%以上。完善各项术前检查,无手术禁忌,于两天后在全麻下行喉部血管瘤平阳霉素注射术,过程顺利,安返病房。术后第一天出现发热,体温38.5℃,予对症处理,术后第三天体温正常,予出院。

（一）讨论

1.该病人发热的原因是什么?

2.该病人发热时的护理措施是什么?

（二）分析

1.该病人发热的原因是注射平阳霉素后引起的不良反应。

2.该病人发热时的护理措施

（1）向病人解释药物发热是注射平阳霉素后引起的不良反应,不必紧张。

（2）注射后多饮水,150～200ml/h,保证水分的摄入。

（3）密切观察体温变化,T>38.5℃时,予Q4h测量体温。

（4）予物理降温:冰敷、温水擦浴等,必要时按医嘱予药物降温。

（5）加强漱口,保持口腔清洁。

（6）饮食护理:进食温凉的流质或半流质,忌辛辣、硬、热等刺激性及活血食物。

（7）若有出汗,注意及时更换衣物,防止感冒。

（8）注意卧床休息,减少消耗。

（温兰英）

三、喉癌

【概述】

喉癌(carcinoma of larynx)是来源于喉黏膜上皮组织的恶性肿瘤(图3-9,见文末彩图3-9),是喉部最常见的恶性肿瘤。随着工业化的发展,近年来喉癌的发病率呈上升趋势。在我国,喉癌的发病率有很大的地区差异,北方多于南方,城市高于农村,男性较女性多见。喉部恶性肿瘤中以鳞状细胞癌最为多见,约占90%,腺癌占2%,其余分别为低分化癌、纤维肉瘤、基底细胞癌、淋巴肉瘤、恶性淋巴瘤等。

【病因】

喉癌的病因尚不明确,可能是多种因素综合作用所致。

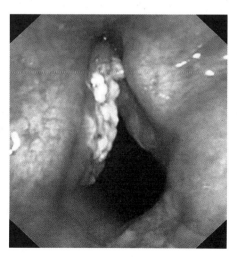

图3-9　喉癌电子喉镜下图

1．吸烟　吸烟可引起呼吸道肿瘤，喉癌的发病率与每日吸烟的量和吸烟的总时间成正比，长期被动吸烟亦可致癌。目前已经证实，烟草燃烧时所产生的烟草焦油中苯丙芘有致癌作用，烟草可以使黏膜充血、水肿、上皮增生和鳞状化生，纤毛运动停止或迟缓，成为致癌的基础。

2．饮酒　喉声门上型癌可能与饮酒有关。饮酒者患喉癌的危险度是不饮酒者的 1.5～4.4 倍。重度吸烟及饮酒者患喉癌的危险性将明显增高，两者呈协调作用。

3．空气污染　生产性粉尘或废气，如二氧化硫、铬、砷等的长期吸入可导致呼吸道肿瘤。

4．职业因素　长期接触石棉、芥子气、镍等可能导致喉癌。

5．病毒感染　EB 病毒与 Burkitt 淋巴瘤和鼻咽癌有关，已引起共识。成年型喉乳头状瘤是由人乳头状瘤病毒（HPV）引起的病毒源性肿瘤，目前认为是喉癌的癌前病变。

6．性激素及其受体　喉是第 2 性征器官，也被认为是性激素的靶器官。喉癌病人男性显著多于女性。喉癌病人其血清睾酮水平明显高于正常人，而雌激素则降低；当肿瘤切除后，其血清睾酮水平则迅速下降。

7．体内微量元素缺乏　许多微量元素是生物酶系统和生物机构的必需成分之一。某些微量元素过多或缺少将使酶的结构和功能发生改变，影响细胞的分裂和增殖，导致基因突变。

8．癌前期病变　如喉角化症（包括白斑病和厚皮病）及慢性肥厚性喉炎等，由于长期的上呼吸道感染、吸烟。有害气体的刺激，导致上皮细胞的异常增生或不典型增生，往往最后发生癌变。有人亦将成人的喉乳头状瘤视为癌前病变。

9．放射线　长期接触镭、铀、氡等放射性核素可引起恶性肿瘤。

10．癌基因的激活和抗癌基因的失活。

【临床表现】

喉癌的临床表现以声音嘶哑、呼吸困难、咳嗽、吞咽困难及颈淋巴结转移为主，有时会伴有咯血、口臭、咽部异物感。根据癌肿发生的部位和病变的程度，症状表现不一（表 3-6）。

【辅助检查】

1．喉镜检查　喉镜检查可观察病变的部位、大小、形态及声带的活动度，有利于发现早期肿瘤。

2．X 线及 MRI 检查　可显示病变的部位、特征、范围、周围结构、受累程度有无淋巴结转移等。

表 3-6 喉癌不同分型临床表现

分型	发生部位	早期症状	晚期症状	预后
声门上型	会厌喉面根部	痒感、异物感、吞咽不适	呼吸困难、吞咽困难、咳嗽、痰中带血或咯血等	易向颈内静脉上组淋巴结转移
声门癌	声带前、中 1/3 交界处	声嘶、呼吸困难	放射性耳痛、呼吸困难、吞咽困难、咳嗽频繁、咳痰困难、口臭	颈淋巴结转移率低
声门下癌	声带平面以下，环状软骨下缘以上部位	声嘶不明显	刺激性咳嗽、声嘶、咯血、呼吸困难等	常发生气管前、气管旁淋巴结转移
贯声门癌	喉室深部	声嘶	咽喉痛、呼吸困难等	易发生淋巴结转移

3．触诊　触摸颈部有无肿大淋巴结、喉体是否增大、颈前软组织和甲状腺有无肿块。

4．病理组织活检　确诊喉癌的主要依据。

【治疗原则】

喉癌的治疗包括手术、放疗、化疗、中医中药治疗、免疫治疗等。目前多主张计划性综合疗法。治疗方法的选择应从多方面考虑，例如肿瘤的原发部位、扩展范围、肿瘤的组织学特征，病人的年龄及身体状况，喉的运动情况，有无颈淋巴结转移，病人能否定期随诊等综合因素考虑后再决定其治疗方案。

1．非手术治疗　放射性治疗在治疗头颈部鳞状细胞癌上一直有很重要的作用，而现今临床上显示放化疗结合能够获得更好的肿瘤控制。

单纯放射治疗适用于早期声带癌、比较局限的声门上癌、全身情况差不宜手术者、晚期肿瘤不宜手术者。术前放射治疗在治疗头颈部肿瘤上有使肿瘤缩小、提高手术切除率的优点，术前通常 4 周内照射 40～50Gy，间隔 2～4 周后进行手术。术后放射治疗适用于复发肿瘤或发现有远处转移的病人，最佳时间为在术后 4 周内进行。化学治疗主要应用于 3 个方面：手术或放射治疗前所采用的诱导化学治疗、手术或放射治疗后所采用的辅助化学治疗、短期内使肿瘤缩小姑息化学治疗。化学治疗的方案以 5-FU＋DDP 为首选，近年来紫杉醇、多西他赛、泰欣生、吉西他滨等新药的联合运用显示了较好的疗效。其他疗法：激素疗法、生物疗法、免疫疗法，目前仍在试验阶段，疗效未肯定。

2．手术治疗　手术治疗是治疗喉癌的主要手段，应在彻底切除肿瘤的前提下，尽可能保留和重建喉功能，手术方式有部分喉切除术、全喉切除术及全喉切除后喉功能重建。

3．颈部淋巴结转移的处理　颈淋巴结清扫是治疗喉癌伴颈淋巴结转移的较有效的方法。

4. 喉切除术后的功能重建及言语康复　全喉切除术后,病人失去发音能力,对病人心理造成巨大影响。术后3～6个月,病人化疗、放射治疗结束后,为提高病人生活质量,目前常用以下几种方法重建发音功能:食管发音法、电子喉、人工喉和食管气管造瘘术。

【病情观察及记录要点】

1. 按护理级别要求及病人实际情况巡视并记录。

2. 观察生命体征,如出现异常,及时报告医生。

3. 观察病人的面色、口唇、甲床是否出现发绀,有无呼吸困难、三凹征等。

4. 观察伤口敷料的渗血情况,如短时间内出现渗血湿透敷料的情况,必须马上通知医生处理。

5. 观察引流管的情况,保持各引流管的固定、通畅,记录引流液的色、质、量。

6. 观察颈部周围皮下气肿的情况,包括发生的时间、部位、范围、消长情况。

7. 观察气管套管的情况,保持套管的固定和通畅,观察痰液的性状、颜色、量。

8. 观察全身皮肤情况,因手术时间较长,需进行压疮危险评估,并落实预防压疮措施。

9. 化疗病人应密切观察有无胃肠道反应、血象变化。

10. 若开始鼻饲,注意观察、记录鼻饲的量、鼻饲后有无腹痛、腹胀、呕吐不适。

11. 病人发音的音质和音量。

【护理措施】

1. 术前护理

(1)饮食:宜进食清淡、易消化、高营养食物,忌辛辣、刺激性食物;戒烟酒;有吞咽困难者静脉补充营养。加强口腔护理,保持口腔清洁。

(2)术前检查:完善血、尿、大便常规检查及胸片、心电图、肺功能、电子喉镜、胃镜、B超、CT、MRI、食管造影、全身骨显像、PET-CT等特殊检查。

(3)密切观察病情:观察病人声嘶、呼吸困难及吞咽困难的情况;出现呼吸困难者床边准备气管切开包及吸氧、吸痰等急救物品,必要时行紧急气管切开。已行气管切开者按气管切开常规护理。

(4)呼吸道准备:禁烟,保暖、预防感冒。

(5)术前准备

1)根据手术范围和医嘱,落实皮肤准备,剃胡须,行颈淋巴结清扫者剃头发至耳后三横指处,避免造成皮肤破损。

2)配血、药物过敏试验。

3)物品准备:见表3-7。

4)消化道准备:予漱口液漱口,按麻醉要求及医嘱予禁食、禁饮。结肠代食管术者术前日按医嘱口服肠道不吸收抗生素,并进行肠道清洁准备。

表 3-7　术前用物准备

准备物品	用途
大毛巾	术后肩部保暖
镜子	自我查看瘘口
纸笔或写字板	与他人沟通
纸巾	擦拭痰液

(6)术前宣教

1)由于术后病人呼吸结构改变,为了避免术后咳痰困难,减少肺部并发症发生的机会,应在术前指导病人练习有效咳嗽。有效咳嗽、咳痰方法:深呼吸三次,在第三次吸气末的时候,借助腹部的力量,顺势把痰液咳出,避免用喉部的力量咳出。

2)练习颈过伸位及床上翻身、床上大小便。

3)掌握术后失语沟通方法。

4)术后环境及病情介绍。

2. 术后护理

(1)体位:术后当天平卧位,头部垫高 2～3cm,避免颈部过伸悬空及头部过度活动;术后第一天,如生命体征平稳,可予半卧位或适当离床活动。

(2)落实营养评估,遵医嘱予以营养支持。部分喉或全喉切除术后禁食,胃肠减压 24～48h,停止胃肠减压后鼻饲流质,10～14d 后经口进食,全喉切除者先进食流质,如无反流不适可拔除胃管,从流质、半流逐步过渡到普食;部分喉切除者宜先进食团块状食物,如馒头、面包、肠粉等,再进食流质,如无呛咳可拔除胃管,逐步过渡到普食。

知识链接

鼻饲护理

➢ 体位:取半卧位。

➢ 告知病人安置胃管的重要性,加强自我保护意识。

➢ 鼻饲前检查胃管是否在胃内。

> 鼻饲量一次不可太多,每次 200～250ml,鼻饲温度 38～40℃。
> 每次鼻饲前要先判断胃管位置,确认在胃内再鼻饲,鼻饲前后均要注入温水,防止堵管和感染。
> 鼻饲结束后,嘱病人勿立即平躺,保持半卧位或协助病人下床活动,以助消化吸收。
> 妥善固定胃管,病人活动时可将胃管夹于耳上,确保牢固。
> 胃管留置的时间约为两周,根据伤口愈合情况,按医嘱拔管。拔管前指导病人按先后顺序进食团块状食物、半流质、流质、软食,如无呛咳、误咽可拔管。

（3）呼吸道管理

1）术后鼓励病人自行咳嗽、咳痰,无力咳痰者适当给予负压吸引,观察气道分泌物的性状。

2）病房定时通风,保持适宜的温湿度,室温以病人自觉舒适为宜,湿度55%～70% 或以上,气候干燥时可加用空气湿化机进行空气加湿。

3）抬高床头卧位休息有利于病人呼吸。

4）有气管切开 / 造瘘者,应注意观察气管套管是否通畅,定时清洁消毒,防止痰痂堵塞套管及感染的发生。

（4）管道护理:伤口引流管及胃管接负压瓶,尿管接袋,观察并记录引流液质、量;各管道妥善固定,标识清楚,防意外脱管。

（5）病情观察

1）手术当天视情况予床边心电监护、吸氧,密切观察生命体征及血氧饱和度,尤其是呼吸、血压情况。

2）麻醉未清醒者或病情不稳定者,15～30min 巡视一次;清醒后病情稳定者改为 1h 巡视一次;护理级别更改后按护理级别要求巡视。

3）喉癌微创手术与部分喉或全喉切除术后病情观察要点不同（表 3-8、表 3-9）。

表 3-8　喉癌微创手术后病情观察要点

喉癌微创手术后病情观察
1. 发音的音质和音量。
2. 唾液及痰液的性状,注意有无出血征象。
3. 有无咽喉黏膜损伤、牙齿松脱。
4. 伸舌歪斜、舌麻木、味觉异常、进食呛咳等神经损伤的表现。

表 3-9 部分喉及全喉切除术后病情观察要点

部分喉及全喉切除术后病情观察
1. 有无皮下气肿,皮下气肿的范围及消长情况。
2. 痰液及唾液性状,敷料表面有无可见渗血渗液。
3. 引流液的性状和量。
4. 伤口周围有无红、肿、热、痛、分泌物渗出及腐臭气味,是否有肿胀及有无触及包块,进食后有无食物从伤口周围外渗等现象,警惕伤口感染或咽瘘的发生。
5. 转移皮瓣的颜色。
6. 伤口引流管是否有大量黄色液或乳白色液引出,警惕乳糜漏的发生。

（6）疼痛的护理

1）取半卧位,使颈部舒展,以免套管远端压迫或刺激气管局部黏膜引起咳嗽。

2）指导病人起床、活动时的方法,防止头部运动引起的疼痛。

3）告知病人伤口加压包扎的目的,取得病人配合。

4）进行各种操作时动作轻柔,避免吸痰时过度刺激呼吸道引起咳嗽而加剧疼痛。

5）必要时使用止痛药。

【案例分析】

案例:男性,48 岁,入院诊断:喉癌。完善术前检查后,于气管内麻下行喉部分切除术,现为术后第三天,病人痰液多且黏稠,因担心伤口裂开不敢咳嗽,经常要求吸痰。病人有吸烟史 20 年,约 1 包 /d。

（一）讨论

1. 此病人现在的护理问题是什么?

2. 如何帮助病人进行有效咳嗽、咳痰?

（二）分析

1. 该病人如今的护理问题是不能有效清理呼吸道。

2. 针对该病人,应落实宣教及指导,教会病人进行有效的咳嗽、咳痰必要时给予电动吸痰,保持呼吸道通畅。

（1）术前指导病人戒烟,并教会及鼓励病人进行有效咳嗽、咳痰,告知自主排痰的重要性,取得病人的配合。

（2）予抬高床头 30°～40° 卧位休息,定时予翻身拍背,以促进痰液咳出。

（3）气管内分泌物黏稠时可遵医嘱予雾化吸入,可使用生理盐水、糜蛋白酶或沐舒坦等稀释痰液药物,同时增加气管内滴药次数。如病人因伤口疼痛无法自行咳痰,应给予负压吸引,及时吸除气道内分泌物。

（4）保持适宜室内空气的温湿度，如果天气过于干燥，可加用加湿器。也可用单层湿纱布覆盖于套管口，以保持吸入气体湿润，防止痰痂堵塞套管。

（5）定时清洗气管内套管，保持通畅，防止痰痂形成。

（温兰英）

第十节　声带麻痹病人的护理

【概述】

声带麻痹是指支配喉内肌群的运动神经传导通路受损导致声带运动障碍，是一种喉运动神经性疾病，也称为喉麻痹。主要分为中枢性损伤和外周性损伤，以外周性多见。因左侧迷走神经和喉返神经行程较长，故左侧发病率较高。

【病因】

按神经损害的部位不同，可分为中枢性和周围性两种。

（一）中枢性

因喉肌接受两侧皮质冲动支配，故皮质病变是对称的，或是巨大病变累及两侧喉的皮质运动中枢，才能引起声带麻痹，此种情况极为罕见。当可影响喉肌功能的某些运动神经核、纹状体、锥体外系等发生颅内病变，如脑血管病变、基底动脉瘤、颅后窝炎症、延髓及桥脑部肿瘤等均可引起声带麻痹。

（二）周围性

迷走神经出脑干后以及喉返神经至其支配喉内肌的行进通路上任意位置的损伤，都可引起喉麻痹。

1. 外伤　颅底骨折、颈部外伤、医源性外伤。甲状腺手术、胸腔纵隔手术、侧颅底颈部手术均可能引起声带麻痹，尤其是甲状腺再次手术，引起喉返神经损伤者多见。

2. 肿瘤　如甲状腺肿瘤、食管癌、鼻咽癌、颈动脉体瘤等压迫或侵犯迷走神经、喉返神经。

3. 炎症　如白喉、流感、猩红热、风湿病、梅毒、重金属中毒等可能导致喉返神经周围神经炎。

4. 不明原因　不明原因导致的神经脱髓鞘病变也可导致声带麻痹。

【临床表现】

（一）喉返神经麻痹

1. 单侧不完全麻痹　症状不显著，短期声嘶后随即恢复。除在剧烈运动时可出现气促外，常无呼吸困难。

2. 单侧完全性麻痹　发音嘶哑，易疲劳，说话和咳嗽有漏气感，后期有代偿作用发音有好转。一般无呼吸困难。

3. 双侧不完全性麻痹 少见，多因甲状腺手术或喉外伤所致。平静时可无症状，但在体力活动时常感呼吸困难。因两侧声带均不能外展，可引起喉阻塞，严重者如不及时处理，可引起窒息。

4. 双侧完全性麻痹 发音嘶哑无力，音色单调，说话费力；常感气促，但无呼吸困难。因声门失去正常的保护性反射，易引起误吸导致呛咳，气管内常有分泌物，且排痰困难，呼吸有喘鸣音。

知识链接

喉返神经麻痹间接喉镜检查

➤ 单侧不完全麻痹：患侧声带外展障碍，吸气时不能外展，发音时声门可闭合。

➤ 单侧完全性麻痹：患侧声带外展及内收肌的功能完全消失，发音时声门不能闭合（图3-10，见文末彩图3-10）。

➤ 双侧不完全性麻痹：双侧声带均不能外展，发音时声门仍可闭合。

➤ 双侧完全性麻痹：两侧声带居旁正中位，既不能闭合，也不能外展（图3-11，见文末彩图3-11）。

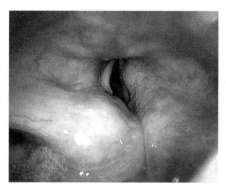 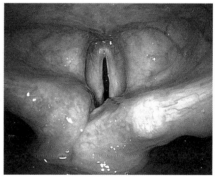

图 3-10　单侧声带麻痹图　　　　图 3-11　双侧声带麻痹图

（二）喉上神经麻痹

声带张力丧失，不能发高音，声音粗而弱。单侧者，对侧喉黏膜的感觉仍存在；双侧者因喉黏膜感觉完全丧失，易引起误吸，发生吸入性肺炎。

（三）混合性喉神经麻痹 喉返神经和喉上神经全部麻痹

1. 单侧混合性麻痹 常见于颈部外伤，手术损伤，因对侧代偿运动而发音尚好。

2．双侧混合性麻痹　发音功能丧失，只能借口、咽与腭共鸣腔构语。喉黏膜感觉消失，出现误吸、误咽，咳嗽功能减退，致下呼吸道分泌物潴留，易并发肺部感染。

【辅助检查】

1．间接喉镜检查最为常用。

2．电子喉镜检查　了解声带活动情况。

3．动态喉镜　检查声带振动波。

4．喉肌电图　检查喉肌运动单位数量、振幅。

5．CT 和 MR 了解颅内、颅底、鼻咽部、颈部、胸部、纵隔等是否有器质性的病变。

6．常规检查　胸片、心电图、凝血功能等评估全身情况。

【治疗原则】

声带麻痹应针对其发病原因进行治疗。

1．一般治疗　积极治疗周围神经炎；言语发声训练，可以增加健侧声带的代偿功能及喉外肌的作用。

2．药物治疗　改善局部血循环，消除充血、水肿，促进神经功能恢复。

（1）常用药物有维生素 B 族。

（2）血管扩张剂，如丹参、烟酸等。

（3）类固醇激素，如泼尼松。

（4）抗组胺类药物等。

3．物理疗法　超短波、微波、音频治疗等。

4．手术治疗　兼顾发声与呼吸功能，恢复喉的正常功能。

（1）由肿瘤压迫所致，手术切除肿瘤；喉上神经麻痹，保守治疗无效者以及外伤所致的，需行手术治疗。

（2）双声带麻痹引起呼吸困难者，需紧急气管切开术来解除呼吸道的梗阻。

（3）单侧性麻痹者以保守疗法为主，代偿不满意可试行患侧声带注射治疗及声带内移手术。

【病情观察及记录要点】

1．按护理级别要求及病人实际情况巡视并记录。

2．单侧声带麻痹病人一般无呼吸困难，重点关注发音情况，发音困难的程度、音量、音调，声嘶的情况。

3．观察双侧声带麻痹病人有无喉梗阻的症状如：喉鸣音、呼吸困难等。观察进食情况，是否出现呛咳、误吸。

4．观察药物的疗效及其副作用。如使用激素后是否有胃部不适，排黑便等。

5. 观察意识、面色、生命体征及血氧的情况,尤其是呼吸,及时发现病情变化。

6. 记录治疗和护理后的疗效,气管套管等管道通畅和固定的情况。

【护理措施】

1. 对发音和呼吸功能尚好者,加强语言训练、药物治疗、理疗等,介绍物理治疗、发声训练的重要性,指导并鼓励病人进行言语发声训练,并适时评估病人训练及治疗的效果。

2. 对发音嘶哑、说话费力的病人表示理解,指导病人如何减少体力消耗的情况下进行有效的语言沟通。

3. 根据病人的呼吸困难、缺氧程度选择合适的给氧方式;对于双侧不完全性声带麻痹者,尤其注意有无喉梗阻的发生,床旁准备紧急气管切开包,将病人放置于易于抢救的床单位。

4. 对于双侧完全性麻痹、喉上神经麻痹、混合性神经麻痹者,评估病人的咳嗽能力和吞咽功能,防误呛,减少肺部感染的发生率。病人进食出现呛咳时嘱病人向前弯腰、低头、身体前倾、下颌低向前胸,这种体位可防止食物残渣进入气道;如果食物残渣卡在喉部,影响呼吸,应取弯腰低头位,同时在病人肩胛骨之间快速连续拍击,使食物残渣咳出,必要时可用吸引器吸引。

5. 指导病人活动与休息,避免剧烈活动、体力活动而增加机体耗氧量,加重呼吸困难。

知识链接

声带麻痹与功能性失声的鉴别

➢ 声带麻痹多为一侧性,两侧性少见;而功能性失声为两侧声带内收性麻痹。

➢ 功能性失声均能找到一定诱因,如生气,悲伤过度等。

➢ 功能性失声在间接喉镜下检查,让病人咳嗽时,声带活动正常。

➢ 功能性失声暗示疗法有效。

6. 药物护理,使用血管扩张剂时要准确调整药液的滴数,定时监测血压。使用激素类药物时,要介绍激素类药物的作用及副作用,评估药物副作用反应,如有失眠时可口服镇静类药物。

7. 如病人手术治疗行气管切开,按气管切开的护理常规。

8. 出院指导

(1) 出院后半个月来医院复查。如回家后有呼吸急促等情况,及时来医院就诊。

（2）加强营养，进食高热量、高蛋白质、高维生素的食物，增强机体的抵抗力。

（3）鼓励病人出院后仍要坚持嗓音训练。

（4）如病人带气管套管出院时指导病人相关的家庭管道护理。

【案例分析】

案例：病人，女性，60岁，因呼吸困难3d加重1d入院，入院诊断：呼吸困难、双侧声带麻痹、甲状腺术后、双侧肺感染。既往有高血压病3年，哮喘病5年，甲状腺术后20年。一直规律服用降压药，但无密切监测血压，6年前出现声嘶、活动后气促，休息后能自行缓解，不被重视。入院时 T 37.2℃，P 120 次 /min，R 24 次 /min，BP 169/110mmHg，SpO_2：84%。查体：对答切题，表情痛苦，面色、指甲轻度发绀，端坐呼吸，吸气性三凹征明显，喉鸣音明显。

（一）讨论

1. 您认为此病人呼吸困难的原因是什么？

2. 对此病人现在护理措施有哪些？

（二）分析

1. 甲状腺术后引起双侧声带不完全麻痹导致呼吸困难。

2. 护理措施

（1）妥善准备床单位和急救用物：床单位置于靠近护士站、便于抢救处，首选可升降的活动床；具有抢救车、监护装置、吸氧装置、有效吸引装置；准备专科抢救用物，如紧急气管切开包、环甲膜穿刺包、麻醉喉镜等。

（2）迅速建立静脉通道，落实术前准备，严密观察生命体征，特别是血氧饱和度和呼吸的情况，给予持续吸氧心电监护，卧床休息。

（3）遵医嘱用抗感染和降压药。给予心理护理，安抚病人的紧张情绪。

（4）及时完善术前准备，落实疾病宣教。及早行气管切开术，保持呼吸道通畅。

（卢　文）

第十一节　喉痉挛病人的护理

【概述】

喉痉挛是指支配声带或喉入口运动的肌肉发生痉挛，或者两者同时发生的痉挛性疾病，由于喉部的运动神经（包括中枢、神经干或末梢）受刺激后，致使喉部肌肉反射性痉挛收缩，声带内收、声门部分或完全关闭，导致病人出现不同程度的呼吸困难甚至完全性的呼吸道梗阻。此症多发于儿童，成人亦可发生。小儿喉痉挛好发于0.5～3岁，男孩多于女孩。

【病因】

1. 局部刺激引起的反射性痉挛，如气道内操作（浅麻醉下吸痰、放置口咽或鼻咽通气管、气管插管或拔管对咽部的刺激）、气道内血液、分泌物或呕吐物的刺激、异物通过或存留喉部的刺激等影响。

2. 中枢神经系统疾病，如播散性硬化脑炎、狂犬病、脊髓痨等。

3. 邻近或远离器官的疾病，如颈部淋巴结肿大、食管或纵隔肿瘤压迫、甲状腺手术时损伤喉返神经。

4. 儿童因先天体质虚弱、人工喂养、营养不良伴有低血钙、佝偻病、腺样体肥大、慢性扁桃体炎可发生蝉鸣性喉痉挛。

5. 精神因素引起，如神经官能症病人的痉挛性咳嗽。

【临床表现】

突然发生吸气性呼吸困难伴喉喘鸣，多在深吸气后症状立刻消失。发作持续时间短暂，仅数秒至 1～2min，可反复发作或连续发作。喉镜检查多无异常。

1. 呼吸困难

（1）吸气性呼吸困难：吸气运动加速、吸气用力增加，吸气时间延长，吸气深而慢，吸气时可见鼻翼扇动。

（2）吸气性喉喘鸣：吸入气流急速通过狭窄的声门裂时，气流的摩擦和声带颤动即可发出喘鸣音。

2. 痉挛性咳嗽　阵发性的短促、哮吼性或炸裂性咳嗽，无痰、无声嘶。

3. 痉挛性失声　多发生于用声较多而情绪紧张者。发生于欲说话或正在说话时，突然失声。停止说话，痉挛即止。

4. 缺氧　由呼吸道阻塞所致，表现为烦躁不安、发绀等。

5. 小儿蝉鸣性喉痉挛　夜间吸气性呼吸困难、伴吸气喘鸣、明显吸气时三凹征、面色发绀、惊恐不安、出冷汗、呼吸暂停，甚至大小便失禁。其骤然发作，骤然消失，无声嘶。

【辅助检查】

1. 喉镜检查为最常见。痉挛性失声时喉镜检查可见声带紧张呈内收位，发声时声门紧闭或不规则运动；蝉鸣性喉痉挛时喉镜检查多无异常发现；成人喉痉挛时喉镜检查可见吸气时两侧声带不外展，为内收肌痉挛所致。

2. X线、CT、MR 了解有无邻近或远离器官的肿瘤或炎症反应。

3. 小儿要计算身高体重指数、了解发育情况。

4. 血液检查血钙指数、血气分析结果。

【治疗原则】

1. 去除诱发喉痉挛的刺激性因素，保持呼吸道通畅。

2．改善缺氧 根据呼吸困难、缺氧程度或血气分析结果选择合适的给氧方式。

3．药物治疗 解痉类药物、激素类药物。

4．对由于精神因素引起的病人，做解释说明，对症治疗。发作时保持镇定，闭口用鼻缓缓呼吸，发作常自行消退；对于痉挛性失声等要进行发音训练。

5．小儿喉痉挛者要改善健康及营养状况，多晒太阳，补充维生素 A、维生素 D。

6．若为器质性疾病引起者，除对病因治疗外需考虑行气管切开术。

【病情观察及记录要点】

1．按护理级别要求及病人实际情况巡视并记录。

2．观察意识、面色、生命体征和血氧，尤其是呼吸的情况，注意呼吸的频率、节律、深度，喉鸣音的变化。

3．观察咳嗽、咳痰。突发咳嗽者应观察有无声嘶的出现，判断是否为痉挛性咳嗽。

4．观察是否出现面色口唇、皮肤黏膜、指端末梢发绀等呼吸困难的表现，判断呼吸困难的程度，落实抢救准备。

5．病人若已行气管切开，则按气管切开术后进行病情观察。

【护理措施】

1．关注、识别发生喉痉挛的高危人群。气管插管拔管后的病人、浅麻醉下进行操作的病人、应用某些麻醉药物的病人、上呼吸道易受激惹的病人、近期有上感的小儿等，提高风险防范意识；适时评估病人的病情，嘱高危人群勿擅自独自离开病区。

2．妥善准备床单位和急救用物

（1）床单位置于靠近护士站、便于抢救的地方，首选可以升降的活动床。

（2）具有抢救车、监护装置、吸氧装置、有效吸引装置。

（3）专科抢救用物：紧急气管切开包、环甲膜穿刺包、电子喉镜等。

3．一旦发现病人出现喉痉挛，立即启动呼叫系统，同时马上进行紧急处理。

（1）立即停止一切刺激或手术操作，尽量避免搬动病人，嘱其保持安静，避免进食；需上床栏。

（2）取半坐卧位，确定和去除诱发喉痉挛的刺激因素，初步判断呼吸困难的分度，及时处理，防止病情进一步发展。

（3）呼吸道管理：尽快为病人解开领口或脱去高领衫（不穿罩衫，紧急情况可用剪刀剪开），及时清除呼吸道分泌物或血液，保持呼吸道通畅。

（4）面罩纯氧吸入，提高氧饱和度，有条件者可进行持续加压通气（CPAP）或间歇性正压通气（IPPV）。

（5）快速建立有效静脉通道：配合准备解痉类及激素类药物。

4. 密切监测病人的生命体征，尤其是呼吸和血氧饱和度情况，准确判断呼吸困难的程度，医生没到达之前，及时处理轻度喉痉挛，防快速发展成为中度或重度喉痉挛。

（1）通过轻提下颌可缓解轻度喉痉挛。病人取头中立位，操作者轻轻托起病人下颌，嘱病人张开口。

（2）如果病人意识清醒，可嘱其大声咳嗽或闭口用鼻缓缓呼吸，或作一次深呼吸，试图重开闭锁的声门。

（3）小儿病人可以冷水浇面、颈部冷敷，击拍臀部、背部或牵引舌部而使痉挛消退。

5. 遵医嘱予雾化吸入，静脉用药后严密观察药物的疗效，中重度喉痉挛配合医生处理，必要时行床旁气管切开术（按紧急气管切开护理配合），术后护理按"气管切开护理"，紧急情况下配合行环甲膜穿刺术。

6. 骤然发作的呼吸困难，病人容易惊慌失措，边救治边进行心理护理，提高抢救的成功率，尤其是对由于精神因素引起喉痉挛的病人；注重小儿病人家属的安抚陪同作用。

7. 室内保持合适温度和湿度，避免温湿度过高或过低引起刺激性咳嗽而加重呼吸困难。

8. 健康指导

（1）向病人及家属介绍疾病的病因、发作特点、持续时间及相关自我护理、急救护理的知识。

（2）避免冷空气刺激或者空气流动大诱发喉痉挛。

（3）避免情绪因素对疾病的影响，尤其是成人喉痉挛。

（4）小儿喉痉挛，要注意改善全身健康状况和营养状况，多晒太阳，补充维生素 A、维生素 D。

【案例分析】

案例一：女性，48 岁，因声嘶 3 年入院，入院诊断为"双侧声带息肉"。入院时 T 36.5℃，P 72 次 /min，R 18 次 /min，BP 120/70mmHg，电子喉镜检查见双侧声带前中 1/3 半透明新生物；双侧声带运动良好，声带闭合欠佳，轻度肥胖，颈粗短。完善术前检查后拟予全麻下行显微镜下支撑喉镜下声带肿物切除术，麻醉时气管插管未能一次成功，第二次顺利插管后给予手术。术后病人清醒，生命体征平稳，给予拔气管插管，拔管后突然发生吸气粗长伴喘鸣，呼气呈断续的犬吠声。

（一）讨论

1. 病人拔管后出现什么并发症？

2. 出现以上问题时护理措施是什么?

(二)分析

1. 病人拔管时由于局部刺激引起喉痉挛。

2. 发生喉痉挛时相应的护理措施

(1)马上进行紧急处理,尽量避免搬动病人,嘱其保持安静,确定和去除诱发喉痉挛的刺激因素,落实心理护理,嘱病人勿焦急、紧张,防止病人因紧张因素导致病情的进一步变化。

(2)呼吸道管理:及时清除呼吸道分泌物或血液,保持呼吸道通畅。

(3)心电监护、面罩纯氧吸入,密切监测病人的生命体征,尤其是呼吸形态和血氧饱和度情况,保持静脉通道通畅,配合准备解痉类及激素类药物。

(4)通过轻提下颌可缓解轻度喉痉挛,也可嘱其大声咳嗽或闭口用鼻缓缓呼吸,或做一次深呼吸,试图重开闭锁的声门。

(5)室内保持合适的温度和湿度,温湿度过高或过低均能引起刺激性咳嗽而加重呼吸困难。

(6)中重度喉痉挛配合医生处理,必要时行床旁气管切开术。按紧急气管切开护理配合,术后护理按"气管切开术后护理"。

案例二:男孩,2岁,体弱,营养不良,夜间突然发生呼吸困难伴吸气性喘鸣,面色发绀,惊恐哭闹。家属抱起患儿给予安抚,症状逐渐缓解,安静入睡。带到医院喉镜检查未发现异常,医生诊断为:喉痉挛。

(一)讨论

作为门诊护士,如何为此病人做健康宣教?

(二)分析

对于此病人宣教如下:

1. 喉痉挛可能反复发作,发作时将患儿衣领解开,用冷水敷脸、拍击臀部或背部、拽引舌部,可以使痉挛消退。如果患儿能够配合的情况下可深吸气,症状一般可缓解。

2. 小儿进行合理喂养,让小儿养成较好的饮食习惯,不偏食,不挑食。

3. 多做户外活动,多晒太阳,增强体质,增加机体抵抗力。

4. 天气变化时合理添减衣服,预防上呼吸道感染。

5. 保持室内空气清新,适当通风换气,但避免对流风。

（卢　文）

第四章　气管食管专科急症护理

第一节　气管支气管异物病人的护理

【概述】

气管、支气管异物（foreign bodies in the trachea and bronchi）是耳鼻咽喉科常见急诊之一，有内源性及外源性两类。由于机体自身产生的血液、脓栓、吸入呕吐物的内生性异物，大多已液化或咳出。气管、支气管异物绝大多数为外源性，系指外物通过不同方式进入气管、支气管后造成一系列呼吸道症状，甚至危及生命的以小儿为多见的一种疾病。多发生于5岁以下儿童，3岁以下最多；老年人咽反射迟钝，也易产生误吸；偶见于成人。

【病因】

1. 婴幼儿牙齿发育与咀嚼功能不完善，不能将坚硬食物（如花生、瓜子等）嚼碎，喉的保护性反射功能亦不健全，进食时，误将食物吸入气道，是最常见的原因。

2. 玩耍或工作时，将玩具、针、钉等含于口中，遇外来刺激或突然说话、哭笑或绊倒等而误将异物吸入。

3. 全麻、昏迷及酒醉病人吞咽功能不全，可误吸呕吐物或已松动的牙（义）齿。

4. 各种医疗、护理操作不慎，如鼻腔异物钳取不当，咽、喉滴药时注射针头脱落，均可导致异物落入气管。

【临床表现】

气管、支气管异物的症状与体征一般分为4期：

1. 剧烈咳嗽，有时异物可被侥幸咳出。若异物嵌顿于声门，可发生极度呼吸困难，抢救不及时窒息死亡。异物进入支气管内，除有轻微咳嗽或憋气外，可没有明显的临床症状。

2. 安静期　异物进入气管或支气管后，可停留于大小相应的气管或支气管内，此时无症状或只有轻微症状，如咳嗽、轻度呼吸困难，个别病例可完全无症状，临床上称之为无症状安静期。小金属异物若进入小支气管内，此期可完全没有症状。安静期时间长短不定，短者可即刻发生气管堵塞和炎症而进入刺激或炎症期。

3. 刺激或炎症期 异物局部刺激和继发性炎症，或堵塞支气管，可出现咳嗽、肺不张或肺气肿的症状。

4. 并发症期 轻者有支气管炎和肺炎，重者可有肺脓胸和脓胸。临床表现有发热、咳嗽、多为脓性痰、呼吸困难、胸痛、咯血及体质消瘦等。并发症期时间长达数年或数十年，时间长短视异物大小、有无刺激性及病人体质与年龄等而定。

气管异物临床表现为：异物进入气道后，立即发生剧烈呛咳、呕吐，伴面红耳赤、憋气、呼吸不畅等症状，较大异物即刻可发生窒息。常见症状为气喘哮鸣，由于气流经异物阻塞处发声所致；气管拍击声，为异物随气流向上撞击声门下区所致，以咳嗽时更显著，听诊器置于颈、胸部气管区即可闻及此声。

支气管异物临床表现为：早期症状与气管异物相似。异物进入支气管后，咳嗽症状可减轻或无症状。当异物尚能活动时，则有痉挛性高声呛咳，呼吸时虽有部分阻塞现象，但不引起明显肺部病变；异物停留阻塞支气管时，可能发生呼吸困难或胸部不适感；异物为植物性异物，支气管炎症多较明显，常有发热、痰多、咳嗽等症状。呼吸困难程度与异物部位大小有关；若两侧支气管内均有异物堵塞，呼吸困难多较严重。胸部叩诊时患侧呈过清音或浊音，肺部听诊时患侧呼吸音减弱或消失。

【辅助检查】

1. X线检查 对诊断气管支气管异物有很大辅助作用，不透光金属异物在正位及侧位X线透视或拍片下可直接诊断。对透光异物则可根据其阻塞程度不同而产生肺气肿或肺不张等间接证据而诊断。胸部透视较胸部X线摄片具有更高诊断准确率，可直接观察纵隔摆动的情况。

（1）阻塞性肺气肿：胸部X线透视时，可发现患侧肺部透亮度明显增加，横膈下降，活动度受限，呼气时支气管变窄，空气不能排出，患侧肺内压大于健侧，心脏及纵隔被推向健侧；吸气时健侧肺内压力增加，心脏及纵隔又移向患侧，从而出现纵隔摆动现象。该征象是诊断支气管异物的重要证据，正确诊断率可达90%。

（2）阻塞性肺不张：X线透视时，患侧肺野阴影较深，横膈上抬，心脏及纵隔移向患侧，呼吸时保持不变。

2. CT检查 有助于确定有无异物及其部位。

3. 支气管镜检查 支气管镜有诊断、鉴别诊断及治疗作用，气管、支气管异物的确切诊断与治疗最终要通过支气管镜来完成。对有些病人异物史不明确，症状体征不典型，X线检查肺内确有病变，但既不像肺结核，又不似典型支气管肺炎，更不像其他肺部疾病，应怀疑支气管异物存在，可先按短期抗感染治疗，如无明显治疗效果，可做支气管检查以进一步明确诊断。气管、支气管异物临床上应与急性喉炎、支气管肺炎与肺结核等疾病进行鉴别。

4. 实验室检查　包括全血细胞计数、出凝血常规、血生化等及其他相关检查，有呼吸困难者行血气分析检查，了解病人全身情况。

【治疗原则】

气管、支气管异物是危及病人生命的危重急症，及时诊断，尽早取出异物，以保持呼吸道通畅。气管、支气管异物发生后自己咳出的机会是极少的，国内外报道仅为 0.6%～3%。因此，对本症的治疗原则是异物从什么径路进入的就应从原路取出。应当根据异物停留的部位、停留时间的长短、病人的年龄、异物的性质（形状、种类、大小）及全身情况来决定取异物的时间、麻醉方式、手术方法、器械。

1. 经直接喉镜异物取出术　适用于气管内活动的异物。成人可用黏膜表面麻醉，婴幼儿则无须麻醉或全麻下进行。用直接喉镜挑起会厌，暴露声门，将鳄口式喉异物钳钳口闭合，横径与声门裂平行，置于声门上，待吸气声门开放时，伸入声门下区，扭转钳口 90°，使钳口上下张开，待呼气或咳嗽时，异物随气流上冲的瞬间，夹住异物取出。

2. 经支气管镜异物取出术　直接喉镜下不能取出的气管异物及绝大多数支气管异物需经支气管镜取出异物，在全麻下进行为佳。

3. 纤维支气管镜或电子支气管镜异物取出术　位于支气管深部小的金属异物，可在纤维支气管镜或电子支气管镜下钳取。

4. 开胸异物取出术　支气管镜下确实难以取出的较大并嵌顿的支气管异物，必要时需行开胸术取出。

【病情观察及记录要点】

1. 按护理级别要求及病人实际情况巡视并记录。

2. 术前观察要点

（1）意识、生命体征，尤其是呼吸情况。

（2）是否有发绀症状，血氧饱和度情况。

（3）胸骨上窝、锁骨上窝、胸骨剑突下以及肋间隙等处有无吸气性软组织凹陷。

（4）有无吸气性喉喘鸣音。

（5）有呼吸困难，立即报告医生并协助处理，及时书写护理记录。

3. 术后观察要点

（1）了解术中情况，记录异物有无完全取出。

（2）意识、生命体征，尤其是呼吸及血氧饱和度变化，如再次出现呼吸困难或血氧饱和度低等情况,警惕喉水肿或气胸的发生。

(3)有无发热、痰量增多等感染征象。

【护理措施】

1.急救护理

(1)采用海姆立克手法

1)病人立位时,施救者立于病人耳后,双手臂环绕其腰部,令病人弯腰,头部前倾。施救者一手握拳,拳眼顶住病人腹部正中线脐上方两横指处,另一手紧握此拳,快速向内、向上冲击5次,病人配合术者,低头张口,以便异物排出,重复操作若干次,直到异物从喉部喷出。

2)病人卧位时,先将其翻至仰卧位,使头偏向一侧,施救者跪跨于病人两跨处,以心肺复苏手式将手掌根部按于病人腹部(脐上、肋缘下区),以快速向上冲力挤压病人腹部。

(2)小儿的现场急救:施救者一手抓住患儿双脚使其倒置,另一手大力拍击背部,使异物从声门脱落,解除呼吸道阻塞,若无效,可立即让患儿坐在施救者大腿上,面朝外,用两手的示指、中指合并成"垫",放在患儿剑突下脐上方,快速轻柔地向后上方挤压,随即放松,如此反复数次,直到异物从喉部喷出。

(3)上述方法无效时应立即准备手术。若情况紧急,应做紧急环甲膜穿刺或切开,必要时行气管切开以保持呼吸道通畅。

2.术前护理

(1)经急救处理未取出异物者立即给予禁食、禁饮,落实手术准备,病房接诊病人前妥善准备急救用物及床单位。必要时给予床边心电监护及血氧饱和度监测。

(2)建立静脉通道,急查血常规、出凝血常规、肝肾功能、电解质,必要时行血气分析检查。

(3)保持呼吸道通畅。婴幼儿避免拍背和摇晃,减少哭闹和不必要的刺激,必要时吸氧。

(4)严格卧床休息,减少活动量,禁止离开病房。

(5)心理护理:评估病人及家属的情绪和心理状态,讲解疾病相关知识及预后,使其积极配合诊疗活动,适当安慰病人。

3.术后护理

(1)全麻清醒后给予半卧位,按医嘱给予床边心电监护及血氧饱和度监测。

(2)术后当天给予卧床休息,少讲话,婴幼儿避免哭闹。

(3)饮食护理:按麻醉要求及医嘱结束禁食、禁饮后,给予温凉流质或半流质饮食;怀疑有气管食管瘘者,给予禁食或遵医嘱留置胃管鼻饲。

(4)对症处理:遵医嘱给予吸氧,氧流量及吸氧时间视病情而定。

（5）遵医嘱使用抗生素和激素，以控制感染，防止喉水肿。

（6）健康指导

1）勿独自离开病房。

2）讲解疾病的特点及预防措施。

3）注意口腔卫生，进食后予漱口液漱口。

4）如出现呼吸困难应立即就近就诊。

（7）心理护理：安慰病人及家属，缓解紧张心情。

知识链接

气管、支气管异物预防措施

➤ 开展宣教工作，教育儿童勿将玩具含于口中玩耍，若发现后，应正确引导，使其自行吐出，切忌恐吓或用手指强行挖取，以免引起哭闹而误吸入气道。

➤ 家长及保育人员应管理好儿童的食物及玩具，避免给3～5岁以下的幼儿吃花生、瓜子及豆类等食物。

➤ 成人进食过程中，勿三心二意、高声谈笑；小儿进食时，不要嬉笑，家长不应在小儿进食时打骂，对儿童更不应采用"捏鼻灌药"的方法强迫儿童服药。

➤ 重视全身麻醉及昏迷病人的护理，须注意是否有义齿及松动的牙齿；将其头偏向一侧，以防呕吐物吸入下呼吸道；施行上呼吸道手术时应注意检查器械，防止松脱；切除的组织，应以钳夹持，勿使其滑落而成为气管支气管异物。

【案例分析】

案例：男性，2岁，因进食花生时呛咳，诊断为气管异物，入院行气管异物取出术。

（一）讨论

1．此病人术后病情观察要点有哪些？

2．如果您是责任护士，你要对此病人家属做哪些出院指导，预防同类事情的发生？

（二）分析

1．术后病情观察要点

（1）了解术中情况，异物有无完全取出。

（2）严密观察病人的病情变化

1）意识、生命体征，尤其是呼吸及血氧饱和度变化，如再次出现呼吸困难或血氧饱和度低等情况，警惕喉水肿或气胸的发生。

2）有无发热、痰量增多等感染征象。

2. 小儿气管、支气管异物预防措施指导

（1）教育小儿勿将玩具含于口中玩耍，若发现后，应正确引导，使其自行吐出，切忌恐吓或用手指强行挖取，以免引起哭闹而误吸入气道。

（2）家长及保育人员应管理儿童的食物及玩具，避免给3～5岁以下的幼儿吃花生、瓜子及豆类等食物。

（3）小儿进食时，不要嬉笑，家长不应在小儿进食时打骂，对儿童更不应采用"捏鼻灌药"的方法强迫儿童服药。

（吴洁丽）

第二节　气管狭窄病人的护理

【概述】

气管狭窄是指声门以下及隆突以上的气管段的气管腔狭窄引致通气不足出现不同程度的呼吸困难，体力活动和呼吸道内分泌物增多时加重。是耳鼻咽喉头颈外科急危重症之一，处理不及时病人可窒息死亡。

【病因】

1. 气管插管和气管切开术后　气管插管后损伤气管黏膜或压迫气管内壁，引致组织发炎、糜烂坏死，形成肉芽肿或瘢痕性狭窄。气管切开部位过高，损伤第1软骨环，形成环状软骨下重度狭窄。气管切开术后置入带气囊气管套管进行机械通气，气囊压力过大压迫气管黏膜引致组织发炎、糜烂坏死，形成肉芽肿或瘢痕性狭窄。

2. 气管内肿瘤　常见气管乳头状瘤进行性增大，瘤体占位引起气管腔狭窄。

3. 复发性多软骨炎　由于气管软骨和结缔组织反复炎症，黏膜肿胀引起气道狭窄；炎症使气道黏膜纤毛清除功能受损，咳嗽功能下降，致使大量稠厚分泌物潴留，加重气道梗阻；晚期可因瘢痕挛缩，气道内形成纤维组织结节，引起气道瘢痕狭窄，或气管支气管软骨环融解、破坏造成气道软化塌陷。

4. 结核病　指发生在气管黏膜和黏膜下层的结核菌感染，导致气管黏膜肿胀并形成肉芽肿引起气管腔狭窄。

5. 气管外部压迫或周围占位性病变　如食管癌、甲状腺癌、脓肿、血肿压迫气管外周，导致气管塌陷，引起气管腔狭窄。

【临床表现】

（一）症状

主要表现为吸入性的呼吸困难、吸气性喘鸣、吸气性软组织凹陷，可伴有声音嘶哑、失声、咳嗽、咳痰。随着呼吸困难加重,病人出现缺氧,被迫端坐卧位,口唇、指甲、面色发绀,出冷汗,心率增快、血压升高,最后昏迷、窒息、呼吸心搏停止。

(二)体征

可伴有病因本身的临床表现。可见气管黏膜肿胀、肉芽、瘢痕、肿瘤、塌陷。

【辅助检查】

1. 电子喉镜或支气管镜检查　可看到气管腔内情况,如黏膜肿胀、肉芽、瘢痕、肿瘤、塌陷,必要时行病理活检,以明确病因。

2. CT检查　发现气管腔狭窄呈不规则改变,如瘢痕性狭窄、肉芽堵塞、气管塌陷等。

3. 实验室检查　包括动脉血气分析判断机体酸碱平衡失调及缺氧和缺氧程度,术后感染组合、出凝血常规等,了解病人的全身情况。

【治疗原则】

气管狭窄是耳鼻咽喉头颈外科急危重症之一,按呼吸困难的程度和不同的病因,一般分为病因治疗和对症治疗。

(一)病因治疗

1. 支气管镜或支撑喉镜下激光气管内瘢痕、肉芽、肿瘤切除术,切除气管腔占位性病变,恢复气管的通气功能。

2. 外科手术切除气管外部压迫或周围占位性病变,如切除甲状腺癌,清理脓肿、血肿,解除气管外部的压迫。

3. 支气管镜或支撑喉镜下气管T管或支架置入术,气管T管或支架可以支撑起软化塌陷的气管,保持管腔通畅,恢复气管的通气功能。

(二)对症治疗

1. 一般治疗　安抚病人、保持情绪平稳,取半坐卧位,吸痰。适当输液,防止失水。

2. 氧气治疗　当病人呼吸困难、动脉血氧分压<80mmHg或血氧饱和度<95%时,予吸氧,可以预防低氧血症可能导致的并发症。

3. 药物治疗　予激素雾化吸入、静脉输注抗生素、氨溴索,可以减轻气管黏膜肿胀、气管痉挛、稀释痰液。如有结核、复发性多软骨炎疾病要请专科会诊,实施针对性药物治疗。

4. 气管切开术　实施上述对症治疗,不能明显缓解病人的呼吸困难,考虑或立即行气管切开术,保证呼吸道通畅,抢救生命。

【病情观察及记录要点】

1. 按护理级别要求及病人实际情况巡视并记录。

2. 一般情况 生命体征、意识、情绪、睡眠进食情况、是否被迫端坐体位、大汗淋漓。

3. 吸入性呼吸困难 观察病人呼吸的深度及频率改变，颈胸部软组织凹陷，吸气时喘鸣音，面色和唇色变化，血氧饱和度变化；评估呼吸困难的分度。

4. 咳痰 观察痰液的颜色、性状、量，是否伴有异味并记录。

5. 若有气管套管、T管，应记录其固定、通畅情况。

【护理措施】

（一）术前护理

1. 接诊病人前妥善准备急救用物及床单位（同第三章第六节喉阻塞病人的护理）。

2. 体位 半坐卧位、端坐卧位。

3. 气道护理 遵医嘱予吸氧、雾化吸入。

4. 完善检查 尽快在床边完善各项检查，必要时外出检查要医生护士陪同。

5. 急救准备 静脉注射留置针，遵医嘱予静脉输注抗生素、激素等药物。

6. 心理护理 注意评估病人及家属的情绪和心理反应，讲解疾病的相关知识，消除病人及家属的恐惧、保持情绪平稳。

7. 饮食指导 进食清淡、高蛋白、高维生素温凉软食，急需手术者禁食。

8. 健康指导 病人尽量卧床休息，减少身体耗氧量；指导每天饮水 2 500ml 以上，可以稀释痰液；病人进行有效咳嗽、咳痰，及时清除气管分泌物。

（二）术后护理

1. 体位 全麻未醒病人去枕平卧，头偏向一侧；全麻清醒、局麻病人予半坐卧位。

2. 饮食护理 全麻6h后进食温凉半流。

3. 治疗护理 遵医嘱予吸氧、抗炎、止血、输液治疗。

4. 适宜温湿度 保持病人室内空气清新，温度22～24℃，湿度70%～90%。必要时床头放置空气加湿器加强空气湿化。

5. 气管切开护理

（1）每天至少更换气管内套管4次，痰液多而黏稠时随时更换。

（2）保持颈部切口的清洁，每天至少予清洁换药2次。

（3）根据痰液黏稠度给予气管内滴生理盐水，遵医嘱予雾化吸入。

（4）指导病人深呼吸、有效咳嗽，必要时予拍背、促进痰液松动排出，病人咳嗽无力或痰液黏稠时予吸痰。

（5）防止外套管脱落，套管系带松紧度以能伸进病人一个手指为宜，系带打死结。如发现外套管脱出要马上通知医生处理。

6. 气管留置 T 管护理

（1）病人术后返回病房，立即予负压吸引 T 管口内分泌物后，予软木塞塞住管口，以防水分丢失后 T 形管形成干痂堵塞呼吸道。

（2）保持颈部切口的清洁，每天至少予清洁换药 2 次。

（3）指导病人深呼吸、有效咳嗽，必要时予拍背、促进痰液松动排出。病人咳嗽无力或痰液黏稠时予取出 T 管口软木塞，滴入生理盐水后吸痰。吸痰后立即木塞塞住管口。

7. 病情观察

（1）观察病人生命体征，特别是呼吸和血氧饱和度变化。

（2）观察病人气管套管、T 管是否固定通畅，痰液的颜色、性状、量、黏稠度、异味，是否能自行排出。

（3）术后并发症观察：窒息、脱管、皮下气肿、气胸、纵隔气肿、出血、切口感染、气管食管瘘。

8. 健康指导　告知病人如何进行自我病情观察，特别是呼吸和痰液。指导病人适当活动，保持大小便通畅、情绪稳定。

9. 出院指导

（1）按医嘱用药。

（2）定期复诊：出院后每个月门诊复查。如有呼吸困难、发热、咳黏稠脓痰、切口红肿疼痛、套管或 T 管脱落时应随时就诊。

（3）保持良好的心态，避免情绪激动。

（4）留置有气管套管或 T 管病人避免重体力劳动、激烈运动。

（5）注意保暖，防止感冒。

（6）留置有气管套管或 T 管病人需掌握正确的自我护理方法。

【案例分析】

案例一：病人，男，43 岁。因进行性吸入性呼吸困难 1 个月，加重 3d 急诊入院。诉 4 个月前因脑出血行气管插管和气管切开，已拔除气管套管 2 个月。查体：病人意识清楚，对答切题。半坐卧位，体温 37℃，脉搏 120 次 /min，呼吸 22 次 /min，血压 160/90mmHg，血氧饱和度 92%。颈前有手术瘢痕，安静时有明显的吸气性呼吸困难，喉喘鸣声较响，吸气性胸廓周围软组织凹陷显著。病人烦躁、大汗、不愿进食。

（一）讨论

1. 该病人目前为几度呼吸困难？可疑诊断是什么？

2. 该病人目前的主要护理措施有哪些？

（二）分析

1. 病人目前为Ⅲ度呼吸困难，可疑诊断是气管狭窄。

2. 目前的主要护理措施

（1）物品准备：床边准备吸氧、吸痰、气管切开、气管插管、心电监护用物。

（2）体位：半坐卧位、端坐卧位。

（3）气道护理：遵医嘱予吸氧、雾化吸入。

（4）完善检查：床边完善各项必要检查。

（5）急救准备：予持续心电监护、指脉氧监测，留置静脉留置针。

（6）用药护理：遵医嘱予静脉输注抗生素、激素、营养液。

（7）心理护理：评估病人及家属的情绪和心理反应，讲解疾病的相关知识，消除病人及家属的恐惧、保持情绪平稳。

（8）健康指导：病人尽量卧床休息，减少身体耗氧量，暂禁食、准备行气管切开术。

案例二：病人，女，48 岁。因吸入性呼吸困难 3 个月入院，入院后行气管内外甲状腺癌切除 + 气管留置 T 管术后 3d。间中经口吐出血性黏稠分泌物，气管切开伤口无渗血，周围无淤血肿胀。护士查房时发现病人呼吸费力、憋喘、脸色发绀、双手乱抓。

（一）讨论

1. 病人是什么原因导致突然发生呼吸困难？

2. 护士应采取立即哪些急救措施？

（二）分析

1. 病人是痰液堵塞 T 管引发的呼吸困难。

2. 急救措施

（1）安抚病人，保持情绪稳定，用力深呼吸。

（2）取出 T 管口软木塞，湿化气道，稀释痰液，反复吸净痰液。

（3）吸痰后用软木塞堵住 T 管口，观察病人的呼吸变化、血氧饱和度变化。如果症状无明显改善要报告医生检查 T 管是否脱出，是否管腔内痰痂堵塞。

（4）予吸氧，并落实送手术室或支气管镜室取痰痂准备。

（莫木琼）

第三节　食管异物病人的护理

【概述】

食管异物是指因饮食不慎，误咽异物，如鱼刺、骨片或脱落的义齿等，异物可暂时停留或嵌顿于食管。常表现为食管异物感、吞咽困难、胸骨后疼痛等。严重者可造成食管瘘、纵隔脓肿、穿破大血管甚至危及生命，一经确诊需立即处理。

【病因】

食管异物的发生与年龄、性别、饮食习惯、进食方式、食管有无病变、精神及意识等诸多因素有关。但最常见的原因为注意力不集中，匆忙进食，食物未经仔细咀嚼而咽下。儿童多为口含玩物误吞引起。而老年人多因咀嚼功能差、口内感觉欠灵敏，义齿使用不当或松脱所致。成人也因嬉闹、轻生而吞较大物品，或进食不当、意识障碍，吞入较大或带刺物品引起。此外，食管本身疾病，如食管狭窄或食管癌，也是食管异物常见原因之一。

异物种类众多，以动物性最常见，如鱼刺、鸡骨、肉块等；其次为金属类，如硬币、针钉等；此外，还有化学合成类及植物类，如义齿、塑料瓶盖、枣核等。

异物停留部位，最常见于食管入口，其次为食管中段第二狭窄处，发生于下段者较少见。

【临床表现】

常与异物种类、大小、形状、停留的部位和时间以及有无继发感染等有关。

1. 吞咽困难　异物嵌顿于环后隙及食管入口时，吞咽困难明显。轻者可进食半流质或流质，重者可能饮水也感困难。小儿常伴有流涎症状。

2. 吞咽疼痛　异物较小或较圆钝时，疼痛不明显或仅有梗阻感。尖锐的异物或继发感染时疼痛多较重。异物位于食管上段，疼痛部位多在颈根部或胸骨上窝处；异物位于食管中段时，常表现为胸骨后疼痛并可放射至背部。

3. 呼吸道症状　异物较大向前压迫气管后壁，或异物位置较高部分未进入食管压迫喉部时，尤其在幼小儿童，可出现呼吸困难，甚至有窒息致死的可能。应及时处理，以保持呼吸道通畅。

【辅助检查】

1. 详细询问病史　异物史对诊断十分重要，大多数病人可直接或间接询问出误吞或自服异物史，结合吞咽困难及吞咽疼痛等症状，一般诊断无困难，但应详细了解异物的性质、形状、大小、异物停留时间及有无其他症状，以供治疗时参考。某些意识障碍或精神不正常的病人可能获得不到准确异物史，如症状明显，应进一步检查。

2. 间接喉镜检查　异物位于食管上段，尤其有吞咽困难病人，有时可见梨状窝积液。

3. X线检查　X线可显影的异物，可拍颈、胸正侧位片定位；不显影的异物，应行食管钡检查，骨刺类需吞服少许钡棉，以确定异物是否存在及所在部位。

4. 食管镜检查　有异物史并有吞咽困难或吞咽疼痛等症状，但X线检查不能确诊，药物治疗症状改善不明显，应考虑行食管镜检查，以明确诊断，如发现异物，及时取出。

【治疗原则】

已确定诊断或高度怀疑有食管异物,应尽早行食管镜检查,发现异物及时取出。

1.异物取出的方法

(1)经硬食管镜取出异物:是最常用的方法,根据异物的大小、形状、部位、病人的年龄,选择适当大小的食管镜及适合的异物钳。

(2)经纤维食管镜或电子食管镜取异物:较小而细长的异物可采用,一般在黏膜表面麻醉下进行。

(3)Foley管法:适用于外形规则,表面平滑的异物。

(4)颈侧切开或开胸术取异物:巨大并嵌顿甚紧或带有金属钩等异物,用以上方法难以取出时,可考虑应用此手术方法。

2.一般治疗 食管异物如超出24h,病人进食困难,术前应进行输液。估计术中可能损伤食管黏膜时,术后应禁食1~2d,给静脉输液及全身支持疗法,疑有穿孔者,应行胃管鼻饲饮食。局部感染时,应给予足量抗生素。

3.出现食管周围脓肿或咽后壁脓肿,应行颈侧切开引流。食管穿孔、纵隔脓肿时,请心胸外科协助处理。

【病情观察及记录要点】

1.按护理级别要求及病人实际情况巡视并记录。

2.观察病人的意识、生命体征(尤其是呼吸、体温)、血氧饱和度、疼痛、有无皮下气肿、唾液性状、大便等情况。

3.关注检查结果,尤其是白细胞、中性分叶粒细胞、C反应蛋白、胸片结果等。

4.并发症的观察 多因未及时就诊,或因异物存在继续进食引起。

(1)食管穿孔或损伤性食管炎:尖锐而硬的异物,可随吞咽活动刺破食管壁而致食管穿孔;粗糙及嵌顿的异物,除直接损伤食管黏膜外,潴留的食物及唾液有利于细菌的生长繁殖,使管壁发生感染、坏死、溃疡等。

(2)颈部皮下气肿或纵隔气肿:食管穿孔后,咽下的空气经穿孔外溢,潜入颈部皮下组织或纵隔内形成气肿。

(3)食管周围炎或颈间隙感染或纵隔炎:损伤性食管炎感染可向深部扩散,或食管穿孔扩散到食管周围引起食管周围炎,重者形成食管周围脓肿。穿孔位于颈部周围时,感染可沿颈筋膜间隙扩散形成咽后或咽侧脓肿。胸段食管穿孔。可发生纵隔炎,形成纵隔脓肿。严重时伴有发热等全身症状。

(4)大血管破溃:食管中段尖锐的异物可直接刺破血管壁及主动脉弓或锁骨下动脉等大血管,引起致命性出血。感染也可累及血管,致其破裂出血。主要表现为大量呕血或便血。一旦发生,治疗困难,死亡率高,应积极抢救。

（5）气管食管瘘：异物嵌顿压迫食管前壁致管壁坏死，再累及气管、支气管时，形成气管食管瘘，可导致肺部反复感染。

【护理措施】

1. 物品准备　床边准备吸氧、吸痰装置，气管切开包等，视情况予心电监护、指脉氧监测。

2. 病人予静卧休息，禁食、输液及使用广谱抗生素，防止并发症，并准备异物取出术。

3. 异物已取出，但食管黏膜有损伤或感染者，给予抗生素、禁食、输液，以保护黏膜创面。

4. 疑有食管穿孔者，应严格卧床休息，禁食或鼻饲流质，输液、给予广谱抗生素。胸透以排除纵隔炎。2～3d 后根据情况拔除胃管经口进食，先流质，然后半流渐至软食。如检查时发现食管已穿孔，应请胸外科会诊处理，禁用吞钡检查，以免钡剂流入纵隔。

5. 各种异物进入胃内，大部分可以由大便排出。若异物尖锐或锋利，则需注意以下几点：

（1）观察大便：异物入胃后，5d 内需将每次大便全部留于便盆中用水冲洗，检查异物是否排出。

（2）对金属异物宜每日进行 X 线腹部透视，以观察其移动情况。注意有无腹痛及疼痛部位。

（3）异物进入胃肠道后，忌服泻药或钡棉检查，以免引起并发症。

6. 禁食期间需落实口腔护理。

【案例分析】

案例一：男性，70 岁，因误吞鸡骨 5h 急诊入院，诉有胸骨后疼痛及吞咽痛，自觉呼吸平顺，血氧饱和度为 95%。胸片结果示：食管中段可见异物。完善检查后，于全麻下行食管镜下异物取出术，术中取出鸡骨一块。现病人无诉胸骨后疼痛，自觉呼吸平顺，拟今日出院。

（一）讨论

1. 该病人术前的护理重点是什么？

2. 该病人的出院指导应注意什么？

（二）分析

1. 该病人应尽快行手术取出异物，具体护理措施如下：

（1）物品准备：床边准备吸氧、吸痰装置，气管切开包等，视情况予心电监护、指脉氧监测。

（2）尽快完善各项术前检查，并准备异物取出术。

（3）病人予静卧休息，禁食、输液及使用广谱抗生素，防止并发症。

（4）密切观察病人的意识、生命体征（尤其是呼吸、体温）、血氧饱和度、疼痛、有无皮下气肿、唾液性状、大便等情况。

（5）关注检查结果，尤其是白细胞、中性分叶粒细胞、C 反应蛋白、胸片结果等。

（6）因病人年纪大，需落实防跌倒措施。

2. 该病人出院时，应针对性进行预防食管异物再次发生的健康教育。

（1）进食不宜过于匆忙，尤其吃带有骨刺类的食物时，要仔细咀嚼将骨刺吐出，以防误咽。

（2）老年人有义齿时，进食要当心，不要进黏性较强的食物，义齿有损坏时及时修整，睡前取下。

（3）误咽异物后，切忌强行用吞咽饭团、馒头、韭菜等方法企图将异物推下，以免加重损伤，出现并发症，并增加手术难度，应立即就医取出异物。

案例二：男性，68 岁，因误吞鱼骨 5d，胸骨后疼痛 3h 入院。误吞后，病人曾吞咽饭团使鱼刺下咽。影像学资料提示：食管中段异物存留，可疑食管穿孔。完善检查后于全麻下行食管镜下异物取出术，术中取出鱼骨一根，可见食管中段食管壁穿孔，术中予留置胃管，安返病房。

（一）讨论

该病人术后的护理重点是什么？

（二）分析

该病人术后的护理重点是落实病情观察，预防并发症。

1. 床边准备吸氧、吸痰装置，气管切开包等，术后予吸氧，视情况予心电监护、指脉氧监测。

2. 严格卧床休息，鼻饲流质，输液、给予广谱抗生素。胸透以排除纵隔炎。根据情况拔除胃管经口进食，先流质，然后半流渐至软食。

3. 密切观察病人的意识、生命体征（尤其是呼吸、体温）、血氧饱和度、疼痛、有无皮下气肿、唾液性状、大便等情况。

4. 严密观察有无颈部皮下气肿、心前区不适、呼吸困难、大量呕血或便血，警惕纵隔气肿、食管周围炎、大血管破溃、气管食管瘘等并发症的发生。

5. 关注检查结果，尤其是白细胞、中性分叶粒细胞、C 反应蛋白、胸片结果等。

6. 妥善固定胃管，防止脱管，并进行标识。鼻饲流质温度适宜，鼻饲后用温水冲管，防止食物潴留，引起感染。

7. 予口腔护理，预防口腔感染。

（温兰英）

第五章　耳鼻咽喉头颈外科手术及操作急性并发症护理

一、乳突手术及鼓室成形术后急性并发症

【概述】

化脓性中耳炎的手术基本可分为乳突手术和鼓室成形术。前者主要以清除中耳病灶为目的，而后者是以重建中耳传音结构为目的，可以在消除中耳和乳突病灶的基础上重建鼓室传音结构。这两类手术可相互结合，也可单独施行。

【适应证】

（一）乳突手术

包括上鼓室切开术、单纯乳突开放术、乳突根治术、改良乳突根治术。

1. 上鼓室切开术　适用于原发性上鼓室微小胆脂瘤而乳突正常者，亦可用于鼓室硬化，外伤性听骨链中断及锥曲段面神经损伤。

2. 单纯乳突开放术　适用于急性乳突炎、急性化脓性中耳炎经内科治疗4～6周无明显好转者。

3. 乳突根治术　适用于全聋或接近全聋的中耳胆脂瘤，保守治疗无效的伴肉芽或息肉的慢性化脓性中耳炎；慢性中耳炎引起颅内并发症者；局限于中耳的早期恶性肿瘤和面神经瘤等良性肿瘤。

4. 改良乳突根治术　适用于具备鼓室成形术条件的中耳胆脂瘤及伴肉芽或息肉的慢性化脓性中耳炎。

（二）鼓室成形术

包括鼓膜成形和听骨链重建术。

1. 鼓膜成形术　又称鼓膜修补术，是各种鼓室成形术的基本手术。适用于鼓膜紧张部中央性穿孔。

2. 听骨重建术　即单纯鼓室成形术。适用于病变局限于鼓室，不需要开放乳突的病例。

【并发症】

由于涉及术式较多，此部位解剖复杂，其相关并发症的发生也与手术方式相关，此处主要阐述急性并发症，主要有出血、脑脊液漏及周围性面瘫。

【病情观察及记录要点】

1. 按护理级别要求及病人实际情况巡视并记录。

2. 密切监测生命体征、意识、面色、生命体征，必要时给予心电监护及监测血氧饱和度。

3. 观察耳部伤口敷料是否包扎牢固、干燥、有无渗血；渗血者，观察渗血颜色、量、面积大小及是否扩大。

4. 观察有无耳鸣、头晕、恶心、呕吐及眼震的发生，呕吐物量及性状。

5. 密切观察病人有无面瘫等并发症的发生并记录，如有不适，及时告知医生。

知识链接

自发性眼震检查方法

➤ 检查者在受试者前方 40～60cm 用手指引导其向左、右、上、下及正前方注视，观察其眼球运动。眼球移动偏离中线的角度不得超过 30°，以免引起生理性终极眼震。观察有无眼震及眼震的方向、强度等。

➤ 眼震强度分为 3 度：Ⅰ度，眼震仅出现于向快相侧注视时；Ⅱ度，向快相侧及向正前注视时均有眼震；Ⅲ度，向前及向快、慢相侧方向注视时皆出现眼震。

知识链接

House-Brackmann 面神经评级系统

➤ Ⅰ级：正常，各区面肌运动正常。

➤ Ⅱ级：轻度功能异常。总体：仔细检查时有轻度的面肌无力，可有非常轻的联带运动。静止状态，双侧基本对称。运动时，抬眉功能中等至正常，眼睛轻微用力即可完全闭合，口角轻度不对称。

➤ Ⅲ级：中度功能异常。总体：明显面瘫但不影响两侧对称，可见到不严重的联动、挛缩和／或半面痉挛。静止状态，双侧基本对称。运动时，抬眉有轻至中度的运动，眼睛需要用力才能完全闭合，口角用力后患侧轻度无力。

➤ Ⅳ级：中等重度功能异常。总体：明显的面肌无力和／或不对称面部变形。静止状态，双侧基本对称。运动时，不能抬眉，眼睑闭合不全，口角用力后患侧无力,两侧明显不对称。

> Ⅴ级:重度功能异常。总体:仅有轻度的眼和口角运动。静止状态,面部明显不对称。运动时,不能抬眉,眼睑闭合不全,仅存轻度的口角运动。

> Ⅵ级:完全麻痹无运动。

【护理措施】

1. 一般护理

(1)全麻术后去枕平卧位,头偏向健侧耳,避免术耳受压,立即予以心电监护,吸氧,减少头部运动,因手术刺激可引起眩晕,呼吸道分泌物要及时吸出,防止窒息的发生。

(2)按医嘱给予输液,抗生素止血药物应用。

(3)严密观察体温、脉搏、呼吸、血压、氧饱和度、意识、瞳孔的变化,尤其是术后24h内,出现氧饱和度下降、高体温、颅内压增高等异常变化,应立即汇报医生及时处理。

(4)病人全麻清醒后6h进半流质饮食,2~3d后进软食,饮食宜清淡易消化。对于术后出现眩晕、呕吐者应对症处理,并注意静脉增加营养。术后要营养丰富,易消化,避免过硬,辛辣刺激性食物。

2. 伤口护理　手术后换药是中耳手术的一个重要环节,术后外耳道碘仿纱条填塞,局部加压包扎。密切观察术耳出血及敷料包扎情况。防水入耳,保持敷料清洁、干燥。嘱病人禁止擤鼻或做鼓气动作,以免气流从咽鼓管进入中耳鼓室,从而影响听骨链位置及修补后鼓膜的愈合。包扎术耳的外敷料每日更换1次,渗液多时应及时换药。换药时严格执行无菌操作,注意伤口有无红肿、疼痛、出血以及分泌物情况。术后7d拆线,术腔填塞的纱条于10d后抽出,观察手术创面有无感染,移植膜的色泽是否红润,有无移位、内陷等。若术腔内的吸收性明胶海绵液化,应根据分泌物的细菌培养结果,调整全身使用的抗生素,并小心清理术腔,重新填入浸有氯霉素或林可霉素的吸收性明胶海绵颗粒,一般换药到基本无渗出为止。21d后观察耳甲腔上皮化情况。

3. 疼痛护理　由于伤口敷料包扎过紧、手术创伤、耳腔内填塞纱条等原因,病人术后一般48h内会感觉伤口轻微疼痛及恶心、呕吐、头痛、耳部搏动感等,向病人说明这些都是正常现象,注意观察耳部疼痛的规律、程度,疼痛剧烈者应及时汇报医生,必要时用止痛药物治疗。

4. 注意观察有无面瘫、恶心、呕吐、眩晕、平衡失调等并发症。

5. 手术病人因听力都有不同程度的损害,护士要注意与病人沟通的方式,如面对病人大声说话、语速减慢、必要时用图片、写字或用简单的手语,避免病人烦躁不安,情绪不稳。

6. 健康指导

（1）保持大便通畅的目的。

（2）嘱病人预防感冒，教会其正确擤鼻方法，勿用力擤，以免影响引起手术失败，不利于中耳乳突腔愈合。

（3）保持良好的心理状态，避免紧张激动的情绪，以利于疾病的恢复。

（4）患耳防止碰撞，遵医嘱半年内禁止游泳，鼓膜及中耳、内耳手术病人半年内勿乘坐飞机。听骨链重建者应避免剧烈运动。

【并发症的观察与处理】

1. 眩晕　眩晕是胆脂瘤型中耳炎中最常见的并发症之一，术后出现短时间、轻度的眩晕是由于麻醉或术中冲水的刺激所引起的，严重而长期的眩晕可由于迷路瘘管、手术中过度扰动镫骨或手术损伤内耳结构所致，表现为旋转性眩晕、恶心呕吐、水平性眼球震颤、耳鸣等，如病人在下蹲，牵拉耳部时伴有恶心、呕吐、听力下降等，应及时汇报医生，并给予安慰，指导其闭目静卧休息不要紧张，一般可在 1 周内恢复，症状好转后可坐起，下床活动时动作要慢，避免跌伤或导致眩晕发作，嘱病人减少活动，避免压迫患耳，闭目静养避免快速变换体位，待症状好转后再逐渐下床适当运动。植入听小骨病人需卧床休息 3d，不宜过早起床活动，以避免听小骨的移位。

2. 面瘫　术后病人清醒后，嘱其鼓腮、闭眼、皱眉，如出现不能皱额、皱眉、闭眼露白、口角歪斜等表现怀疑有面瘫发生，应及时通知医生。面瘫主要由于手术损伤面神经，术后即刻出现者应除外由局部麻醉引起，可先观察 12～24h，如仍无恢复迹象应怀疑手术中损伤面神经或清除病变后面神经水肿所致，应予松解或抽出术腔填塞物，静脉给予激素治疗，必要时给予营养神经、抗感染、针灸等治疗，面瘫者应教会病人每天按摩患侧面肌。密切观察疗效，结合神经电生理检查。对眼睑闭合不全者，局部用药，睡眠时给予涂眼膏用眼垫可防止角膜干燥和灰尘损伤。

3. 切口感染　可因手术后压迫不当，或电凝的血管再出血引起血肿继发而成，密切监测体温变化及伴随症状，如体温超过 37.5℃，一旦发现应全身使用敏感抗生素，有脓肿形成者应切开排脓。限制探视人数，时间，减少交叉感染的机会。每日进行晨晚间护理，保持床单位的整洁。保持口腔清洁，因口腔与中耳腔有咽鼓管相连，因此，术后保持口腔清洁对术后防止伤口感染有重要意义。术后给予高蛋白、高维生素、高纤维的饮食，如蛋、牛奶、鱼、豆类并配以蔬菜、水果。

4. 听力下降　手术中电钻噪声影响或清除病灶的同时引起内耳结构的损伤均引起感觉神经性聋。音叉试验的骨导偏向试验，如由术前的偏向患侧变为术后偏向健侧，应高度怀疑内耳功能受损，可给予改善微循环和神经营养药物治疗。

【案例分析】

案例一： 女性，62 岁，主诉"双耳流脓伴听力下降、耳鸣 10 年，加重 1 年"。门诊以"双侧慢性化脓性中耳炎"收入院。病人 10 年前出现双耳流脓，为淡黄色脓性分泌物，有臭味，伴听力下降、耳鸣，无头晕、头痛，无口角歪斜，近 1 年听力下降、耳鸣逐渐加重，保守治疗后上述症状无明显减轻，门诊 CT 示：双侧中耳鼓室、乳突窦可见软组织密度影填充，周边骨质增生硬化，听小骨不完整。专科情况：双侧外耳道少许分泌物，右侧鼓膜大穿孔鼓膜内湿润，未见肉芽；左侧鼓膜中央型穿孔，紧张部见白色痂块附着。听力学检查提示：双侧传导性耳聋，右侧平均气导 58dB，骨导 13dB；左侧平均气导 63dB，骨导 13dB，心电图、胸片、血尿常规、出凝血常规均未见异常。全麻下行右耳改良乳突根治术＋鼓室成形术＋听骨链重建术。现为术后第二天，病人早上有眩晕，进食少，下午上洗手间时晕倒。

（一）讨论

1. 病人出现晕倒，护士应该如何处理？

2. 你是责任护士，对此病人做哪些健康指导？

（二）分析

1. 通知医生，就地评估病人全身是否有受伤、骨折，检查后与其他医护人员一起扶病人到病床上平躺，并做以下处理：

（1）测量生命体征，监测血压、脉搏的变化。

（2）病人因术后引起，进食少，通常很快会醒过来，可给予少量温开水。

（3）检查病人全身是否有受伤，术耳及鼻腔有无渗血。

（4）病人一般 5～10min 后头晕可缓解，按医嘱给予输液补充能量。

2. 结合病人的情况，应对病人及家属进行以下健康指导：

（1）向病人解释手术重建传音结构后需要一段恢复期，而且术耳加压包扎，限制了声音的传导，嘱闭目静卧，避免快速变换体位，症状好转后可逐步坐起或下床活动。转头、上下床、起身时速度应缓慢，上下床、如厕、坐立、站立时须有人搀扶，防止跌倒。发作期间应严格卧床，放床栏，避免外伤。

（2）应加强生活护理，并保持环境的安静。

（3）嘱病人禁止擤鼻或做鼓气动作，以免气流从咽鼓管进入中耳鼓室，影响听骨链位置及修补后鼓膜的愈合。

（4）家人应对病人加强营养，多吃高热量、高蛋白、高维生素、低脂肪、易消化、清淡的流质、半流质饮食，如挂面、蔬菜粥、牛奶、豆浆等，并少量多餐，以增强抵抗力。

案例二： 女性，31 岁，主诉"右耳流脓伴听力下降 5 年"。门诊以"右侧慢性化脓性中耳炎"收入院。病人 5 年前出现右耳流脓，为淡黄色脓性分泌物，有臭味，伴听力下降、耳鸣，无头晕、头痛，无口角歪斜，门诊 CT 示：右侧乳突、鼓室、鼓窦可见软组织影填充，鼓膜内陷，听小骨不完整。专科情况：右侧外耳道无分泌物，右侧鼓膜紧张部大穿孔，未见肉芽；左侧鼓膜完整。听力学检查提示：右耳传导性聋，右侧平均气导 43dB，骨导 27dB；心电图、胸片、血尿常规、出凝血常规均未见异常。全麻下行右耳改良乳突根治术＋鼓室成形术＋听骨链松解术＋外耳道成形术。术后第一天，医护查房发现病人口角歪向左侧，鼓腮漏气，鼻唇沟变浅，眼睑闭合不全。术后的第三天，体温 38.5℃，换药时发现伤口处红肿，有少量脓性分泌物。

（一）讨论

1. 病人出现了几级面瘫？针对此病人出现的面瘫症状，护士该如何进行健康指导？

2. 病人出现高热，护士在护理上该注意哪些？

（二）分析

1. 病人出现Ⅳ级面瘫。针对此病人，护士该进行如下健康指导：

（1）心理护理：面瘫突然起病，病人难免会产生紧张、焦虑、恐惧的心理情绪，尤其是年轻的病人还会担心容貌的改变给生活带来的不良影响，此时要根据病人的心理特征，落实安慰和疏导工作，缓解其焦虑的情绪，使其以最佳的状态配合治疗，尽快地恢复健康。

（2）眼部护理：面瘫病人常有闭眼困难，瞬目动作及角膜反射消失，角膜长期外露，易发生角膜感染，因此应加强眼部的护理工作。首先要减少用眼，尽可能地闭目养神，眼睑闭合障碍的病人，休息时要戴眼罩或用纱布覆盖保护，必要时要使用一些眼药水，外出时要戴眼镜保护。

（3）局部护理：注意面部保暖，避免术耳正对风吹拂，如因填塞过紧所致，应及时松解或放松耳内纱布，减轻压迫，一经发现应加强抗炎并应用糖皮质激素治疗，以减轻面神经的损伤。局部热敷有助于面瘫的恢复，可使用中药外敷，或单纯使用温热的毛巾敷面部，每日敷 1～2 次，每次 30min 左右；自我按摩时要注意找准部位，使用适宜的力度；坚持做皱额、闭眼、耸鼻、吹口哨、鼓腮、示齿等动作，对预防面部肌肉萎缩有重要的意义。

（4）向病人说明出院后坚持换药及定期复查的必要性，尤其是最初的一个月最为重要，出院后第一个月，每周到医院检查一次，以后每月检查一次，半年以后，每半年检查一次，观察耳部恢复情况是否复发。

（5）短期内不要乘飞机，以防气压突变带来局部不适。

2. 针对病人出现高热症状，护理上应注意如下几点：

（1）密切观察病情变化：高热病人每 4h 测量 1 次体温并记录，观察其热型、呼吸、血压的变化及一些伴随症状。

（2）保持术耳敷料干燥，术耳敷料每天换一次，严格无菌操作，并观察伤口愈合情况，并做抗感染治疗，预防上呼吸道感染，避免用力擤鼻，打喷嚏，防止鼻部分泌物进入术腔，积极治疗鼻部疾病；洗脸、洗澡时用干棉球堵塞外耳道，术腔在未完全上皮化之前，术耳不能进水。

（3）水分的补充：高热会导致水分大量丧失，应鼓励病人多饮水，每日不少于 2 000ml，以促使毒素排泄，带走体内部分热量，可选用糖盐水，各种水果汁，如西瓜汁、梨汁等，忌酒、浓茶、咖啡。必要时按医嘱静脉补充液体。

（4）加强口腔护理，保持口腔清洁，每日早晚应进行口腔护理，饮食前、后均应漱口，可用小方巾沾上盐水抹拭口腔黏膜及牙龈，以防细菌滋生，保证口腔卫生。

（5）高热病人在退热过程中往往大量出汗，家人应及时用干净毛巾擦拭和更换衣被；保持室内空气新鲜，加强通风，调整被盖。限制探视时间。

（6）护士应经常巡视病人，耐心解答病人提出的问题，落实心理护理。

（7）按医嘱静脉滴注抗生素。

（龚未池）

二、鼻内镜手术后急性并发症

【概述】

经鼻内镜鼻窦手术，也称功能性鼻内镜鼻窦手术（functional endoscopic sinus surgery，FESS），在鼻内镜和电视监视下，纠正鼻腔解剖学异常、清除不可逆的病变，尽可能地保留鼻 - 鼻窦的黏膜，重建鼻腔鼻窦通气引流，为鼻腔鼻窦黏膜炎症的良性转归创造生理性局部环境，最终达到鼻 - 鼻窦黏膜形态与自身功能的恢复。FESS 手术创伤小，视角开阔、术野清晰、操作精确。但鼻内镜外科技术操作区域邻近眼眶、颅底、硬脑膜、颈内动脉及海绵窦等重要结构，解剖毗邻关系复杂，如操作不当，容易出现并发症，且后果常相当严重，故应引起重视。术后并发症的观察及护理亦十分重要。

【适应证】

慢性鼻窦炎等外科治疗的微创手术方式。

【并发症】

经鼻内镜鼻窦手术并发症发生的相关因素主要有以下原因：①解剖标志不清，毗邻关系发生改变，使术者判断失误，先天或后天的许多因素使鼻腔鼻窦的解剖结构发生明显改变，如蝶窦骨壁变薄，前期手术使鼻窦骨质增厚、中鼻甲残缺等。②鼻窦解剖结构不熟悉，手术经验缺乏。③术中出血、术野不清，术前鼻窦黏膜炎症没有经过规范治疗，基础疾病如高血压、出血性疾病没有得到有效控制、长期服用阿司匹林、手术操作粗糙等造成术中创面剧烈出血,术野不清,解剖标志难以辨认,盲目进行操作,增大并发症的发生率。

按照发生的部位和性质分为眼眶并发症、鼻内并发症、颅底和颅内并发症。

(一)眼眶并发症

眼眶并发症主要有:视神经损伤、眶内血肿或积气、眼球运动障碍。

1. 视神经损伤　可分为视神经缺血性损伤、视神经间接损伤和直接损伤。前两者视力障碍为暂时性,表现为渐进性视力减退、复视或视野缺损。

(1)缺血性损伤:由于鼻腔内手术中的麻醉剂收缩血管作用或骨反射刺激引起眼球动脉分支痉挛所致视力障碍。这种视力障碍多为一过性的,若视网膜完全缺氧超过4min,可导致永久性视力障碍。故应紧急静脉输入血管扩张剂、低分子葡萄糖、激素等药物。

(2)视神经间接损伤:原因是视神经裸露或视神经管开放,由于术中操作刺激造成视神经损伤或术后局部眶内血肿压迫所致。表现为视力障碍渐进性加重。术后一旦发现视神经损伤后应立即松解局部填塞,应用激素、脱水剂、营养神经药物(细胞生长肽、神经生长因子)及改善微循环的药物等。

(3)视神经直接损伤:主要原因是手术误伤造成,先天性或病理性视神经骨管及眶纸样板缺损或变薄,增加了术中损伤视神经的危险。手术中及手术后鼻腔内单极电凝止血也可造成视神经损伤,表现为立即失明,并为永久性。病人主要体征为轻重不等的Marcus瞳孔,即视力减退或失明、患侧瞳孔散大、直接对光反射减弱或消失、间接对光反射存在。

2. 眶内血肿或积气　主要原因为纸样板的破坏,一旦有血液或气体经这些骨或骨膜的裂隙进入眶内,病人就会出现眼睑或球结膜的血肿或气肿,如进入球后则导致眼内压力增高。血液可来自术中破裂的筛动脉,也可来自术后术腔中的积血,大多数情况下不会出现视力障碍,但如果眼内压力增高到一定程度也可能会引起视力障碍、瞳孔散大及Marcus Gunn征阳性。一旦发现上述症状应立即抽出鼻腔内填塞物,以缓解眶内视神经的压力,同时给予类固醇激素、营养神经药物治疗。必要时可行眶减压术或视神经管减压术。

3. 眼球运动障碍　直接损伤或眶内血肿压迫都可以导致内直肌或上斜肌的损伤。病人主诉不同程度的复视,检查可见不同方向的眼球运动障碍。

(二)鼻部并发症

鼻腔大出血是鼻内镜手术最常见的并发症,常因损伤筛前动脉、筛后动脉、蝶腭动脉及鼻后中隔动脉所致。出血量常在200ml以上,甚至迫使手术中断,严重时可危及病人生命。此外,还可能出现鼻腔粘连、鼻中隔血肿、鼻中隔穿孔等鼻部并发症。

(三)颅底和颅内并发症

1. 脑脊液鼻漏　多因损伤筛板、筛顶和蝶窦。一旦发生术中常能发现,可术中立即修补。术后出现脑脊液鼻漏者,先采取保守治疗,常可自愈。如脑脊液流量较多,2～4周后仍未愈者,应行鼻内镜下脑脊液鼻漏修补术。

2. 颅内血肿　造成颅内血肿的直接原因是颈内动脉或大脑前动脉的手术外伤性破裂出血。表现为意识障碍、瞳孔改变、一侧肢体肌力减退。

3. 颅内积气　颅内积气常导致严重的颅内感染,因此一旦发现应立即采取最积极的抗颅内感染治疗。少量颅内积气时,主要表现为恶心、呕吐、头痛、出汗。颅内大量积气时,脑组织受压可出现局灶性神经系统症状与体征,严重时可出现脑疝。

【病情观察及记录要点】

1. 按护理级别要求及病人实际情况巡视并记录。

2. 观察生命体征,必要时给予心电监护及监测血氧饱和度。尤其是血压及脉搏的改变,如出现异常,及时报告医生。出现低氧血症者,给予面罩吸氧,行血气分析。

3. 观察眼部症状,如眼睑肿胀、眼球突出度、眼球活动、瞳孔直径及对光反射、视力、复视、眶周瘀斑等。

4. 观察病人的意识、面色、精神状态,贫血的病人要卧床休息,防止跌倒、坠床。

5. 观察病人头痛的性质、程度、持续时间,有无颈项强直及脑膜刺激征。

【护理措施】

（一）眼眶并发症

1. 眶周血肿　是鼻内镜手术后眼部最常见的并发症,发生的主要原因可能是由于较薄的眶纸样板在手术中被损伤而引起。临床特征为眼球外突且活动受限、眼压增高、眶周瘀斑等,轻者表现为眶周皮肤如涂脂样稍红发暗,重者瘀斑如"熊猫眼"。

（1）病情观察:术后应注意观察病人眶周有无淤血、肿胀,结膜有无充血、眼球有无突出,眼球活动情况、视力变化,如有异常及时通知医生处理。

（2）眼眶血肿病人协助医生抽出纱条,遵医嘱使用药物,眼部按摩以降低眼眶压力,既往眼部手术史者禁止做眼部按摩。

2. 泪道损伤　多表现为溢泪,鼻泪管轻微损伤不会导致永久性阻塞。

3. 眼球运动障碍　鼻内镜术后眼球运动障碍主要为眼外肌损害,早期注意观察病人眼球运动情况,遵医嘱早期全身应用类固醇激素可减轻损伤及附近可能发生的粘连和瘢痕,保守治疗无效则考虑手术。

4. 视神经损伤　视力急剧下降,甚至失明。术后观察病人视力情况,有异常及时通知医生。

若术中损伤内直肌,甚至会导致病人发生永久性斜视、复视。若术中损伤视神经,会视力下降甚至导致失明。

（二）鼻部并发症

1. 术后出血　鼻腔出血是鼻内镜手术术后最常见的并发症之一,如果处理不及时可能会导致术后病人贫血,严重者会危及病人的生命。

（1）注意观察鼻腔渗血情况,术后几天内鼻腔有少许渗血及痰中带血属正常现象,安慰病人,清洁面部血迹,避免其紧张情绪。

（2）若大量鲜血顺前鼻孔流出或从口中吐出,及时通知医生处理。

1）出血严重,失血过多,甚至出现休克,应先建立静脉通路,密切监测生命体征同时准备鼻止血包和插灯等用物协助医生止血,根据医嘱使用止血药物。

2）体位护理:取半卧位以减少头面部充血,减轻渗血。疑有休克病人取平卧位,头偏向一侧,有利于止血和观察出血情况。

3）物理方法止血:24h 内可用冰袋冷敷。

4）饮食护理:进食温凉的流质或半流质,少食多餐,增加液体摄入量,多食蔬菜、水果及粗纤维食物,忌辛辣、硬、热等刺激性及活血食物。保持大便通畅,预防便秘,以免用力大便诱发鼻出血;鼓励贫血的病人多食蛋白类以及含铁食物。

5）健康指导:出血时嘱病人吐出口中血液不要咽下,以便于观察出血量,并防止血液进入胃内刺激胃黏膜引起恶心呕吐。教会病人正确打喷嚏、咳嗽和擤鼻的方法,近期勿用力大便,勿用手挖鼻,避免剧烈活动和鼻部受到撞击。

知识链接

避免打喷嚏的方法

➤ 避免刺激鼻部;

➤ 有打喷嚏的意向时,可用舌头抵住上腭部或迅速按住人中穴、深呼吸,一般可以减轻症状;

➤ 遵医嘱应用抗过敏药物预防打喷嚏。

6）基础护理:协助口腔护理、皮肤护理,保持床单位整洁。

7）心理护理:耐心安慰病人,消除恐惧,使其沉着镇静地配合治疗,防止因情绪波动再次出血,同时进行家属的解释工作。

2. 鼻腔粘连　鼻内镜手术虽是微创手术,但不可避免地会在手术实施过程中造成鼻黏膜损伤,而鼻黏膜一旦发生损伤,其恢复至少需要 3 个月的时间,在这期间病人的鼻内分泌物会增多,因此极易引起鼻腔粘连的发生。术后鼻腔纱条抽出后,应及时清理术腔的凝血块、分泌物和结痂,遵医嘱进行鼻腔冲洗,清洁术腔,有利于鼻腔黏膜恢复。

3. 鼻中隔血肿　术后鼻中隔血肿的原因主要有术中止血不当、填塞不紧、术后过早抽出鼻腔填塞物，也与病人术后打喷嚏、咳嗽剧烈等有关。

（1）体位取半卧位头略前倾，有助于术区渗液引流。

（2）术后 24h 内注意观察鼻腔填塞物是否松动，有无脱落。注意倾听病人主诉，鼻中隔血肿者多感双侧鼻塞，若积血压迫神经末梢可引起反射性额部疼痛及鼻梁压迫感，出现此症状，勿剧烈活动并及时报告医生处理。

（3）小的血肿可穿刺抽出积血或局部压迫即可。对于较大的血肿需在鼻腔表面行表面麻醉，在血肿下部与鼻底部平行切开黏骨膜，用吸引器清除血液或血块。

（4）指导病人勿剧烈活动，如打喷嚏、咳嗽等，防止将填塞物喷出，影响止血效果。

（5）指导合理饮食，术后给予高蛋白、高维生素类的半流食饮食为宜，禁食过硬、粗糙及刺激性食物，忌烟、酒。

4. 鼻中隔穿孔　鼻内镜术后鼻中隔穿孔的原因有病人鼻腔黏膜本身的炎性反应；鼻内镜操作本身对黏膜的损伤；纱条填塞鼻腔过紧，造成对黏膜及软骨的压迫性缺血；鼻部使用糖皮质激素过量，时间过长可导致鼻中隔黏膜溃疡、糜烂。

（1）取半卧位，减轻头部充血，消除局部水肿，有利于鼻腔分泌物流出，也便于吐出分泌物。给予口腔护理及漱口液含漱。尽量抑制打喷嚏，张口做深呼吸，不要用力擤鼻涕。

（2）遵医嘱使用药物预防感染。

（3）吃富含维生素的食物，促进上皮生长。

（4）对于穿孔较大者及早行修补术。

（5）对于需行修补手术的病人存在很大的心理压力。对于手术能否成功，存在不确定心理，担心再次手术还会失败，对手术效果缺乏合理的预期。表现为紧张、焦虑的心理现象。对此，应经常同病人交流，讲解相关知识，术后注意事项和可能发生的情况，鼓励病人要有战胜疾病的信心。

（三）颅底及颅内并发症

1. 脑脊液鼻漏　为术后严重的并发症之一，术中损伤筛板、硬脑膜，脑脊液通过颅底（颅前、中或后窝）或其他部位骨质缺损、破裂处流出，经过鼻腔，最终流出体外。

（1）病情观察

1）术后鼻腔有持续不断的清水样液流出则考虑为脑脊液鼻漏的可能，观察脑脊液的量、颜色、性状，及时告知医生。

2）注意观察体温的变化，如体温在 38.5℃ 以上并伴有剧烈头痛、恶心、呕吐及脑膜刺激征等则提示有颅内感染,应立即报告医生。

3)注意观察意识和瞳孔,如有变化及时告知医生。

(2)体位:发生脑脊液鼻漏时病人取半卧位,绝对卧床休息。

(3)健康指导:禁止擤鼻、用力打喷嚏,避免剧烈咳嗽及鼻腔滴药,防止颅内压增高及颅内逆行感染。

(4)饮食护理:限制饮水量和盐的摄入量能减少脑脊液的分泌,有利于脑脊液漏的愈合。进食高蛋白、高维生素、清淡易消化的食物,多吃水果、蔬菜,勿食辛辣、过热、过硬刺激性食物,以免大便干结,防止便秘。

(5)心理护理:病人由于长时间卧床,鼻腔间断或持续性流出清水样液体,低头及用力时增多,造成病人心理负担加重,再加上疾病相关知识了解不足,易产生焦虑、恐惧心理,因此,应向病人详细介绍其病情及疾病相关知识,鼓励病人以消除病人的烦躁和恐惧心理。

2.颅内感染　主要表现为脑膜炎和脑脓肿。

(1)病情观察:术后5~7d是感染的高发期。观察病人意识、瞳孔,有无头痛、颈项强直等脑膜刺激征,测量体温,如有异常及时通知医生处理。

(2)遵医嘱使用足量、有效的抗生素控制感染,尤其选用能穿过血脑屏障的抗生素,使用脱水、镇静等药物并观察疗效。

(3)病房应保持安静,应绝对卧床,床头抬高15°~30°;昏迷病人应保持头偏向一侧,床边常备吸引装置,以防呕吐物误吸。

(4)落实口腔护理,保持口腔清洁,勤换衣裤和床单位,注意个人卫生,防止感染的发生。

(5)高热护理:观察体温变化,采用物理和化学方法降温,及时更换衣被保持清洁干燥,注意保暖,鼓励多饮水补充体液,有谵妄、意识障碍时注意病人安全,使用床边护栏,以防躁动坠床。

(6)观察病人的心理状态,落实心理护理,避免病人的恐惧情绪影响治疗。

【案例分析】

案例一:男性,22岁,左鼻息肉,在全麻下行鼻内镜下左鼻鼻窦炎鼻息肉手术,术后安返病房,左鼻腔填塞固定稳妥,术后一小时病人不时从鼻腔、口中有鲜红色血液流出,且量较多,病人及家属均情绪激动、紧张。

(一)讨论

1.作为责任护士,如何评估鼻出血病人的出血量?

2.应该怎样配合医生进行止血?

(二)分析

1.出血量的估计

(1)出现头昏、口渴、乏力、面色苍白等表现,估计短时间内失血量达500ml。

（2）出现出冷汗、血压下降、脉速而无力等表现,提示失血量500～1 000ml。

（3）收缩压低于10.7kPa（80mmHg）,则提示血容量已损失约1/4。

（4）大量出血病人24h内血色素可没有变化,应以询问出血量为准,注意咽入胃内的可能。

2. 鼻腔填塞后病人再次鼻出血,应警惕大血管破裂导致大出血,应立即协助医生床边止血,并根据病情需要落实内镜止血或血管栓塞的准备。具体措施如下：

（1）呼叫医生至床边配合止血。

（2）安抚病人情绪,避免情绪激动进一步引发出血。

（3）指导病人头偏向一侧,鼓励其将口中的鲜血吐出,如病人有张口受限,应使用开口器,予负压吸引,将病人口鼻处鲜血、血块吸出,保持气道通畅。

（4）注意监测血氧饱和度及血压的变化。

（5）给予鼻部或额部冷敷,促进血管收缩,减少出血。

（6）快速建立静脉通道（建议建立两条静脉通道,并尽量选择大血管进行穿刺）,以便输血或输液。同时遵医嘱抽取血液检验（一般包括血常规、出凝血常规、肝肾功能、电解质、血型,并进行交叉配血）。

（7）准备鼻腔填塞用物：如鼻腔纱条、膨胀海绵、吸收性明胶海绵、金霉素眼膏、头灯等。

（8）遵医嘱静脉输液,给予止血扩容药物。

（9）观察止血效果,如无活动性出血,可安抚病人,整理用物及书写记录。如仍有活动性出血,应配合医生行进一步处理。

案例二：男性,58岁,行鼻内镜术后脑脊液鼻漏收治入院,术日晨病人体温正常,在全麻下行鼻内镜下脑脊液鼻漏修补术,术后四天持续发热,均在38.5℃以上,病人主诉头痛不适,急查血常规结果示白细胞13×10^9/L。遵医嘱请神经外科给予腰椎穿刺,引流,采集脑脊液行常规、生化、细菌培养,脑脊液呈白色混浊状,白细胞20×10^6/L,病人及家属情绪较紧张。

（一）讨论

1. 如何配合腰椎穿刺?腰椎穿刺有何禁忌证?

2. 你认为护理诊断有哪些?

3. 如果您作为责任护士,病人出院前应给予哪些健康指导?

（二）分析

1. 配合腰椎穿刺

（1）环境准备：门窗关闭,注意病人保暖,必要时屏风遮挡。

（2）用物准备：皮肤消毒剂、一次性手术巾、大透明敷贴、腰穿包、95%乙醇、酒精灯、火柴、干棉球、纱布、胶布、2%利多卡因×2,空针若干、无菌手套、培养试管、尺子(用于测量引流高度)、绳子、气管切开包(必要时),同时床旁准备头灯和吸引器。

(3)病人准备:术前耐心讲解此项操作目的及操作中的配合,嘱其排空膀胱。疑有明显高颅内压者预先应用脱水药物,躁动不安无法合作者使用镇静药物。

(4)腰椎穿刺后注意事项

1)术后去枕平卧4~6h,勿过早下床,以免引起低颅内压性头痛。头痛多在穿刺后24h出现,可持续5~8d,以前额和后枕部为著,其头痛的特点是抬高床头或坐立时头痛加重,以跳痛或胀痛多见,咳嗽、喷嚏时加重,可伴颈后和后背痛、恶心、呕吐、耳鸣,平卧位头痛可减轻。

2)引流装置固定及病情观察:引流装置高度根据引流量要求调整。保持引流通畅,引流速度要缓慢匀速,记录脑脊液量、颜色、性状。遵医嘱留取脑脊液进行检验,采集标本应立即送检,以免影响结果。建议每天引流量不超过150ml,对躁动者使用约束带,防止牵拉或非计划性拔管。搬动病人、变换体位时由护士协助,先夹闭引流开关再搬动病人以防脑脊液逆流。脑脊液引流过快、过量可能发生脑疝,尤其是颅内压明显增高者应注意观察意识、瞳孔变化。

3)预防感染:腰椎穿刺在一定程度上使颅腔与外界相通,增加了颅内感染机会。随时观察置管部位皮肤是否有发红、肿胀等异常现象,穿刺处敷料潮湿或污染时及时更换;更换引流瓶,测颅内压,椎管内注射药物,应严格按照无菌操作原则进行。24h内不宜沐浴。病室内减少探视和人员走动。

4)协助生活护理,进行饮食指导、皮肤护理,防止肺炎、尿路感染、压疮,保持肢体功能位。

5)拔管前后观察要点:先行试夹管24~48h,观察意识、瞳孔、生命体征的变化,如无异常可拔管。拔管后,仍需注意意识、瞳孔、生命体征变化,保持敷料清洁干燥,观察有无渗血渗液。

知识链接

腰椎穿刺禁忌证

➢ 病情危重或有败血症者。

➢ 穿刺部位的皮肤、皮下软组织或脊柱有感染时。

➢ 颅内占位性病变,特别是有严重的颅内压增高或已出现脑疝迹象者。

➢ 高颈段脊髓肿物或脊髓外伤的急性期。

2.护理诊断

(1)体温过高　与颅内感染有关。

（2）恐惧　与担心预后有关。

（3）自理能力下降　与被迫体位有关。

（4）知识缺乏：缺乏腰椎穿刺护理的相关知识。

（5）有皮肤完整性受损的危险　与长时间卧床有关。

3. 出院健康指导

（1）避免颅内压增高：教会病人正确擤鼻的方法，不要用力打喷嚏咳嗽，近期内不要剧烈活动，勿用力大便，保持大便通畅。

（2）注意观察鼻腔内分泌物情况，若有透明液体从鼻腔流出，及时到医院就诊。

（3）预防感冒，注意保暖，注意多休息。

（4）遵医嘱使用药物。

（5）饮食上忌辛辣刺激性食物，多吃高纤维素高营养的食物有利于手术区生长恢复。

（6）定期到门诊随访。

（贾　慧）

三、扁桃体切除术后出血

【概述】

扁桃体切除术后出血分为原发性出血和继发性出血两种。术后24h内发生者为原发性出血；继发性出血常发生于术后5～6d，白膜开始脱落的时候。采用 J. windfuhr 及 M. SeeHafer 出血分度法将扁桃体术后出血分为五度：

1度：术后出血可自止。

2度：在局麻下用1∶250 000肾上腺素或凝血酶原和利多卡因等浸润止血。

3度：出血在全麻下结扎缝合，输血或放射介入治疗。

4度：出现失血性休克或需结扎颈外动脉止血。

5度：无论如何治疗，最终死亡。

【并发症】

1. 原发性出血　多见于术前准备不充分、术中止血不彻底、遗留有扁桃体残体或肾上腺素的后遗作用所致。多发生在术后24h内。扁桃体窝内若有血凝块，应予清除，用纱布球加压至少10～15min，或用止血粉、可吸收海绵贴附于出血处，再用带线纱布球压迫止血。活动性出血点，可用双极电凝止血或用止血钳夹住后结扎或缝扎止血。弥漫性渗血，纱球压迫不能制止时，可用消毒纱球填压在扁桃体窝内，将腭舌弓和腭咽弓缝合3～4针，纱球留置1～2d。

2. 继发性出血　多见于术后咽部活动过多，如咳嗽、吞咽等；创面白膜形成不良、感染、结扎线脱落、硬物刺激或进食不慎擦伤创面而出血等。多发生在术后 1 周左右。

【病情观察及记录要点】

1. 按护理级别要求及病人实际情况巡视并记录。

2. 观察生命体征，必要时给予心电监护及监测血氧饱和度。记录血压及脉搏的改变，如出现异常，及时报告医生。出现低氧血症者，给予吸氧，行血气分析。

3. 观察病人的意识、面色，贫血的病人宜卧床休息，防止跌倒、坠床。

4. 密切观察病人口咽腔出血情况，包括出血次数与出血量。尤其小儿病人或意识不清者，注意有无频繁吞咽动作。

知识链接

出血量的估计

➢ 出现头昏、口渴、乏力、面色苍白等表现，估计短时间内失血量达 500ml。

➢ 出现出汗、血压下降、脉速而无力等表现，提示失血量 500～1 000ml。

➢ 收缩压低于 10.7kPa（80mmHg），则提示血容量已损失约 1/4。

➢ 大量出血病人 24h 内血色素可没有变化，应以询问出血量为准（注意咽入胃内的可能）。

---

5. 出血量多者应注意有无休克表现，注意观察皮肤有无湿冷、末梢循环是否良好。

6. 观察尿量、大便及黑便情况。

7. 其他系统疾病所导致出血者，注意原发病的情况。

【护理措施】

1. 出血观察　全麻病人执行全麻术后护理常规，局麻病人可取半坐卧位，注意休息，避免头部过度活动。严密监测生命体征，嘱扁桃体切除术后病人口内分泌物须轻轻吐出，切勿咽下。唾液中混有少量血丝时，继续观察，不必特殊处理；如持续口吐鲜血，应检查伤口，报告医生。小儿和全麻手术后未清醒病人出现频繁吞咽动作，伴面色苍白、烦躁不安、脉搏细速等症状，提示误咽较多血液，应迅速报告医生，准备扁桃体止血及抢救物品，协助医生处理。

2. 大出血时止血的护理配合

（1）发现病人大出血时，应沉着冷静，立即通知医生抢救病人。

（2）协助病人取俯卧位，保持气道通畅，及时吸出病人口腔呼吸道的血块，若出血量大时可直接用吸引器连接管吸引，或用手将口咽部血块抠出，防止血块堵塞呼吸道引起窒息。

（3）建立两组静脉通道，加快输液，积极配合医生行床旁填塞止血，按医嘱全身辅助应用止血剂，必要时行配血、输血治疗。

（4）床旁填塞止血无效时及时联系手术室，在医护人员的陪同下送病人至手术室行扁桃体术后止血术。

（5）病人发生大出血时，病人多较紧张和恐慌，护士一定要保持冷静，应当机立断作出处理。在采取治疗措施时，一边安慰病人，以免病人过度紧张致血压升高增加出血甚至虚脱等意外，增加治疗难度。

3．饮食指导 出血止血后 6h 进冷流质饮食，次日创面白膜生长良好者改用半流质饮食，3d 后可进软食，2 周内忌吃辛辣生硬过热及刺激性食物，以免引起出血。

4．创口白膜形成 术后或出血止血后第 2d 创面出现一层白膜，属于正常现象，对创面有保护作用。继发性出血多与局部感染有关，术后 3d 病人体温升高（>38.5℃）或持续不降，白膜生长延迟，咽腭弓充血明显，提示有感染征象，应遵医嘱应用足量抗生素。

5．口腔护理 术后第二天，用生理盐水或漱口液餐后漱口，保持口腔清洁，但不可过度冲洗，以防痂皮脱落引起出血。

6．疼痛处理 扁桃体切除术后 24h 病人疼痛明显，疼痛不仅影响病人的进食、说话及睡眠，而且疼痛作为一种伤害性刺激，可引起出血。常规间断给予冰袋冷敷颈部两侧，低温可以使局部血管收缩，减轻组织水肿和创面出血，减少炎症介质如缓激肽、5-羟色胺等释放，降低神经敏感度，减轻创面疼痛，小儿冷敷时间酌情缩短。疼痛难忍者遵医嘱使用止痛药。

7．心理护理 安慰病人及家属，缓解紧张心情。

8．健康指导

（1）勿独自离开病房。

（2）注意休息和适当锻炼，劳逸结合，生活规律，增强体质和抗病能力。

（3）进食前后漱口，保持口腔卫生。

（4）讲解疾病的特点及术后并发症的预防措施，如有白膜从口中脱出属于正常现象，不必惊慌。告诉病人术后白膜形成，对切口有保护作用，不可用力擦拭，术后 7～10d，口腔内分泌物带有少量血丝是由于白膜脱落所致。

（5）出院后如出现体温持续升高、咽部疼痛或扁桃体出血应立即就近就诊。

知识链接

预防扁桃体切除术后出血的措施

➢ 嘱病人卧床休息，全麻未苏醒者取侧俯卧位，头偏向一侧。全麻清醒后及局麻者取头高位；

> 手术当日间断给予冰袋冷敷颈部两侧；
> 手术当日避免剧烈咳嗽，轻轻吐出口腔分泌物，不要咽下；
> 扁桃体切除术后1个月内勿食辛辣、生硬和过热食物；
> 漱口时冲洗力度不可过大，以免损伤创面引起出血；
> 术后2个月戒烟酒，注意预防感冒，术后1个月内避免剧烈运动。

【案例分析】

案例一： 男，5岁，扁桃体切除术后第5d，查房时发现病人口吐出血性液约5ml，测体温36.6℃，心率92次/min，呼吸19次/min，血压90/60mmHg，家属主诉：刚才有给男童吃了一小块苹果。

（一）讨论

1. 可能导致病人出血的原因是什么？

2. 如何进行此病人的健康指导？

（二）分析

1. 饮食不当导致损伤术后切口而出血。

2. 健康指导病人扁桃体切除术后1个月内勿食辛辣、生硬和过热食物；进食前后漱口，保持口腔卫生，漱口时冲洗力度不可过大，以免损伤创面引起出血；注意预防感冒，术后1月内避免剧烈运动。

案例二： 女，35岁，扁桃体切除术后2h，查房时发现病人口吐出血性液约50ml，测体温36.6℃，心率88次/min，呼吸20次/min，血压90/60mmHg。

（一）讨论

1. 导致病人出血的原因可能有哪些？

2. 应该怎样配合医生进行止血抢救？

（二）分析

1. 发生在术后24h内，可能是原发性出血，出血的原因可能是术前准备不充分、术中止血不彻底、遗留有扁桃体残体或肾上腺素的后遗作用所致。

2. 应配合医生进行如下抢救措施

（1）发现病人大出血时，应沉着冷静，立即通知医生抢救病人。

（2）协助病人取俯卧位，保持气道通畅，及时吸出病人口腔呼吸道的血块，若出血量大时可直接用吸引器连接管吸引，或用手将口咽部血块抠出，防止血块堵塞呼吸道引起窒息。

（3）建立两组静脉通道，加快输液，积极配合医生行床旁填塞止血，按医嘱全身辅助应用止血剂，必要时行配血、输血治疗。

（4）床旁填塞止血无效时及时联系手术室，在医护人员的陪同下送病人至手术室行扁桃体术后止血术。

（5）病人发生大出血时，病人多较紧张和恐慌，护士一定要保持冷静，应当机立断作出处理。在采取治疗措施时，一边安慰病人，以免病人过度紧张致血压升高增加出血甚至虚脱等意外，增加治疗难度。

（吴洁丽）

四、气管切开术后皮下气肿/气胸

【概述】

气管切开术（tracheotomy）是切开颈段气管前壁、经过新建立的外界再同的通道进行呼吸的一种手术，主要应用于抢救喉阻塞病人。

【适应证】

1. 咽部阻塞而有呼吸困难者，如咽部肿瘤及脓肿等。

2. 喉阻塞　任何原因引起的Ⅲ～Ⅳ度喉阻塞，尤其是病因不能很快解除时。

3. 下呼吸道分泌物潴留　昏迷，颅脑病变，神经麻痹，严重的脑、胸、腹部外伤及呼吸道烧伤等引起的下呼吸道分泌物潴留，为了吸出痰液，亦可行气管切开。

4. 其他手术的前置手术　如施行下颌、口腔、咽、喉部大手术时，为防止血液、分泌物或呕吐物下流，或术后局部组织阻碍呼吸，可先施行气管切开术。

5. 长时间辅助呼吸。

【并发症】

气管切开术后并发症主要有以下几种（本节主要阐述皮下气肿及气胸）：

1. 皮下气肿　是术后最常见的并发症，多发生于颈、胸部，严重时可蔓延至头面部、外阴部及四肢，亦可发展为纵隔气肿，按压皮肤有握雪感或捻发音。皮下气肿的原因主要为：暴露气管时，周围软组织剥离过多；气管切口过长或气管前筋膜切口小于气管切口，空气易由切口两端漏出；切开气管或插入套管后，发生剧咳，促使气肿形成；缝合皮肤切口过于紧密。多发生于颈部，有时扩散至头和胸腹部。皮下其中大多数于数日后可自行吸收，不需做特殊处理。严重时需要穿刺排出积气。

2. 气胸　表现为呼吸表浅、加快，伴胸闷、胸痛、心率加快及脉搏细速、面色苍白或发绀、出汗、血压下降等。原因主要为：暴露气管时，过于向下分离，损伤胸膜后，可引起气胸。亦有因喉阻塞严重，胸内负压过高，剧烈咳嗽时使肺泡破裂，形成自发性气胸。轻度的气胸一般可自行吸收。气胸明显，引起呼吸困难者，则应行胸腔穿刺或行闭式引流排出积气。

3. 伤口出血。

4. 拔管困难。

【病情观察及记录要点】

1. 按护理级别要求及病人实际情况巡视并记录。

2. 重点观察病人的意识、呼吸、脉搏、心率、血压以及缺氧症状有无明显改善,如不见改善反而有恶化的趋势,病人烦躁不安,应警惕是否有纵隔气肿或气胸的发生,立即报告医生。

3. 观察并记录皮下气肿发现的时间、范围和消退情况。当血氧饱和度持续下降同时存在颈面部、胸部气肿和疼痛,触诊有明显捻发感或按压皮肤有凹陷时,立即报告医生。

【护理措施】

1. 一般护理措施同喉阻塞气管切开护理措施。

2. 对于需做气管切开术的病人,落实术前宣教,术前戒烟,指导有效咳嗽的方法,控制呼吸道感染。

3. 控制感染 遵医嘱应用抗生素预防感染。掌握正确的吸痰技术,定时为病人翻身、拍背。

4. 皮下气肿护理措施

(1) 轻度皮下气肿应严密观察,一般不予处理,告知病人可自行吸收,缓解病人紧张情绪。

(2) 重度皮下气肿应配合医生对症支持治疗,可使用粗针头排气或皮下切开引流或拆除气管切开处部分缝线,放出局部气体。

5. 气胸护理措施

(1) 观察病人胸痛、咳嗽、呼吸困难的程度,及时报告医生。

(2) 协助进行床边胸片及配合医生进行有关处理。根据病情准备胸腔穿刺术、胸腔闭式引流术的物品及药物。

(3) 减少活动,保持大便通畅,避免用力屏气,必要时采取相应的通便措施。

(4) 胸痛剧烈的病人,可给予相应的止痛剂。

(5) 饮食护理,多进高蛋白饮食,适当进粗纤维素食物。

(6) 保持大便通畅,2d 以上未解大便应采取有效措施。

(7) 气胸痊愈后,1 个月内避免剧烈运动,避免抬、举重物,避免屏气。

(8) 预防上呼吸道感染,避免剧烈咳嗽。

(9) 胸腔闭式引流术后应观察创口有无出血、漏气、皮下气肿及胸痛情况。

知识链接

胸腔闭式引流护理常规

➤ 保持管道的密闭和无菌,使用前注意引流装置是否密封,胸壁伤口引流管周围,用纱布包盖严密。

➤ 体位胸腔闭式引流术后常置病人于半卧位,以利呼吸和引流。鼓励病人进行有效咳嗽和深呼吸运动,利于积液排出,恢复胸膜腔负压,使肺扩张。

➤ 维持引流通畅闭式引流主要靠重力引流,水封瓶液面应低于引流管胸腔出口平面 60cm,任何情况下引流瓶不应高于病人胸腔,以免引流液逆流入胸膜腔造成感染。定时挤压引流管,以免管口被血凝块堵塞。

➤ 妥善固定,运送病人时双钳夹管,搬动病人时,应注意保持引流瓶低于胸膜腔,以免瓶内液体倒流,导致感染。对有气体逸出的病人,需始终保持引流管通畅,下床活动时,引流瓶位置应低于膝关节,保持密封。

➤ 观察记录观察引流液的量、颜色、性状、水柱波动范围,并准确记录。手术后一般情况下引流量应小于 80ml/h,开始时为血性,以后颜色为浅红色,不易凝血。若引流量多,颜色为鲜红色或红色,性质较黏稠,易凝血,则疑为胸腔内有活动性出血。每日更换水封瓶。做好标记,记录引流量。

➤ 更换引流瓶时,必须先双重夹闭引流管,以防空气进入胸膜腔,严格执行无菌操作规程,防止感染。

➤ 如果引流管脱落,必须先双重夹闭引流管(无血管钳时,可用手反折引流管),防止空气进入胸膜腔。若引流管从胸腔滑脱,立即用手捏闭伤口处皮肤,消毒后用凡士林纱布封闭伤口,协助医生做进一步处理。如引流管连接处脱落或引流瓶损坏,立即双钳夹闭胸壁导管,按无菌操作更换整个装置。

➤ 观察术后并发症,如胸腔内出血、乳糜胸,其乳糜胸发生原因是胸导管或其某分支破裂所致,胸导管的损伤多发生于有胸部外科手术后,从损伤到出现明显的乳糜胸表现约有 2～10d 的潜伏期。

【案例分析】

案例:男性,60 岁,入院诊断:喉癌。已在气管内麻醉下行喉垂直部分切除术,现为术后第 3d,病人颌面部、颈部、左侧锁骨上下窝、胸前壁至左侧腋中线处均可触及捻发音,病人左侧胸廓较饱满。意识清楚,自觉呼吸尚平顺,测血氧饱和度为 93%,呼吸 21 次/min,血气分析结果为:PaO_2 35mmHg,$PaCO_2$ 90mmHg,急诊胸片结果示:左侧气胸,肺压缩面积为 30%。

(一)讨论

1. 此病人发生了什么并发症?

2. 该病人的护理措施是什么?

（二）分析

1. 该病人出现了术后并发症——皮下气肿及左侧气胸。

2. 皮下气肿是喉癌术后的常见并发症，可发生于手术当时，也可在术后1～2d出现，需6～8d可完全吸收，但合并严重气胸时可危及生命，所以必须慎重处理。

（1）病人给予半卧位休息，避免剧烈咳嗽，予面罩经气管套管给氧。

（2）密切观察病情变化：包括病人意识、面色、呼吸、血氧饱和度及皮下气肿的部位、范围、消长等情况并记录。

（3）若出现心前区或胸骨下疼痛、呼吸困难、心浊音界缩小或消失、心音微弱遥远、心前区听到爆裂音及气泡音等，需警惕纵隔气肿的可能。

（4）若气量少，且无症状，可不予处理。若气量逐渐增加，有明显症状时，应积极去除诱因，完全解除呼吸道梗阻，并请胸外科协助行放气手术，包括：气管切口放气法、穿刺排气法、闭式排气法等。

（5）避免剧烈运动，避免抬、举重物，保持大便通畅，避免屏气。

（6）预防上呼吸道感染。

（7）定期复查胸片，检查肺部复张情况。

（黄佳瑜）

五、瘢痕性喉气管狭窄扩张术后并发症

【概述】

喉气管狭窄（stenosis of the larynx and trachea）系指各种原因引起喉部及颈段气管瘢痕组织形成，使喉腔及气管逐渐变窄甚至闭锁，影响通气和发声功能的一种疾患。扩张术为治疗此疾病最常用的方法，有探条扩张法和喉裂开放置喉扩张膜两种方法。其中应用较广泛的喉扩张膜为T形硅胶管（简称T管），扩张管或T管一般放置3个月至半年。

知识链接

喉狭窄的临床分期（按失去管腔内径的百分比分为四期）

➤ Ⅰ期：管腔阻塞<70%。

➤ Ⅱ期：管腔阻塞介于70%～90%。

➤ Ⅲ期：管腔阻塞>90%，但仍有可辨别的管腔存在或对声门下狭窄者而言管腔完全闭塞。

➤ Ⅳ期：无管腔，声带不可辨认。

【并发症】

1．支架安放不到位　放置后可立即行 X 线摄片检查确定支架位置。

2．支架移位　多在用力咳嗽或气管插管时发生。部分放化疗后病人可因肿瘤消退、狭窄改善而造成支架移位。当病人出现明显气促、剧烈咳嗽时，要考虑支架移位的可能。

3．肉芽组织生长　肉芽组织生长也是常见的并发症之一。肉芽组织生长多见于金属类支架。

4．黏液纤毛清除受抑制　支架在气道内，会影响纤毛活动和气道动力学，阻碍黏液清除，导致支架远端分泌物积聚和阻塞。黏液纤毛清除功能受到抑制引起的黏液性分泌物积聚，同样能导致呼吸道阻塞及呼吸道感染。此外，生理性呼气和咳嗽时，气管后壁的膜部内陷使气道变窄以加快气流速度，便于排泄分泌物。置入支架后使该部分气管的空气动力学作用消失，引起排痰困难。

5．声嘶或发声困难、咳嗽　治疗靠近声门狭窄时（距声带 1.5cm 以内），支架会造成声门关闭的障碍，而出现声嘶或发声困难及饮食呛咳，支架距气管隆嵴过近时会导致持续性刺激性咳嗽。

【病情观察及记录要点】

1．按护理级别要求及病人实际情况巡视并记录。

2．观察病人的意识、呼吸、脉搏、心率、血压以及缺氧症状有无明显改善，如突然出现呼吸困难、烦躁不安，应警惕是否有支架移位发生，立即报告医生。

3．观察病人通过支架管的气流大小，以判断呼吸道是否通畅。记录支架管位置是否固定，和颈部伤口周围的情况。

4．痰液的颜色、性状、量、黏稠度、异味，是否能自行排出。

【护理措施】

1．气管留置 T 管护理

（1）病人术后返回病房，立即予负压吸引 T 管口内分泌物后、给予塞子塞住管口，以防水分丢失后 T 形管形成干痂堵塞呼吸道。

（2）保持颈部切口的清洁，每天至少予清洁换药 2 次。

（3）指导病人深呼吸、有效咳嗽，必要时予拍背、促进痰液松动排出。咳嗽无力或痰液黏稠者应予取出 T 管口塞子，滴入生理盐水后吸痰。吸痰后立即用塞子塞住管口。

2．指导病人行呼吸功能锻炼，如深呼吸，有效咳嗽、咳痰等。

3．一旦发生 T 管移位，应立即通知医生，保持病人呼吸道通畅并落实重新置管的术前准备。

【案例分析】

案例： 男性，17 岁，因气管切开术后 20 余天，出现拔管困难，行"喉扩张支架置入术"。术后第三天剧烈咳嗽之后出现吸入性呼吸困难Ⅱ度。

（一）分析

1. 该病人有可能出现什么并发症？

2. 作为责任护士，应如何处理？

（二）讨论

1. 该病人有可能出现支架移位。

2. 责任护士应做如下处理

（1）拔下支架管塞子，确定支架管口是否有气流以及气流的大小。

（2）严密观察病人的呼吸、血氧饱和度等生命体征。

（3）若支架管口无气流或气流微弱，立即报告医生，协助医生进行重新置管。

（4）指导病人有效咳嗽的方法，保持气道湿润，预防刺激性咳嗽引起支架再次移位。

（黄佳瑜）

六、喉切除术后并发症

手术治疗是治疗喉癌的主要手段，应在彻底切除肿瘤的前提下，尽可能保留和重建喉功能，手术方式有部分喉切除术、全喉切除术及全喉切除后喉功能重建。根据有无淋巴结转移行颈部淋巴结清扫术。根据肿瘤生长的部位手术范围也不相同。

（一）喉部分切除术

随着喉癌早期诊断率的不断提高，喉部分切除术的开展已日益广泛。如果严格掌握手术适应证，喉部分切除术的 5 年治愈率要高于喉全切除术，而且能保留或部分保留喉的生理功能，避免了因喉全切除所致的病人丧失喉功能给生活和工作带来的不便，能良好地提高病人的生存质量。喉部分切除术必须既能彻底切除病变组织，又要能尽量保留喉功能。根据肿瘤的原发部位及侵犯部位的不同，手术方式也各有不同。通常分为喉癌的微创治疗、喉小部分切除与喉功能保留、喉大部分切除与喉功能保留、喉近全切除与喉功能保留。

1. 喉垂直部分切除术

（1）喉裂开声带切除术：最常用、简便。适用于声带原位癌或一侧声带中部癌，声带运动未受限，声带前联合、喉室、声门下区及杓状软骨声带突未受侵犯者。

（2）喉额侧部分切除术：适用于喉声门型癌，肿瘤已从一侧声带越过前联合侵及对侧声带前端,声带运动未受限,室带、喉室外侧壁未受侵犯。声门下区无侵犯,或侵犯甚少,肿瘤未超过甲状软骨下缘平面者。

2. 喉声门上水平部分切除术　适用于喉声门上型癌,尤其是会厌癌已侵犯室带,但声带、甲状软骨及舌根未受侵犯者。本术式的缺点是术后病人均存在不同程度的误咽,鼓励进食黏稠食物,大多在2～3周内好转。待误咽基本消失后再拔除气管套管。多数病人术后呼吸、发声良好。误咽的程度和恢复的时间与病人的年龄有关,故高龄病人及肺功能不良者在采用此术式时应慎重。

3. 喉水平垂直部分切除术　该手术方式又称之为3/4喉切除术,适用于喉声门上型癌已侵犯一侧声带或声带癌已侵犯声门上区、但对侧声带无病变或仅前1/3受侵犯者。切除范围包括整个会厌、患侧室带、喉室、声带、杓状软骨、杓会厌裂、甲状软骨板、整个会厌前间隙和对侧声带以上的喉组织及相对应的甲状软骨板。

4. 喉环状软骨上部分切除术　适用于T_{1b}、T_2及部分经选择的T_3声门型喉癌。需要注意的是该术式必须保留至少一侧活动的环杓结构(即杓状软骨、环杓关节、环杓侧肌和环杓后肌、喉上神经和喉下神经),同时还要保留完整的环状软骨,以保留正常的发声和吞咽,避免永久性的气管切开。由于保留了部分声带和环杓结构,术后发声效果及误咽程度较气管环咽吻合佳,只是术后均有暂时的吞咽障碍和不同程度的永久性声嘶,但使部分需喉全切的病人挽救了喉的功能,恢复了喉的发声、呼吸机吞咽功能,提高了病人生活质量。

5. 喉近全切除术　在喉部分切除术时常面临这样的问题,如果术中发现肿瘤的范围较广,要想保留喉的功能,则常感觉其安全缘不够;如果按肿瘤的原则来大块切除肿瘤,而Ⅰ期修复又常感困难;采用喉近全切除术(near total laryngectomy),又称喉次全切除术(subtotal laryngectomy),则较好地解决了这方面的矛盾。

(1) Turker喉近全切除术:又称喉近全切除、会厌重建声门术、喉次全切除会厌整复术。它适用于喉声门型癌,T_3、T_4的病变,即肿瘤已侵犯双侧声带,一侧声带固定或声带癌侵犯喉室或声门下,同侧声带固定,但对侧声带活动正常,杓状软骨未受侵犯,室带以上无肿瘤,会厌及其根部光滑者。手术切除3/4～4/5的喉组织,保留较健侧的杓状软骨及甲状软骨后翼约3mm,然后将会厌下移、重建声门。

(2) Pearson喉近全切除术:适用于声带癌或梨状窝癌伴同侧声带固定;声带癌侵犯声门下区或对侧声带前端,但对侧声带运动正常,杓状软骨未受侵犯者。该术式的特点是:只要有一侧的声带运动正常,杓状软骨活动正常及杓间和环后黏膜无肿瘤侵犯者。其手术切除范围包括病人颈部带状肌、甲状腺、患侧整个半喉,上自舌骨,下至环状软骨,包括声门旁间隙及甲状软骨板和对侧的3/4甲状软骨板及喉组织,必要时还可同时切除环状软骨。

【并发症】

1. 出血 是喉部分切除术后常见的并发症,出血可由创面渗出或血管缝线脱落所致。由于喉部术腔与气管相通,即使少量的出血也可引起病人的剧咳,病人常烦躁不安、缺氧甚至引起窒息。因此术中应彻底止血,术后需适当给予镇静剂和止血剂。如遇严重的大出血,则应当机立断,再次裂开喉腔止血。

2. 皮下气肿 与病人术后剧咳有关。如已行气管切开术,常不需特殊处理,5~7d多能自行吸收。

3. 误咽 喉部分切除术后都会有不同程度的误咽,以喉声门上水平部分切除术后尤为明显。绝大多数病人在短期内都能逐步恢复,应向病人解释,鼓励进食较黏稠的食物。

4. 下呼吸道感染 与误咽和分泌物潴留有关,应加强术后护理,保持呼吸道通畅。

5. 喉腔肉芽组织形成或喉狭窄 喉腔内缝线过粗或过长,在短期内不能脱落者,常于缝线处长出肉芽组织和假膜,应与肿瘤复发相鉴别。必要时应切除肉眼组织并病检,或用喉显微激光治疗。喉狭窄与喉支架切除过多、喉腔肉芽组织生长,瘢痕形成有关,应区别情况适当处理,严重者常造成拔管困难。

(二)喉全切除术

除将喉全部切除外,一般尚须同时切除舌骨及会厌前间隙组织。有时甲状腺一叶或两叶及下颌下腺、部分带状肌等也须同时切除,故喉切除术往往是超过整个喉范围的手术。

【适应证】

主要是喉癌 T_4 病变,或喉咽癌侵犯喉部或舌根癌或甲状腺癌侵犯喉及气管。

1. 喉声门型癌累及双侧声带,侵犯声门上区或声门下区,伴一侧或双侧声带固定者。

2. 喉声门上型癌侵犯会厌谷、舌根或向下侵犯声带或前联合,伴一侧声带固定或侵犯甲状软骨、环状软骨者。

3. 喉声门下型癌侵犯声带且伴有一侧声带活动受限或固定者。

4. 喉癌侵犯会厌前间隙或穿破甲状软骨板及环甲膜,累及喉外软组织者。

5. 喉裂开或喉部分切除术后复发的癌肿。

6. 放疗后复发或对放疗不敏感,肿瘤继续发展者。

7. 由于肿瘤的范围或病人年老体弱不适宜行喉部分切除术者。

8.喉癌放疗后有放射性骨髓炎或喉部分切除术后喉功能不良（严重误吸）难以纠正者。

9.喉部其他恶性肿瘤不宜行喉部分切除术或放疗者。

10.喉咽癌不能保留喉功能者。

【并发症】

1.出血　如术中止血不彻底、血管结扎线松脱或术后感染、血管糜烂，均可导致出血，需视情况重新打开创口，进行血管结扎或压迫止血。对于高剂量放疗后的病例，喉全切除术后一旦出现感染，发生较大的咽瘘，颈总动脉裸露在感染坏死的伤口中，易发生颈总动脉破裂而出现致死性出血。

2.咽瘘　咽瘘是喉全切除术后比较常见的并发症。往往因病变广泛咽黏膜切除过多或损伤过重，缝合时黏膜彼此牵拉张力太大；或咽壁切口漏缝；或缝线过紧过密，引起黏膜贫血性坏死；或皮瓣与咽壁间存在无效腔，引流管放置不当或堵塞，渗出物潴留，继发感染；或术前大剂量放疗或气管切口，影响黏膜或皮肤愈合，增加创口致病菌感染的机会；或术后饮食不当等都可增加咽瘘发生的机会。术中操作细致，术后加强护理多可避免。咽瘘多发生在术后5～10d，少数病例可发生在10d以后，表现为咽吻合口前下方皮肤红肿，体温常波动在37.5～38.5℃，多数情况下红肿部位触之有波动。一旦发生咽瘘，应将伤口充分打开，勤换药，保持创面的清洁，注意清除创面的坏死组织，加强抗感染和支持疗法。视情况早拔胃管，经口进食，加强营养，绝大多数咽瘘均可在3～4周自行愈合，无须手术修补。对于大的咽瘘，超过一个月未愈合者，如炎症已基本控制，可用瘘管周围正常组织行双层修补或用胸大肌肌皮瓣修复。

3.气管造瘘口狭窄　如缝合不当或继发感染，则由于肉芽组织赘生，瘢痕过多，而造成狭窄。可行手术修补，重新扩大气管造瘘口。

4.肺部并发症　若术后取半卧位，增强咳嗽能力，保持呼吸道通畅和早期起床活动，肺部并发症多可避免。

5.呃逆　鼻胃管过粗或插入过深或过浅所致。调整鼻胃管的位置。呃逆常可停止。

6.咽喉狭窄　喉癌侵犯喉咽，喉咽黏膜切除过多所致。轻度喉咽狭窄，可行喉咽扩张。重度喉咽狭窄可行手术矫治。

【病情观察及记录要点】

1.出血　引流管短时间内吸出较多鲜红色液体、气管套管内持续吸出新鲜血液、敷料浸湿。观察病人生命体征，伤口渗血量。

2.咽瘘　局部伤口红肿，愈合不良，有唾液漏出，分泌物有臭味；引流管内引流出白色液体或鼻饲营养液。

3.误咽　经口进食时发生剧烈呛咳,食物可从气管套管内咳出。

【护理措施】

1.体位　术后当天平卧位,头部垫高2～3cm,避免颈部过伸悬空及头部过度活动;术后第一天,如生命体征平稳,可予半卧位或适当离床活动。

2.饮食　初期禁止病人经口进食,胃肠减压24～48h,停胃肠减压后鼻饲流质,对病人进行吞咽功能训练。10～14d后经口进食,全喉切除者先进食流质,如无反流不适可拔除胃管,从流质、半流逐步过渡到普食;部分喉切除者宜先进食团块状食物,如馒头、面包,勿食水分较多的食物,再进流质,如无呛咳可拔除胃管,逐步过渡到普食,每次进食量需由少至多。

3.呼吸道管理

(1)术后适当给予吸痰,次日起鼓励病人自行咳嗽、咳痰,无力咳痰者给予负压吸引,及时吸净气道内分泌物,保持呼吸道通畅。

(2)保持病房适宜的温湿度,室温以病人自觉舒适为宜,湿度70%以上(气候干燥时可加用空气湿化机进行空气湿化)。

(3)鼓励病人深呼吸和咳嗽,排出气道分泌物。

4.管道护理　伤口引流管及胃管接负压瓶,尿管接袋,观察并记录引流液质、量;各管道妥善固定,标识清楚,防意外脱管。

【案例分析】

案例一:男性,55岁,入院诊断:喉癌。已在全麻下行气管切开＋喉部分切除术＋左侧颈淋巴结清扫术,术毕回室,护士协助病人过床后发现,病人气管套管内可见血性液咳出,颈部伤口敷料表层可见渗血,左侧伤口引流管1h内引出血性液约100ml。病人意识清,对答切题,测血压为110/65mmHg。

1.讨论

(1)此病人发生了什么并发症?

(2)导致该病人出血的原因是什么?

(3)作为当班护士,你该如何处理?

2.分析

(1)该病人出现了术后并发症——伤口出血。

(2)该病人出血的原因可能是术中止血不彻底或血管结扎线松脱。

(3)气管切开术后继发大出血首先应有效的止血和保持气道通畅,同时积极输血、输液,保证有效的循环血量。作为当班护士,应保持镇定,协助医生处理。

1)立即把气管套管的气囊打气,阻止血液流入气管,并吸净气管套管内的血液,保持呼吸道通畅,同时报告医生。

2)建立双静脉通道,选取粗大血管留置静脉留置针,并留取急查血标本、配血。保持静脉通道通畅，快速输液，遵医嘱使用止血药物。

3）协助医生止血，并通知手术室，落实手术准备。

4）密切观察病情，给予心电监护、指脉氧监测、吸氧。注意观察意识、生命体征、出血量、尿量、中心静脉压、伤口敷料、血常规等的变化，准确记录24h出入量。

5）保持伤口引流管通畅，密切观察引流液的色、质、量，并记录，如有异常，立即报告医生处理。

6）落实各项生活护理，如床上浴、口腔护理、会阴抹洗，预防感染。

案例二：男性，56岁，入院诊断：下咽癌。已在气管内麻下行全喉切除＋右侧根治性颈淋巴结清扫＋左侧功能性淋巴结清扫＋胸大肌皮瓣咽壁修补术，现为术后12d，胃管已拔除。气管造瘘口右上方有一瘘口，进食后食物从瘘口处漏出，瘘口周围皮肤红肿，有压痛、臭味。病人自诉造瘘口处疼痛明显，不敢进食。

1.讨论

（1）此病人出现了哪种术后并发症？

（2）该病人的护理措施是什么？

2.分析

（1）该病人出现了咽瘘。

（2）针对该病人的情况，应注意加强换药，控制咽瘘，促进伤口愈合。

1）术后初期禁止经口进食，并告知禁食的必要性。

2）减少颈部活动，疼痛明显时可酌情给予止痛药。

3）鼻饲流质，适当静脉补充营养。注意有计划性地选择粗大血管进行穿刺，输液过程及时巡视，防止渗漏。有条件者可留置中心静脉导管，如PICC、CVC等，以保证输液量及输液安全。

4）配合医生每日伤口换药，严格无菌操作。颈部给予加压包扎，告知病人加压包扎的重要性，取得病人配合。保持加压敷料的有效固定，观察敷料表面渗液颜色及量，如敷料表面渗液较多，应报告医生及时更换敷料。

5）保护造瘘口周围皮肤清洁，可予金霉素药膏外涂。

6）加强口腔护理。

7）观察气管造瘘口及瘘口局部情况，指导病人保持皮肤清洁。

8）密切观察体温变化，关注辅助检查结果，如血常规、电解质等。

9）与病人及家属保持良好沟通，及时给予心理疏导。介绍成功案例，鼓励其乐观面对，以积极的心态配合治疗。

（温兰英）

第二节 护理技术操作并发症病人的护理

一、耳专科技术操作并发症

外耳道冲洗的并发症

【概述】

外耳道冲洗是利用水流的回旋力冲出阻塞外耳道的耵聍、表皮碎屑或外耳道的小块异物等，以保持外耳道清洁通畅。

【适应证】

外耳道耵聍/异物。

【禁忌证】

鼓膜穿孔、急性中耳炎、急性外耳道炎。

【用物准备】

弯盘、治疗碗、治疗巾、温生理盐水、水温计、30ml玻璃注射器或专用的橡皮球、耳科棉签、纱布、额镜或检耳镜、光源。

【操作步骤】

1. 核对医嘱和病人，检查病人有无签知情同意书。

2. 病人取坐位，解释操作目的、方法，取得配合，小儿让家长抱着，并固定头部。

3. 用电耳镜或戴上额镜对着光源，检查病人患耳外耳道和鼓膜的情况，一般可见到外耳道的耵聍。

4. 病人肩上垫治疗巾，嘱病人将弯盘紧贴患耳侧的耳垂下方，头稍向患侧倾斜。

5. 左手向后上方牵拉耳郭（小儿向后下方），右手持吸有温生理盐水的注射器（或专用的橡皮球）沿外耳道后上壁方向冲洗，均匀用力，借回流力量冲出耵聍或异物（图5-1）。

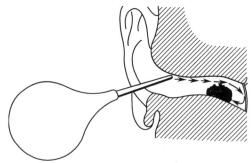

图5-1 外耳道冲洗示意图

6. 用纱布擦干耳部周围，用耳科棉签吸干耳道内的水。

7. 检查患耳外耳道是否冲洗干净，并确认外耳道及鼓膜有无损伤。如有残留耵聍或异物，可反复冲洗至彻底冲净为止，如残留耵聍较硬冲不出，交代病人滴软化耵聍的药水，三天后再次冲洗。

【并发症的种类】

1．鼓膜穿孔　冲洗时注水用力过大，冲水直接对着鼓膜，鼓膜菲薄容易穿孔。

2．眩晕　过冷过热的环境或冲洗液刺激迷路引起。

3．耳鸣　外耳道冲洗后病人自身感觉引起的一种反应。

【病情观察及记录要点】

1．观察并记录冲出物的量、颜色，异物的种类，如头发、砂粒、药粉等。

2．观察病人有无头晕、恶心及耳痛症状。

3．病人如有自觉症状，记录病人症状持续的时间及症状消失的时间。

4．并发症的表现。

【并发症护理措施】

1．鼓膜穿孔　停止冲洗，把外耳道的水吸干，通知医生做进一步的处理。

2．眩晕　冲洗过程中，病人感到头晕，这时，应该先停止冲洗，让病人闭上眼睛休息，或平躺在床上，一般几分钟就可以缓解，如仍然头晕厉害，通知医生处理。

3．耳鸣　这样的病人一般无须处理，让病人慢慢适应外耳道通畅感受到外界的刺激。

【案例分析】

案例一：男性，19岁，因左耳阻塞感两天来就诊，医生接诊后，检查病人的左外耳道耵聍栓塞，医嘱：左外耳道冲洗。护士按医嘱给予病人准备物品冲洗左外耳道，冲洗前检查病人的外耳道发现耵聍栓塞，窥不见鼓膜。当第一次注水时，没发现耵聍被冲出来，第二次再注水，一块硬的大的耵聍随着水流出来，这时，病人说被冲的左耳疼痛。护士停止冲洗，检查外耳道通畅，鼓膜局部充血、新鲜血迹，即通知医生处理。医生检查病人的鼓膜，发现鼓膜充血处已有一新鲜的穿孔。医生交代病人左耳不能进水，口服抗生素一周后复诊。病人复诊时发现穿孔的鼓膜已痊愈。

（一）讨论

1．外耳道冲洗鼓膜穿孔的诱因是什么？

2．外耳道冲洗的注意事项有哪些？

（二）分析

1．外耳道冲洗鼓膜穿孔的诱因

（1）外耳道耵聍较硬，耵聍水不能完全浸泡，长时间压着鼓膜，冲洗时水压的碰撞，可能会引起鼓膜穿孔。

（2）冲洗过程中，注水时可能对着鼓膜的菲薄区，由于水柱的冲击力对鼓膜的影响，可能会引起鼓膜穿孔。

（3）病人外耳道被耵聍阻塞，冲洗前鼓膜可能已穿孔，只是窥不见。

2. 外耳道冲洗的注意事项

（1）坚硬的耵聍、尖锐的异物、鼓膜穿孔、急性中耳炎和急性外耳道炎，不宜作外耳道冲洗。

（2）冲洗液的温度37℃左右，不应过热或过冷，以免引起迷路刺激症状。

（3）冲洗时不可直接对着鼓膜，动作要轻柔，以免损伤鼓膜；也不能对准耵聍或异物，以免将其冲至外耳道深部，更不利于取出。

（4）若冲洗过程中，病人出现头晕、恶心、呕吐或突发耳部疼痛，应立即停止冲洗并检查外耳道，必要时请医生共同处理。

案例二：女性，68岁，因双耳听力下降就诊，医生检查双外耳道耵聍栓塞，医嘱：双外耳道冲洗。护士按医嘱给予外耳道冲洗，右耳冲洗过程顺利，耵聍已经冲洗干净。左耳冲洗过程中，耵聍还没有完全冲干净，病人自觉眩晕、恶心，停止冲洗，吸干外耳道的水，嘱病人闭上眼睛休息，约5min后症状缓解。

（一）讨论

1. 病人发生眩晕的原因是什么？

2. 针对症状如何护理？

（二）分析

1. 病人发生眩晕的原因

（1）空腹情况下行外耳道冲洗，处于饥饿、低血糖状态是引起头昏、眩晕发生的原因之一。

（2）精神因素：大部分外耳道冲洗时发生眩晕的病人心理上表现出无法接受，情绪异常紧张、担忧，是因为对外耳道冲洗的陌生和担心鼓膜受损害，甚至引起听力障碍。

（3）环境因素：气候过热或过冷，冲洗液过热或过冷、液量过多、压力过大或冲洗时间过长均可刺激内耳前庭而致眩晕。故在外耳道冲洗时，如方法不当或其他原因使前庭受到刺激，缺血时会引起眩晕、恶心、呕吐、面色苍白、出汗等自主神经症状。

2. 护理措施

（1）心理护理：冲洗时眩晕的发生与病人的心理因素有密切关系，焦虑、紧张是原因之一，所以操作前应进行解释工作，消除恐惧、紧张情绪。

（2）解除诱因：为防止发生低血糖性晕厥等现象，冲洗前先询问病人有无进食，尽量避免空腹操作。如无禁忌，操作前可饮用少量糖水。

（3）冲洗时间、液量、温度要适宜，水温勿过热过冷，37℃左右为宜，水量每次20～25ml，压力适当，应均匀用力，勿长时间冲洗。冲洗时沿着外耳道后上壁，不可直接对鼓膜，以免刺激内耳引起眩晕。

（4）症状护理：发生眩晕时必须立即停止操作，放平座椅，嘱病人闭目静坐或静卧，再辅以心理护理，多可迅速恢复。对严重眩晕伴恶心、呕吐者，予50% 葡萄糖静脉注射，指压或针刺合谷等穴位后病人均迅速恢复。

（罗晓青）

二、鼻专科技术操作并发症

（一）鼻负压置换法的并发症

【概述】

慢性鼻窦炎的局部主要症状为有脓性鼻涕，鼻窦负压置换法是用负压吸引装置连接橄榄头，同时病人配合连续发断续的"开"音，使鼻腔和鼻窦内正负压交替改变达到吸除鼻涕和药液进入鼻窦内的目的。

【适应证】

慢性鼻窦炎。

【禁忌证】

鼻出血病人。

【用物准备】

负压吸引器、连接胶管的橄榄头、1% 麻黄碱滴鼻液、治疗碗、生理盐水、小方纱、按医嘱备抗生素。

【操作步骤】

1. 核对医嘱和病人资料。

2. 嘱病人轻轻擤鼻涕，两侧鼻腔用 1% 麻黄素收缩鼻黏膜 3～5min。

3. 有活动性义齿者应先取下。

4. 病人仰卧，肩下垫枕，头尽量后仰，使下颌颏部与外耳道呈一垂直线。

5. 调整吸引器的负压 <24kPa。

6. 向两侧鼻孔各滴入生理盐水（或按医嘱备用的抗生素混合液）2ml。

7. 手用小方纱压紧一侧鼻腔，另一于持连接负压瓶的橄榄头，塞入已滴药鼻孔。

8. 嘱病人连续发"开、开、开"音，轻轻间断抽吸，每次持续 1～2s，重复6～8 次，直到吸干净鼻涕为止。

9. 同法做另一侧。

10. 清洁病人鼻腔周围液体，用物分类处理（图 5-2）。

【并发症种类】

1. 头晕、头痛 与病人紧张情绪或体位改变引起的直立性低血压有关。

2. 鼻出血 原因为病人鼻中隔黎氏区黏膜糜烂，已经有慢性出血史，或操作中橄榄头方向不正确损伤鼻腔黏膜血管，而引起鼻出血。

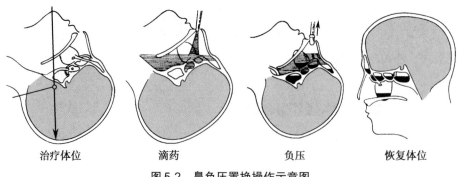

| 治疗体位 | 滴药 | 负压 | 恢复体位 |

图 5-2　鼻负压置换操作示意图

3．鼻部疼痛　因鼻窦内长期炎症刺激，鼻腔积有大量分泌物，鼻腔黏膜水肿糜烂，接触鼻腔收缩剂时，刺激病人鼻腔黏膜而有刺痛感和烧灼感。

【病情观察及记录要点】

1．观察鼻涕的性状和量。

2．注意鼻腔有无出血。

3．观察病人有无头痛、头晕、鼻痛等不适，记录持续的时间。

4．病人鼻出血的处理情况，有无填塞纱条。

【并发症护理措施】

1．头晕、头痛　治疗时嘱患儿头缓慢后仰、躺下，同时深呼吸；药物滴入鼻孔后嘱其张口呼吸，不能憋气；治疗后，保持治疗体位 3～5min，此时鼻腔内有部分药液通过开放的窦口进入鼻窦内充分吸收，然后平躺一会儿再缓慢坐起。若发生头晕，立即测量血压，生命体征稳定，予以安抚及平躺于治疗床上，休息 5～10min 后症状缓解。

2．如治疗过程中吸引管内出现鲜血，立即停止治疗，告诉病人不必紧张，用拇指和示指按压鼻翼两侧 10～15min；出血停止后，每日睡前将抗生素眼膏挤入鼻前庭，轻压鼻翼，起到保护和修复鼻黏膜作用。

3．病人在治疗过程中出现鼻部疼痛，护士需立即调整手法和力度，以病人感到舒适为宜，如疼痛没减轻，应停止操作，安抚病人，询问其有无伴随其他症状。

【案例分析】

案例一：男性，7 岁，因反复鼻塞，流脓涕两周就诊，医生检查发现病人鼻腔有黏涕，中鼻道有引流，医嘱：鼻负压置换一次。护士常规检查病人鼻腔后用鼻收缩剂收缩鼻腔，5min 后给予鼻负压置换，当左侧鼻腔的鼻涕吸出来后，吸引管内混有鲜红的血液，立即停止左侧鼻腔的负压置换，经处理鼻出血停止。

1. 讨论

(1) 鼻负压置换引起鼻出血的常见原因是什么？

(2) 发生鼻出血后应怎样处理？

(3) 如儿童不配合操作，护士如何说服家长和儿童？

2. 分析

(1) 鼻负压置换鼻出血的原因

1) 鼻腔炎症引起局部黏膜充血、糜烂。

2) 操作时负压吸引的压力过大。

3) 橄榄头接触鼻腔的力度过大。

(2) 鼻出血的处理

1) 停止负压治疗，观察鼻出血的量。

2) 如出血不多，用纱布向鼻中隔方向按压出血鼻腔，一般可以止血。

3) 如出血不止，鼻腔填塞棉条，医生检查病人鼻腔给予射频或填塞止血。

4) 如因干燥引起的小量鼻出血，可用眼膏涂鼻腔。

5) 必要时行凝血功能检验，了解有无全身性的疾病。

(3) 鼻负压置换法在临床上多见于患儿，但往往会遇到不合作的儿童，护士应及时指导。

1) 治疗前先与家长一同进行儿童思想工作，告知家长和儿童这个治疗的目的、方法，减少其恐惧感。

2) 指导家长协助进行儿童的约束，避免操作过程儿童活动而引起疼痛。

案例二： 男性，15 岁，因鼻窦炎两个月来医院就诊，医生医嘱鼻负压置换治疗，护士常规给予病人用收缩剂收缩鼻腔黏膜，病人在做鼻负压置换过程中，额部疼痛难忍。护士只能停止治疗，安慰病人。病人坐起来休息一会儿，疼痛慢慢减轻。

1. 讨论

(1) 引起鼻部疼痛的原因有哪些？

(2) 护士遇到这种情况应该怎样处理？

2. 分析

(1) 引起鼻部疼痛的原因

1) 鼻负压置换过程中，鼻腔内的分泌物借助负压才被吸出来，鼻腔内的负压牵拉分泌物而引起窦腔的压力改变，导致鼻部疼痛。

2) 鼻负压过程中，负压过大或按压力度太大也会引起疼痛。

3) 病人精神紧张，过多做皱鼻动作，使鼻腔变窄，影响操作。

(2) 护士遇到这种情况，可按以下方法处理

1) 病人感觉鼻部疼痛，先检查负压压力，适当调小压力，再进行操作。如

疼痛无缓解暂停鼻负压治疗，可嘱病人坐起休息，减轻其紧张情绪。

2）如疼痛没有减轻，应通知医生处理。

3）记录病人疼痛的情况。

（罗晓青）

（二）上颌窦穿刺冲洗法的并发症

【概述】

慢性鼻窦炎或上颌窦囊肿的病人通过上颌窦穿刺冲洗以了解窦内脓液之性质、量或有无下滴液来达到治疗或判断的目的。上颌窦穿刺冲洗在耳鼻咽喉科门诊是一项常见的操作技术，虽然简单，但由于操作不当或不慎以及病人自身机体的原因等易引起严重的并发症。

【适应证】

亚急性鼻窦炎和部分慢性鼻窦炎。

【禁忌证】

急性炎症期病人，高血压未控制和凝血功能障碍的病人。

【用物准备】

无菌物品一套：鼻窥、枪状镊、上颌窦穿刺针、冲洗管、30ml 注射器、小方纱、棉条 4 个、小棉签、圆碗、弯盘、治疗巾、手套；500～1 000ml 生理盐水、3% 麻黄素 10ml、2% 丁卡因 10ml、0.1% 安多福。

【操作步骤】

1. 核对病人资料及医嘱。

2. 病人或家属签署治疗知情同意书。

3. 向病人解释操作的目的，说明上颌窦穿刺冲洗过程中可能会出现的并发症及病人配合要点。

4. 检查鼻腔，用 3% 麻黄素收缩鼻腔黏膜。

5. 3～5min 后用 2% 丁卡因麻醉下鼻道外侧壁黏膜两次。

6. 0.1% 安多福消毒术侧下鼻道外侧壁黏膜及鼻腔。

7. 病人颌下铺治疗巾，护士佩戴额镜、手套。

8. 对光，置入鼻窥，将穿刺针置于距下鼻甲前端 1～1.5cm 的下鼻道顶端（图 5-3），取出鼻窥。

9. 如穿刺左侧上颌窦，右手固定病人头部，左手拇指与示指持穿刺针，针栓抵住大鱼际肌，控制力量刺入，进入窦腔时有落空感（图 5-4）。

10. 抽出针芯，将连接冲洗管的 30ml 注射器接于穿刺针上，先回抽检查有无空气或脓液，证实刺中窦腔。

11. 嘱病人头前俯、偏向健侧，颌下接弯盘，缓缓注入温生理盐水连续冲洗。直至将脓液冲洗干净为止，观察病人的反应。

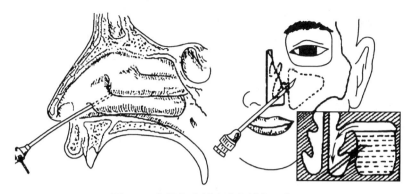

图5-3　上颌窦穿刺冲洗穿刺点示意图

12. 冲洗结束,可根据医嘱在窦腔内注入抗生素,插入针芯,拔出穿刺针。以消毒小棉条压迫下鼻道穿刺处压迫止血,嘱病人 1h 后拔出。

13. 观察冲出液体的性状,并记录。

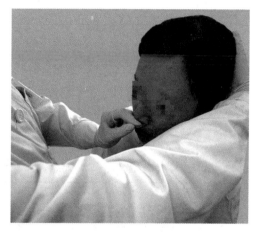

图5-4　上颌窦穿刺冲洗进针时头部固定法

【并发症的种类】

1. 晕厥是上颌窦穿刺冲洗最常见的并发症。表现为病人头昏、心慌、脸色苍白,伴有大汗淋漓,甚至晕厥。其发生的原因有:

（1）精神因素:病人存在不同程度的精神紧张、恐惧心理,加上穿刺过程中出血或进针不顺,由此刺激的迷走神经,反射性引起短暂性血管扩张,回心血量减少,血压下降,脑供血不足引起。

（2）疼痛:疼痛刺激迷走神经反射性引起晕厥。

（3）低血糖。

（4）体位因素:上颌窦穿刺时一般采取坐位,因其解剖的原因,坐位易于分泌物排出。

2. 穿刺后注水受阻　表现为穿刺针确定在窦腔内,注水时压力大,水不能进入窦腔或病人感觉有胀痛感。其发生的原因有:

（1）上颌窦内黏膜水肿,增厚或有息肉堵塞窦口。

（2）穿刺时针头未完全刺中窦腔。

3. 疼痛　表现为进针时疼痛或冲洗过程中上颌窦区疼痛。与病人的痛阈高低、麻药的部位、时间和浓度有关。

4. 空气栓塞 较为少见。冲洗窦腔后注入空气，以排除窦腔内气体，空气进入破裂的血管，沿面部静脉、颈内静脉进入心脏，引起一系列的症状，表现为病人突感胸闷、心慌、呼吸急促和全身无力等。

【病情观察及记录要点】

1. 观察病人的面色、表情、冲洗过程询问病人有无不适。

2. 如病人诉头晕、恶心、心慌等不适，伴有大汗淋漓，脸色苍白时，立即停止操作。

3. 观察病人鼻腔冲洗出分泌物的颜色、量、性状及有无臭味。

4. 观察鼻腔有无活动性出血。

知识链接

冲洗液性状和量的估计

➢ 质："Ⅰ"期呈黏液性，不溶于水；"Ⅱ"期呈黏脓性，半溶于水；"Ⅲ"期呈脓性，全溶于水。

➢ 量："+"为少量，"++"为中量，"+++"为大量。

➢ 冲洗液无分泌物时记为"−"即阴性；冲洗液无明显的脓液，但不完全清洁为"+"，即可疑。

➢ 冲洗液若伴有黄色或有血块、臭味，也应予以注明。

5. 观察生命体征，血压、呼吸、脉搏和心率的变化。

6. 病人冲洗过程的伴随症状，持续时间，处理的经过和结果。

7. 记录生命体征的变化和鼻腔渗血的情况。

8. 若冲洗过程中注水受阻，记录穿刺的情况并告知医生。

【并发症护理措施】

1. 穿刺前询问病人的疾病史、过敏史，对于有高血压、心脏病的病人，应在病情得到控制或在医生指导下行穿刺治疗，穿刺过程中密切观察病人的情况。

2. 穿刺前向病人说明穿刺的必要性，是治疗鼻窦炎的一种方法，让病人理解，才能放松精神配合治疗。

3. 空腹时不宜穿刺，门诊病人尤其注意，预防因低血糖引起晕厥。

4. 如发生晕厥，应立即停止冲洗，拔出穿刺针，填塞棉条。协助病人平躺，解开衣领，按压人中穴，注意心率和血压的变化，并通知医生救治。

5. 穿刺前鼻腔局部实施充分的表麻，减轻病人的疼痛，鼻腔麻醉后密切观察药物的不良反应。

6. 穿刺时用力不可过大，注意穿刺深度，防止穿刺过深，刺入眶内或面颊部软组织，引起眶内出血及感染。

7. 冲洗时避免注入空气，以免发生空气栓塞。

8. 冲洗时若阻力较大，可能是穿刺针不在窦腔内，此时应改变穿刺针头方向，如仍有阻力，应停止操作。若不能注入液体，则可能刺入肥厚的黏膜或窦口阻塞，应停止冲洗。

9. 观察鼻腔有无活动性出血，告知病人2～3d内擤鼻涕带有少量血丝为正常现象，出血较多及时到医院处理。

10. 交代注意事项，嘱病人两天内不要用力擤鼻涕。

【案例分析】

案例一： 男性，47岁，因反复鼻塞，流脓涕1个月余门诊就诊，医生看诊后病人行鼻窦CT检查，结果显示双侧上颌窦炎。医生医嘱：双侧上颌窦穿刺，温生理盐水500ml冲洗，庆大霉素8万U注入窦腔。病人精神有点紧张，护士经核对医嘱后给病人行上颌窦穿刺，穿刺右侧上颌窦冲洗过程顺利，左侧上颌窦穿刺冲洗过程中病人突然面色苍白，两眼向上翻白，呼之不应，随后出现晕厥，护士立即拔出穿刺针，鼻腔填塞棉条，病人平卧，经处理后无不适，20min后病人离开医院。

1. 讨论

（1）上颌窦穿刺前是否签知情同意书？

（2）针对病人精神紧张，护士给病人穿刺前应该怎样进行指导工作？

（3）病人出现晕厥，护士应该怎样处理？

2. 分析

（1）上颌窦穿刺冲洗是一个有创的治疗，病人必须签知情同意书，医生交代清楚可能出现的并发症。

（2）针对病人精神紧张，护士给病人穿刺前解释如下问题。

1）上颌窦穿刺是借助上颌窦穿刺针用盐水冲洗窦腔内的分泌物，使窦腔内的分泌物减少，配合药物控制炎症，达到治疗的目的，同时告诉病人上颌窦穿刺出现的并发症概率很低，医生护士有能力处理并发症，以减少病人对穿刺的恐惧感，取得病人的配合。

2）穿刺前鼻腔用麻药进行局部麻醉，减轻疼痛。

3）给病人讲解穿刺的过程和病人要配合冲洗的注意事项。

（3）病人出现头晕，护士立即停止冲洗并拔出针头，鼻腔填塞棉条，呼叫其他医护人员一起搀扶病人到治疗床上平躺。并做以下处理：

1）按压病人的人中，病人清醒后，予其喝温开水。

2）测量生命体征，监测血压、脉搏的变化。

3）观察病人鼻腔有无渗血。

4）病人一般 5～10min 后头晕可缓解，在征得病人的同意和医生的指导下决定是否继续治疗。

5）如不继续治疗，交代病人 3～5d 复诊。

案例二：男性，35 岁，因左侧反复鼻塞，流脓涕 2 个月，近十天伴头痛，体查下鼻甲肿胀，中鼻道见脓液，诊断左上颌窦炎，医嘱：左上颌窦穿刺冲洗。护士按常规给予病人左上颌窦穿刺，连接注射器回抽见脓液，证实穿刺针在窦腔内，护士往窦腔内注水时有阻力，停止注水转动穿刺针，调整穿刺针的方向，再次注水，见有脓液流出，仍然有阻力，病人诉说上颌窦区疼痛。经请示医生停止冲洗，交代病人注意事项。

1. 讨论

（1）导致穿刺冲洗失败的原因是什么？

（2）穿刺过程中注水困难时怎样处理？

2. 分析

（1）冲洗过程中注水受阻，多因上颌窦窦口黏膜水肿、增厚，此病人冲洗过程中有脓液流出，可能脓液阻塞窦口所致。

（2）穿刺过程中注水困难的处理

1）将穿刺针少许前进、后退或改变针头方向，证实穿刺针在上颌窦内，再连接注射器注水。

2）如回抽连接管有黏稠的脓液，缓慢注水，病人如此时无疼痛感，嘱病人轻轻做擤鼻涕动作，脓液伴随水流而出，受阻的感觉消失，再次注水时脓液继续流出，最后冲洗干净。

3）冲洗过程注水困难，可能被回抽的脓液堵塞连接管，此时从穿刺针分离连接管，将脓液直接冲出连接管，再连接冲洗针，继续冲洗，直至冲洗干净。

4）冲洗过程中观察病人的反应，如病人配合不佳，及时指导病人配合擤鼻涕的动作，完成冲洗。

（罗晓青）

三、咽喉专科技术操作并发症

（一）经气管套管吸痰法操作的并发症

【概述】

经气管套管吸痰法是指经人工气道将呼吸道分泌物吸出，以保持呼吸道通畅，预防吸入性肺炎、肺不张、窒息等并发症的一种方法。

【适应证】

呼吸道分泌物不能自行咳出而留置气管套管的病人。

【禁忌证】

无绝对禁忌证。

【评估】

1. 病人的年龄、意识、生命体征、痰液的量和浓稠情况，能否自行排出分泌物。

2. 病人的病情，有无呼吸困难和发绀，有无痰鸣音。

3. 病人口腔及鼻腔黏膜的情况，评估气管套管位置和固定情况。

4. 病人的配合情况。

【用物准备】

中心吸引装置、听诊器、一次性无菌弯碗、一次性吸痰管数条、无菌血管钳及镊子、一次性无菌手套 1～2 副、治疗巾、无菌生理盐水 2 瓶、负压吸引用物、无菌手套、快速手消毒液。

【操作步骤】

1. 洗手、戴口罩。

2. 核对病人信息，协助病人取舒适卧位，一般取平卧位。向病人及家属解释操作目的、方法、注意事项及配合要点，以取得合作。

3. 打开中心负压吸引器开关，检查吸引器性能良好，各处连接紧密，调节负压，一般成人 40.0～53.3kPa（300～400mmHg），儿童 <40.0kPa（<300mmHg）。按无菌操作技术连接吸痰管，右手戴无菌手套或使用无菌镊子（血管钳）持吸痰管，试吸力，湿润导管。将吸痰管置于套管内适宜深度，左右旋转方式向上提拉，抽吸痰液。每次吸痰时间 <15s，用生理盐水冲洗吸痰管及负压吸引管，如需再次吸痰需更换吸痰管。

4. 吸痰完毕关闭吸引器的开关，摘手套，快速手消毒液洗手。

5. 协助病人取舒适卧位，清理用物，洗手并记录。

6. 观察病人吸痰的效果及呼吸状况。

知识链接

吸痰插管深度

➤ 经口吸痰插管深度为 14～16cm。

➤ 经鼻吸痰腔插管深度为 22～25cm。

➤ 经气管套管吸痰插管深度为 10～20cm。

➤ 经气管导管吸痰插管深度为 10～25cm。

【病情观察及记录要点】

1. 观察并记录病人唇周、甲床是否有发绀，呼吸是否改善，是否存在痰鸣音,血氧饱和度变化,口腔、鼻腔黏膜的情况。

2. 吸出的分泌物的颜色、性状和量。

知识链接

痰液的分度

➢ Ⅰ度:痰液如米汤或泡沫样,容易咳出,吸痰后吸引管内壁无痰液滞留。

➢ Ⅱ度:痰液外观较Ⅰ度黏稠,需用力咳出,吸痰后有少量痰液在吸引管内壁滞留,但容易被水冲干净。

➢ Ⅲ度:痰液外观明显黏稠,呈黄色,吸痰管常因负压过大而塌陷,吸引管内壁常滞留大量痰液且不易被水冲干净。

【并发症护理措施】

1. 低氧血症发生原因

(1)吸痰过程中供氧中断,同时将肺内氧气带出。

(2)吸痰时吸入气体量不足及气道内注水易引起小气道阻塞和肺不张,导致低氧血症。

(3)吸痰时过程反复、负压过高、时间过长、吸痰管外径过粗等。

预防及处理措施:

(1)选择合适的吸痰管,有效吸引,每次吸痰时间不超过 15s,间歇 3～5min。2 次吸引之间,应重新给病人吸氧,连续吸引的总时间不得超过 3min。

(2)吸痰过程中病人若有咳嗽,应暂停操作,让病人将深部痰液咳出后再继续吸痰。

(3)吸痰时密切观察病人的生命体征和血氧饱和度的变化。

(4)当血氧饱和度 <90% 时提示低氧血症,应停止吸痰,立即加大吸氧流量或给予面罩加压吸氧。

2. 气管黏膜损伤发生原因

(1)吸痰管选择不当,管径过大、质地粗糙,易损伤气道黏膜。

(2)吸痰操作不当,如动作粗暴、插管次数过多、插管过深、用力过猛、吸引时间过长、负压过大等,均可致黏膜损伤。

(3)呼吸道黏膜有炎症水肿及炎性渗出,黏膜相对脆弱。

预防及处理措施:

(1)选择合适的吸痰管,成人一般选用 12～14 号,婴幼儿多选用 6～10 号。调节合适的吸引负压:一般成人 40.0～53.3kPa,儿童 <40.0kPa,婴幼儿 13.3～26.6kPa。

（2）吸痰前吸痰管先抽吸无菌生理盐水，插入时动作轻柔，禁止带负压插管。抽吸时，吸痰管必须旋转向外提拉，严禁反复上下提插。

（3）注意吸痰管插入是否顺利，遇到阻力时应查找原因，不可粗暴盲插。

（4）每次吸痰的时间不宜超过 15s。若痰液一次未吸净，应暂停 3～5min再次抽吸。

（5）若出现黏膜损伤出血，量少时可减少吸痰时间，让病人卧床休息；量多时遵医嘱用止血药，可用支纤镜吸痰，观察出血的位置。

（6）鼻腔黏膜损伤者，可外涂四环素软膏。

（7）发生气道黏膜损伤时，可遵医嘱用生理盐水加庆大霉素或阿米卡星等抗生素进行超声雾化吸入。

3. 继发感染发生原因

（1）无菌操作技术不严格、各种物品消毒不严等均可引起下呼吸道继发感染。

（2）上述各种导致呼吸道黏膜损伤的原因，严重时均可引起感染。

预防及处理措施：

（1）吸痰时严格无菌操作。吸套管内分泌物和吸口、鼻腔分泌物的吸痰管不能混用。如用一根吸痰管，则应先吸套管内的痰后再吸口、鼻腔分泌物。吸痰管及用物固定专人专用，放置有序。吸痰时洗手，戴无菌手套，吸痰管一次性使用，冲洗吸痰管用无菌生理盐水或灭菌蒸馏水。吸引瓶内吸出的液体不超过其高度的 2/3。

（2）痰液黏稠者，遵医嘱进行雾化吸入。

（3）加强口腔护理。

（4）操作过程要严格遵循无菌原则。

（5）发生感染者，根据细菌培养及药敏试验结果，合理使用抗生素，尽量缩短用药时间。

（6）病房应每日定时通风，使空气流通。即使在使用空调季节，清晨也应开窗通气。中央空调应定期清洗。

4. 支气管痉挛发生原因

（1）过于频繁的吸痰或冷湿化液的刺激可导致病人支气管痉挛。

（2）有哮喘病史且长期发作的病人，因吸痰管刺激使气道痉挛。

预防及处理措施：

（1）对于气道高敏感病人可吸痰前用 1% 利多卡因少量滴入，也可给予口服抗组胺药物。

（2）吸痰不要太过频繁，湿化液温度适宜。

（3）气管痉挛时暂停气道吸引，给予受体兴奋剂吸入。

5.心律失常发生原因

（1）上述各种导致低氧血症的原因，严重时均可引起心律失常甚至心搏骤停。

（2）吸痰时插管过深，吸痰管反复刺激气管隆嵴引起迷走神经反射，严重时导致呼吸、心搏骤停。

（3）吸痰的刺激使儿茶酚胺释放增多或导管插入气管刺激其感受器所致。

预防及处理措施：

（1）吸痰所致的心律失常几乎都发生在低氧血症的基础上，应避免任何可能导致低氧血症的因素。

（2）使用心电监护，进行生命体征监测。

（3）吸痰时间不超过15s，不宜过于频繁。

（4）如发生心律失常，应立即停止吸引，退出吸痰管，并给予吸氧或加大吸氧浓度。

（5）一旦发生心搏骤停，应通知医生进行抢救。立即行有效的胸外心脏按压，开放静脉通道，同时准备行静脉、心内注射肾上腺素等复苏药物，持续心电监测。

【案例分析】

案例：男性，65岁，因喉梗阻1周加重1d，咳嗽，咳黄色黏稠痰，气促，明显三凹征，急诊入院。予气管切开术，术后留置气管套管。查体：对答切题，听诊双肺有痰鸣音，诉乏力，吸气费力，无心悸、胸闷不适，有咳嗽、咳痰困难，血氧饱和度98%。吸痰时痰液黏稠，有少量痰液在吸痰管接头内壁滞留，但容易被水冲干净，吸痰过程中血氧饱和度降至90%。

1.讨论

（1）此病人的痰液黏稠的分度属于多少度？

（2）此病人的护理措施有哪些？

（3）操作过程中此病人出现什么并发症，该如何预防及处理？

2.分析

（1）根据痰液黏稠的分度，此病人的痰液属于Ⅱ度。

（2）此病人护理措施主要有以下内容

1）密切观察病人的生命体征及血氧饱和度的情况，注意呼吸及心律的变化，如发现呼吸困难加重、三凹征明显、痰液堵塞气管则立即采取相应的抢救措施。

2）吸痰前后可调高氧流量，避免因吸痰操作造成低氧血症。

3）听诊痰鸣音可以及时发现气道内的痰液蓄积，及时清理效果良好。

4）如痰液黏稠需加强湿化，指导病人多喝水，室内温湿度要适宜，协助病人进行口腔护理,预防感染。如病人痰液颜色黄提示可能感染,报告医生,加强抗感染。

（3）此病人可能存在的并发症——低氧血症。

处理:立即停止吸痰,给予吸氧,待血氧饱和度恢复后再行吸痰。

预防措施:

1）吸痰管口径的选择要适当:选择外径小于气管套管内径 1/2 的吸痰管,使其既能够将痰液吸出,又不会阻塞气道。

2）正确调节负压吸引,每次吸痰时间不超过 15s。两次吸痰间隔时间应 >3min,两次吸痰间隙给予吸氧。

（二）颈部引流瓶更换的并发症

【概述】

颈部引流是指在头颈部某些手术后如甲状腺、喉癌、腮腺术后留置了引流管,从而引出切口中的液体,促进愈合。引流管接引流瓶,引流出 24h 的引流液,从而记引流液的量、颜色和性状。术后更换留置引流瓶是减少病人感染和促进伤口愈合的重要护理措施。

【适应证】

咽部肿瘤、甲状腺肿瘤、颈淋巴结清扫等头颈部术后放置引流管的病人。

【禁忌证】

无绝对禁忌证,但病人不合作、剧烈咳嗽时可暂缓更换。

【评估】

1. 病人的病情及颈部负压引流和敷料的情况。

2. 病人的自理和配合程度。

3. 环境是否合适操作。

【用物准备】

换药车、一次性引流瓶、换药盘、止血钳、酒精棉球若干、无菌持物镊子 2 把、一次性手套、快速手消毒液。

【操作步骤】

1. 洗手、戴口罩。

2. 推车至床旁,核对床号、姓名,向病人讲解颈部负压引流瓶更换的目的、操作方法及注意事项。

3. 帮病人取舒适的体位,一般取平卧位或半卧位,注意保暖。

4. 戴手套,暴露伤口区域和引流管,松开别针。

5. 观察引流管及颈部伤口敷料情况,以及引流液颜色、性状和量。用止血钳夹闭留置于病人颈部的引流管,防止更换过程中气体进入伤口,引流液回吸造成伤口感染。

6. 打开新的负压引流瓶的塞子，挤压引流瓶，排尽空气使之成负压，关闭塞子。用无菌镊子取酒精棉球消毒引流管接头，与新的负压引流瓶连接，检查是否漏气，松开止血钳检查有无引流液流出。

7. 脱下手套，洗手。

8. 用别针妥善固定引流管和引流瓶，避免引流管折叠、扭曲。

9. 整理床单位，整理使用后的医疗废物。洗手，记录引流液的颜色，性状和量。

10. 在引流瓶上记录更换的时间。

【病情观察及记录要点】

1. 引流液的观察　术后 24h 内引流液为血性液体；24h 后引流液一般在 50ml 以下，引流液为淡红色液体。若引流量过多、颜色鲜红，可能有出血征象；若引流量过少且颈部肿胀或敷料渗液增加，可能提示管道堵塞或有受压、扭曲、漏气发生。

2. 观察负压引流管是否通畅，如果引流液无法引出，应先捏扁负压引流瓶，挤压引流管，看是否有血凝块堵塞并观察颈部是否肿胀。记录引流管的固定和通畅程度、引流液的颜色、性状和量。

3. 观察负压引流瓶的负压情况，有效的负压主要观察负压引流瓶是否处于回吸状态。若引流瓶鼓起，说明无负压，无回吸力。

4. 观察负压引流瓶的固定情况　清点记录引流管的根数及位置，是否标识放置时间，是否用别针固定，避免扎伤；位置是否低于伤口，防止引流液倒流引起伤口感染。

5. 观察病人的生命体征、颈部伤口及敷料的情况。

【并发症护理措施】

1. 引流管脱出发生原因　留置引流管时缝合结扎不牢固，更换过程大力拉扯引流管，病人没有意识到留置引流管而过度牵扯。

预防及处理措施：

(1) 操作时动作轻柔，勿拉拽引流管。

(2) 妥善固定引流管，可用别针将引流瓶固定于病人衣服或床单位。

(3) 指导病人变换体位时勿过度牵拉引流管，防止脱出。

(4) 反复对病人宣教引流管固定的重要性及脱管的危害性，提高病人的警惕性。

(5) 发生脱管时立即用无菌纱布覆盖切口，询问病人情况，立即报告医生。

(6) 遵医嘱给予病人更换引流方式或重新置管。

(7) 重置引流管后，加强看护。

2. 引流管移位发生原因　护士在更换过程中动作不当牵拉引流管或病

人自身大力牵拉引流管导致引流管移位,而使引流液无法流出。

预防及处理措施:

(1)每班检查引流管固定情况,妥善固定。

(2)指导病人日常活动时要轻柔,不要过度牵扯引流管。

(3)发生引流管移位时立即报告医生。

3. 负压引流无效发生原因　引流管与引流瓶之间的连接不紧密,引流瓶本身不密闭,导管留置处缝合不紧密。

预防及处理措施:

(1)更换引流瓶前,检查引流瓶是否破损,漏气,是否在有效期内。

(2)操作时接口连接紧密,保持引流管通畅,勿受压、扭曲、折叠。

(3)保持引流瓶的密闭性,维持有效负压。

(4)发现引流瓶无负压或负压不足而引流量少时,及时压扁引流瓶保持负压引流状态。

(5)若引流管堵塞,可由内向外轻轻挤压引流管。

(6)如发现引流瓶漏气,应重新挤压引流瓶,检查连接处是否紧密,引流管有无破损,给予重新连接,对仍有反复漏气的给予更换引流瓶。

(7)怀疑导管留置处漏气的病人,应及时通知医生给予病人缝合或更换引流方式。

4. 感染发生原因　更换过程没有注意无菌操作,没有保持引流瓶的持续负压状态,导致引流瓶内残留液体倒流入创口,引起感染。

预防及处理措施:

(1)操作过程中要严格无菌操作,保证引流瓶处于持续负压状态,防止倒流引起感染。

(2)留置负压引流瓶期间,协助病人抬高床头或取半卧位,以利于颈部负压引流,保持引流瓶的接口低于伤口。

(3)更换引流瓶时,要用止血钳将留置于病人颈部的引流管夹闭,防止逆行感染。

(4)观察引流液的颜色、性状、量,如有异常应及时通知医生。

(5)负压引流瓶每24h更换一次,引流液较多时应随时更换。

(6)遵医嘱选择适当的抗菌药物治疗。

【案例分析】

案例:女性,61岁,于1个月前发现颈部右侧有一肿物,无颈痛,无气促,无声嘶,无吞咽困难,病人到本院门诊查甲状腺彩超示结节性甲状腺肿,门诊拟"甲状腺肿物待查"收入院治疗。入院完善相关检查后在全麻下行甲状腺右叶次全切术,术后切口留置引流管接负压引流瓶,术后第一天共引出淡红色液体40ml。

1. 讨论

（1）作为当班护士应如何进行管道护理？

（2）若发生脱管情况，该如何处理？

2. 分析

（1）管道护理

1）病人术后回病房应固定引流管，检查管道是否通畅，有无负压，有无漏气和引流管是否有血凝块堵塞。告知病人及家属管道护理的注意事项，指导更换体位和下床活动时固定引流瓶，发生紧急情况，如引流瓶没有负压、引流管不慎脱落时应如何处理。

2）观察引流液的颜色、性状和量：术后 24h 内引流液为血性液体；24h 后引流液一般在 50ml 以下，引流液为淡红色液体。若引流量过多、颜色鲜红，可能有出血征象，应及时报告医生。

3）观察切口敷料的情况，如果敷料渗血较多应及时报告医生。

（2）脱管后的处理如下

1）发生脱管时立即用无菌纱布覆盖切口，安慰病人，立即报告医生。

2）观察病人病情变化及生命体征的情况：如呼吸有无急促等。

3）观察切口处周围皮肤情况：有无血肿、渗液。

4）协助医生更换引流方式或重新置管。若出血较多时，遵医嘱给予用药治疗。

5）重新置引流管后，加强宣教和看护。

（三）气管切开换药操作的并发症

【概述】

气管切开术是指切开颈部气管，放入气管套管装置，以解除喉源性呼吸困难、呼吸功能失常或下呼吸道分泌物潴留所致呼吸困难。气管切开只是解除了病人的呼吸困难，而病人的康复则依赖术后的护理。所以对气管切开病人术后伤口的换药显得尤为重要。

【适应证】

各种疾病导致呼吸困难行气管切开的病人。

【禁忌证】

无绝对禁忌证，但病人不合作、剧烈咳嗽时可暂缓更换。

【评估】

评估病人的病情、年龄、意识、合作程度、呼吸、伤口的大小及分泌物的性状、颜色和量，观察伤口敷料渗血情况。

【用物准备】

换药车、换药包（内有弯盘、止血钳两把、开口纱块 1 块、纱块 2 块、生理盐水棉球若干、75% 酒精棉球若干)、快速手消毒液,另备治疗巾、胶布、棉签。

【操作步骤】

1. 洗手、戴口罩。

2. 推车至病人床旁,核对病人的床号和姓名,协助病人取舒适卧位,一般为平卧位,向病人及家属解释操作目的、方法、注意事项及配合要点,以取得合作。

3. 鼓励病人咳出气管内分泌物,必要时吸痰,观察分泌物的颜色、性状和量。

4. 检查病人套管系带是否需要更换,并取出垫于气管套管下已污染的敷料。

5. 洗手。

6. 于颈、肩下铺巾,消毒伤口及周围皮肤,将开口纱布垫于气管套管下。

7. 整理敷料,使其美观,根据病人情况更换系带,调节系带的松紧度,以伸进一手指为宜,系带打死结。

8. 用生理盐水双层纱布盖于气管套管上。

9. 协助病人摆放舒适体位,整理床单位,整理用物。

10. 洗手。

【病情观察及记录要点】

1. 观察病人呼吸情况,面色和口唇是否有发绀。若发现呼吸困难应考虑是否因为内套管堵塞、外套管或下呼吸道阻塞。观察气管套管通畅情况,保持呼吸道通畅是护理的关键。

2. 气管切口情况　气管切口及周围的皮肤是否有皮下气肿,是否有红肿、渗液和疼痛等感染的炎症表现。记录伤口敷料的情况。

3. 观察气管内分泌物的颜色、性状和量。

4. 气管套管系带松紧度的情况　是否过紧导致套管长时间压迫颈部皮肤,引起压疮;过松导致套管移出。

5. 体位　一般采取平卧或半卧位,翻身或改变体位时,头颈及上身应同一直线。

【并发症护理措施】

1. 气道刺激征　咳嗽、咳痰。

(1)发生原因:换药过程中刺激气道引起。

(2)预防及处理措施

1)操作前鼓励病人咳嗽咳痰,必要时吸痰以清理呼吸道分泌物。

2)操作时动作轻柔,避免套管过度牵拉刺激气道黏膜引起咳嗽。

3)操作过程中出现咳嗽,可指导病人进行深呼吸。

4)若出现剧烈咳嗽、分泌物过多,应暂停操作,及时清理气道分泌物,待症状缓解再继续。

2. 气管套管脱出

（1）发生原因：气管套管因系带固定太松；更换系带时病人烦躁不合作，剧烈咳嗽；术后颈部肿胀或气肿消退后，未及时调整系带的松紧度。

（2）预防及处理措施

1）将气管套管固定牢固，气管套管系带要打死结，松紧度以伸进一手指为宜。

2）颈部肿胀或气肿消退后应及时调整固定系带的松紧度。

3）更换系带时须双人操作，一人固定气管套管一人更换系带。

4）气管套管脱出应立即报告医生，若脱出造成气道梗阻，立即配合医生用弯血管钳伸入气管打开气道，吸出气道分泌物，及时放入气管套管。

3. 感染

（1）发生原因

1）操作时未严格执行无菌技术或消毒不彻底，没有及时更换敷料。

2）气管切开部分破坏了呼吸道的防御功能，病人抵抗力下降，外部或口咽部细菌进入肺部，造成肺部感染。

3）环境空气消毒不严格，易使病室内各种细菌、病毒增多，增加感染机会。

（2）预防及处理措施

1）严格遵守消毒、隔离制度，吸痰时严格无菌操作，吸痰用具一次一更换。常规每天 2 次更换切口敷料，用酒精棉球消毒切口皮肤，然后用无菌纱块覆盖；痰液较多、切口有渗血或者病人出汗较多时随时更换敷料，保持伤口敷料的干燥。

2）及时清除呼吸道分泌物，定时变换卧位，翻身叩背，促进分泌物的引流。气囊排气前吸尽口鼻咽分泌物。每日更换湿化瓶、吸氧管，用后的湿化瓶要清洗、消毒后干燥保存，防止细菌生长繁殖。吸氧管路及附件每周消毒两次。

3）加强环境监测，保持空气流通。病房应每日定时通风，使空气流通。即使在使用空调季节，清晨也应开窗通气。中央空调应定期清洗。病室配备空气层流及净化装置为佳。

4）操作过程要严格遵循无菌原则。

5）发生感染者，根据细菌培养及药敏试验结果，合理选择使用抗生素，尽量缩短用药时间。

6）密切观察体温变化、切口渗出、敷料渗透情况，气管内分泌物的量及性状，如发现发热、分泌物增多、性质异常及时报告医生。

7）加强营养，提高机体抵抗力。

【案例分析】

案例：男性，72 岁，一年前无明显诱因出现声嘶，偶伴有咳嗽、轻度咽痛，近一个月来出现呼吸困难,经检查诊断为:喉癌,收入本院。查体:对答切题,T 36.7℃,P 120 次 /min,R 25 次 /min,SpO$_2$:98%,吸气费力,喘鸣音伴有明显三凹征,无心悸、胸闷不适。入院后予急诊行气管切开手术。术后留置了气管套管,术后第三天,T 38.2℃,P 100 次 /min,R 25 次 /min。颈部肿胀消退,气管切开换药时,病人剧烈咳嗽,出现气管套管半脱位。

1. 讨论

(1)病人换药过程中出现气管套管半脱位的原因及处理是什么?

(2)此病人发热的原因有哪些?

(3)对于以上问题病人现在的护理措施有哪些?

2. 分析

(1)病人术后肿胀消退未及时调节系带松紧度,导致气管套管固定系带过松。处理:将半脱的气管套管复位,并调节系带松紧度,以伸进一手指为宜。

(2)病人喉癌术后第三天,体温为 38.2℃,发热的原因可能是术后正常的外科热,体温不超过 38.5℃,无其他症状。如病人有咳嗽咳痰的症状,可能是气道感染引起的发热。如病人气管切开口皮肤有红、肿、痛且渗液增加则可能是伤口感染而导致的。

(3)护理措施

1)指导病人出汗时及时更换衣物,要注意保暖,多喝水,注意休息。

2)如病人有咳嗽咳痰,指导病人多喝水和有效咳嗽咳痰的方法,遵医嘱用祛痰抗感染的药物。

3)气管切开换药时观察伤口周围皮肤有无红肿热痛情况,如发现应立即通知医生处理。要积极寻找感染的原因,严格遵守消毒、隔离制度,吸痰时严格无菌操作,吸痰用具一次一更换。常规每天 2 次更换切口敷料,痰液较多、切口有渗血或者病人出汗较多时随时更换敷料,保持伤口敷料的干燥。及时清除呼吸道分泌物,定时变换卧位,翻身叩背,促进分泌物的引流,防止感染伤口。加强口腔护理,每日 2～3 次,加强环境监测,保持空气流通,病房应每日定时通风,使空气流通。即使在使用空调季节,清晨也应开窗通气。

(四)雾化吸入的并发症

【概述】

雾化吸入法是应用雾化装置将药液分散成细小的雾粒或微粒以气雾状喷出,其悬浮在气体中经鼻或口由呼吸道吸入的方法。雾化吸入具有用药少、起效快、副作用小等特点,是耳鼻咽喉头颈外科常用的治疗方法之一。常用的喉部雾化吸入法有氧气雾化吸入和超声雾化吸入两种。超声雾化吸入法是应用超声波声能将药液变成细微的气雾,呼吸道吸入的方法,其雾量大小可调节,雾滴小而均匀,药液可随深而慢的吸气到达终末支气管和肺泡。氧气雾化吸入时借助高速氧气气流,使药液成雾状,随吸气进入呼吸道。

【适应证】

1. 气道分泌物增加,痰液难以排出的病人。

2. 需要湿化气道、稀释呼吸道内黏稠分泌物的病人。如气管切开术后的病人、支气管扩张和肺脓肿等痰液黏稠不易咳出的病人。

3. 肺、支气管、咽、喉、鼻腔黏膜的急慢性炎症及变态反应性疾病。如咽喉炎、气管炎、支气管哮喘急性发作。

【禁忌证】

对雾化药物过敏者。

【评估】

1. 病人的病情、年龄、意识、呼吸及治疗情况、用药史、过敏史。

2. 病人呼吸道是否通畅,痰液是否黏稠等情况;病人口腔黏膜有无感染、溃疡等。

3. 病人生活自理能力及自行排痰情况。

4. 病人对雾化吸入的认知及合作程度。

【用物准备】

相应的雾化装置:超声雾化装置或氧气雾化装置、治疗巾、快速手消毒液、按医嘱备药。

【操作步骤】

1. 洗手、戴口罩。

2. 检查雾化装置是否完好。

3. 推车至床旁,核对病人信息,再次询问药物过敏史,协助病人取舒适卧位,一般为坐位或半坐卧位,颌下铺治疗巾,向病人及家属解释操作目的、方法、注意事项(氧气雾化的四防"防火、防震、防油、防热")及配合要点,以取得合作。

4. 雾化吸入装置

(1) 超声雾化吸入:将水槽内加蒸馏水250ml,或到浮标所需位置,水深须浸没雾化罐底部的透声膜。用生理盐水稀释至30~50ml的药液放入雾化罐内,将雾化罐放入水槽,将盖盖紧。检查并安装雾化器各部件衔接导管,接通电源,先开电源开关,调整定时器,再开雾量调节开关,根据需要调节雾量。

(2) 氧气雾化吸入:安装前检查雾化器各部件衔接导管是否完整,按医嘱将药液倒入雾化吸入器内,连接雾化器与氧气装置,注意用氧安全,调节氧流量至6~8L/min,观察出雾情况。

5. 指导病人手持雾化器,将口含嘴放入口中紧闭嘴唇,经口慢慢地深吸气,吸气后再屏气 1～2s,然后将气体从鼻腔慢慢呼出,如此反复,直至药液吸完为止。一般每次使用时间 15～20min 即可。

6. 雾化完后,将口含嘴取下,超声雾化要先关雾化开关,再关电源开关。氧气雾化则直接关氧气开关。

7. 协助病人漱口,擦干面部。整理床单位,清理用物,观察治疗效果,洗手并记录。

【病情观察及记录要点】

1. 观察病人是否进行有效的雾化吸入。经口慢慢深吸气,屏住呼吸 1～2s,然后将气体从鼻腔慢慢呼出,以使小的药物颗粒达到气道深处发挥药效。

2. 观察病人呼吸状态、呼吸音、咳嗽状况,如有咳痰,记录痰液的颜色、性状和量。

3. 观察痰液排出情况,如痰液不易排出,可予以拍背、吸痰等方法协助排痰。

4. 观察治疗后的疗效,如咽痛、声嘶是否减轻、呼吸困难症状是否缓解等。

【并发症护理措施】

1. 呼吸困难

(1) 发生原因

1) 支气管内黏稠的分泌物因雾化吸入吸水后膨胀,使原部分堵塞的支气管完全堵塞。

2) 超声雾化吸入的水分过多,引起急性肺水肿。

3) 高密度均匀气雾颗粒分布到末梢气道,若长时间吸入(超过 20min)可引起湿化过度或支气管痉挛导致呼吸困难。

4) 对雾化的药液过敏,引起支气管痉挛、喉水肿。

5) 雾化吸入时间较长,使机体处于慢性缺氧状态,组织细胞代谢障碍,供给肌肉运动的能量不足,呼吸肌容易疲劳,而雾化吸入需要病人做深慢吸气快速呼气,增加了呼吸肌的负担。

(2) 预防及处理措施

1) 雾化时取坐位或半坐卧位,如病情较重,可侧卧位,抬高床头 30°～50°,使膈肌下降,静脉回心血量减少,增加肺活量,利于呼吸和排痰。

2) 操作前详细询问药物过敏史。

3) 雾化吸入从小雾量、低湿度开始,吸入 1～2min 后再增加雾量,雾化过程中鼓励咳嗽排痰,对于咳嗽无力者予以叩击背部,促进痰液排出,保持呼吸道通畅。一次雾化时间不超过 20min。

4) 一旦发生呼吸困难,立即停止雾化吸入,吸氧,通知医生,安抚病人及家属。发生分泌物堵塞支气管时,给予吸痰,保持呼吸道通畅。

2．雾化无效

（1）发生原因

1）氧气流量表性能欠佳，雾化器欠密闭。

2）药量过少、过多、氧流量不正确，无气雾喷出。

3）病人不能掌握雾化的方法。

（2）预防及处理措施

1）正确连接氧气流量表与供氧接口及雾化装置各配件，检查装置的密闭性。

2）注药量正确，氧气雾化药液须在 2～8ml，超声雾化药液稀释后须在 30～50ml。

3）调节正确氧气流量，确认气雾喷出。

4）正确指导病人进行呼吸，并用口吸气用鼻子呼气；气管切开病人行雾化吸入时将喷雾口对准气管切开口。

5）停止雾化，检查雾化装置是否漏气，重新连接装置。

6）检查氧流量是否正确，氧流量异常时，先移除雾化装置，在调节流量表。

7）及时清除呼吸道分泌物，保持气道通畅。

3．过敏反应

（1）发生原因：病人对雾化吸入的药物在使用过程中出现过敏。

（2）预防及处理措施

1）操作前详细询问药物过敏史。

2）治疗中及治疗后 20min 内严密观察。

3）使用的雾化液要现配现用。

4）出现过敏症状，立即停止雾化吸入。

5）观察生命体征，建立静脉通道，予以氧气吸入，协助医生进行抗过敏治疗和对症支持治疗，如使用抗过敏药物、抗组胺类药物等。

4．感染

（1）发生原因

1）病人雾化后未漱口，雾化液残留口腔，易造成口腔溃疡。

2）雾化吸入药液浓度高，吸入气体湿化不足加上反复用力咳嗽导致病人咽喉部黏膜损伤，发生感染。

3）年老体弱病人自身免疫功能减退，长时间用抗生素雾化吸入可诱发口腔的真菌感染。

4）雾化器消毒不严格，雾化后没有将口含嘴及管道及时清洗晾干。

（2）预防及处理措施

1）指导病人每次雾化后要漱口，长期进行药物雾化吸入者，告知病人雾化前后刷牙或用生理盐水漱口,减少口腔残留食物残渣对药物的吸收。

2）雾化吸入的药液浓度不能过高,吸入速度由慢到快,雾量由小到大,使其逐渐适应,减少对咽喉部的刺激。

3）每次雾化后将雾化罐、口含嘴及管道用清水洗净,晾干备用、个人专用。

4）如发生口腔真菌感染时,保持口腔的清洁,加强局部治疗。用 1%～4% 碳酸氢钠溶液漱口,或者取制霉菌素一粒研成粉末和碳酸氢钠混匀涂抹在患处。

5）免疫功能低下病人给予富含维生素或优质蛋白食物。

5. 呃逆

（1）发生原因:可能是气雾颗粒刺激迷走神经、膈神经,反射性或直接诱发膈肌痉挛。

（2）预防及处理措施

1）雾化时雾量大小要适宜。

2）轻度或短暂发作的呃逆,一般可自行好转,无须特殊处理。

3）顽固性呃逆时,可采取以下措施:让病人深吸一口气后憋住气,并用力做呼气动作,腹部用力鼓起,但不要将空气呼出,持续 10s 左右将气体呼出,可反复进行。用棉签或压舌板、筷子等物刺激咽后壁,诱发病人出现恶心或呕吐发作,可反射性的使呃逆停止。可在病人胸锁乳突肌上端压迫膈神经。

4）经上述处理无效时,可遵医嘱用利多卡因或氯丙嗪静脉滴注治疗,目的是终止呃逆的反射弧,解除膈肌、呼吸肌的持续性痉挛收缩。

6. 缺氧及二氧化碳潴留

（1）发生原因:多见于超声雾化吸入者。

1）雾量过大占据整个呼吸道,氧气不能进入呼吸道而导致缺氧状态。

2）大量低温气体刺激呼吸道,反射性地引起呼吸道痉挛,导致缺氧。

3）大量雾滴短时间内冲入气管,使气道阻力增大,呼吸末气道内呈正压,二氧化碳排出受阻,造成缺氧和二氧化碳潴留。慢性阻塞性肺气肿病人及老年病人的通气、换气功能障碍时更加阻碍二氧化碳的排出,而加重缺氧和二氧化碳潴留。

（2）预防及处理措施

1）使用以氧气为气源的氧气雾化,氧流量 6～8L/min 为宜。

2）严重阻塞性疾病病人不宜用超声雾化吸入,可用氧气雾化吸入,必须要用超声雾化吸入者,雾化时可给予吸氧。

3）出现缺氧及二氧化碳潴留症状,立即停止雾化吸入。

4）给予低流量吸氧,心电监护,通知医生处理。

【案例分析】

案例一:男性,65 岁,因 1 个月前发现右颈部有一肿物,予门诊就诊,门诊做相关检查后以"下咽肿物"收入院,入院完善相关检查后做了喉全切术,术前留置了胃管,术后留置了气管套管和切口引流管。现为术后第四天,已拔除了引流管。查体:对答切题,双肺听诊有痰鸣音,诉有咳嗽、痰液难以咳出。医生开医嘱予加强湿化,氧气雾化吸入。

1. 讨论

(1) 此病人进行氧气雾化吸入时的护理要点是什么?

(2) 此病人现在的护理措施是什么?

2. 分析

(1) 氧气雾化吸入的护理要点

1) 指导病人取坐位进行氧气雾化吸入,雾化装置接口含嘴与其气管切开口对接,嘱病人慢慢地深吸气,吸气后再屏气1~2s,然后将气体慢慢呼出。

2) 雾化过程中若病人剧烈咳嗽可适当减少雾量,若自觉有痰则将雾化器拿开协助其拍背排痰,否则容易发生痰堵塞气管引起窒息。

3) 告知病人雾化过程中要注意四防,雾化完后要漱口、洗脸,并将雾化罐、口含嘴及管道用清水洗净,晾干备用。

(2) 护理措施

1) 加强气道的湿化,病人卧床休息时可持续微泵湿化,保持气道的湿润。气管切口上方可用生理盐水蘸湿的纱块覆盖,床旁可用空气加温加湿器。

2) 有效的排痰,病人痰液黏稠难咳出,加强湿化的同时也要增加雾化的次数。以上方法都不行时可吸痰,吸痰动作应轻柔、准确、快速。每次吸痰时间不超过15s,间歇3~5min。

3) 气管套管的相关护理。

4) 全喉术后病人影响了其正常的呼吸、发音、饮食功能,使其身心经受着严重的创伤和痛苦,护士要与病人、家属共同沟通,教会病人正确利用身体语言来表达自己的需求。对于有文字表达能力的病人,为病人提供纸和笔,鼓励病人将自己的想法及需求写在纸上。对于不识字的病人,可以利用实物及图片,让病人客观地提出,以利于病人的恢复。

5) 术后病人当天不能经口进食,可通过静脉营养。术后第二天根据病人的病情给予鼻饲高蛋白、高维生素、高热量的流质饮食。

案例二:男性,19岁,因咽痛、咳嗽咳痰1d于门诊就诊。门诊诊断:急性咽喉炎。给予0.9%氯化钠+糜蛋白酶4 000U超声雾化治疗。治疗10min病人出现面色苍白、胸闷、皮肤瘙痒继之出现红色丘疹。

1. 讨论

(1) 此病人雾化后出现什么并发症?

(2) 作为当班的门诊护士,遇到这种情况应如何处理?

2．分析

（1）此病人雾化后出现药物过敏反应。

（2）作为当班的护士，应做如下处理：

1）立即停止超声雾化吸入，漱口、洗脸，开窗通风，尽快排出室内残余的致敏药物。

2）保持呼吸道通畅，给予氧气吸入。

3）建立静脉通路，按医嘱应用抗过敏的药物及对症处理。

4）密切观察生命体征变化和病情变化，必要时给予心电监护。

5）实施心理护理，主动安慰病人及家属，稳定病人的情绪，消除思想顾虑。

6）告知病人对糜蛋白酶过敏，下次就诊时应主动告诉医护人员，并记录门诊病历上。

（卢　文）

第三节　内镜检查并发症病人的护理

一、耳内镜检查并发症

【概述】

耳内镜（oto-endoscope）为耳科用硬管内镜。由冷光源提供照明，各种规格、角度的镜身可配备电视监视系统和照相设备。通过各种角度的耳内镜，可以观察到电耳镜不能到达的深部隐窝和细微病变，如上鼓室、后鼓室等，易于发现中耳病变。

【适应证】

1．内在性及外在性病因所致的耳痛，如急慢性化脓性中耳炎、鼓膜外伤及外耳道异物等。

2．各种原因所致的耳漏。

3．各种中耳手术前后的检查。

4．外耳道异物及息肉的取出及摘除。

5．外耳道胆脂瘤。

6．外耳道肿物活检。

【禁忌证】

1．外耳道皮肤高度肿胀者。

2．精神病病人不能耐受检查者。

3．不能配合检查的小儿。

4．恶病质、有生命危险的危重病人。

【用物准备】

耳内镜、光源和成像系统、显示器、图文工作站、中心负压、温水、备检包（弯碗、镊子、镊子筒、纱块 2 块、孔巾 1 个）。

【操作步骤】

1.查对病人、检查申请单，询问药物过敏史、高血压、心脏病等病史，有无耳部手术史等。

2.确定病人已签同意书，年老及未成年者有家属陪同。

3.取坐位或卧位，告知病人检查注意事项及配合方法。

4.检测、浸泡耳内镜和附件，检查耳内镜摄像系统和负压系统能否运作正常。操作台铺消毒巾。

5.操作者持内镜插入耳腔后，应在没有阻力的情况下缓缓循序渐进，在推进内镜的过程中，注意观察：外耳道分泌物的性质、来源，是否有肿物，肿物的外观和性质；鼓膜是否完整、透光度的情况；穿孔鼓膜要观察鼓室内黏膜的分泌物。一切可能引起耳腔黏膜损伤和出血的动作，都应该避免。

【病情观察及记录要点】

1.观察生命体征，必要时给予心电监护及监测血氧饱和度。

2.严密观察检查过程中病人的反应。

3.观察检查过程中是否出现外耳道损伤。

4.观察检查过程中是否出现恶心、呕吐，记录病人检查后自我感觉，如恶心、呕吐、疼痛、头晕等。

5.记录疼痛的情况。

6.观察分泌物的来源与性状。

【并发症护理措施】

单纯的耳内镜检查，其并发症十分罕见，多与检查过程中的治疗操作相关。如外耳道冲洗、中耳炎术后术腔清理、鼓室注射、外耳道胆脂瘤的清理、外耳道异物的取出等。主要表现在外耳道损伤所致的出血、疼痛、眩晕、耳鸣、鼓膜穿孔、继发性感染。

1.出血、疼痛　出血是最常见的并发症。一般出血量小，大多都能自行停止。若出血量多，是活动性出血时，应警惕。出血多见于耳镜下进行病灶组织活检时，特别是肿瘤组织表面有较丰富的血管或伴有炎症时较为明显。此外，耳镜在检查操作过程中，因操作者动作粗暴，病人不合作等也可导致外耳道皮肤的损伤。

预防及处理措施：

（1）耳镜检查前，应充分评估，有出血性疾病史者应做血小板计数和凝血机制等检查。指导病人放松心情，向其介绍相关的注意事项和配合要点。

（2）耳内镜操作者动作应轻柔，行活体组织病理检查时应避开血管。

（3）活检时一旦耳镜下有明显出血，应用肾上腺素溶液棉球压迫止血，让病人患耳向下，以利于血液的引流。

（4）若在耳镜下观察到出血量多，此时应及时抽吸渗出的血液，予以静脉注入止血药，并暂留一段时间观察，出血大多可自止，严重者取吸收性明胶海绵填充鼓室。出血如经上述处理仍未控制者，可用激光、射频止血或加用止血药物治疗。

（5）疼痛一般通过平躺休息即可恢复，如果是炎症，要通过治疗，症状才会开始缓解。

2. 眩晕　发生原因是外耳道刺激，与冲洗时水温、疼痛、噪声刺激等产生的迷走神经张力改变有关。鼓室注射时药物温度刺激前庭神经所致。

预防及处理措施：

（1）冲洗时水温控制在37～38℃。

（2）叮嘱病人平躺、深呼吸，吸氧观察几分钟后一般症状可减轻或消失，如没有改善，及时处理。

（3）根据医嘱及时给予抗眩晕、改善循环、缓解恶心呕吐等药物。

（4）鼓室注射时尽量控制药物温度在37～38℃。

3. 耳鸣　引起耳鸣的原因与眩晕相同。

预防及处理措施：

（1）将负压吸引尽量调小、减少噪声刺激。

（2）操作时动作应轻柔。

（3）对于治疗后出现耳鸣者可保守观察1d，并自行鼓膜按摩治疗。

（4）症状无缓解则应行听力检查，排除感音性聋，必要时遵医嘱使用维生素B族、激素、改善微循环等药物进行治疗。

4. 鼓膜穿孔　操作不当或者病人难以配合，误伤导致。

预防及处理措施：

（1）操作前讲解检查的目的及其注意事项、配合要点，取得病人合作，操作过程中儿童要落实约束，固定头部。对于难以配合的病人，必要时考虑全身麻醉下进行。

（2）操作者应熟悉掌握耳内镜操作技术，操作过程中动作轻柔。

（3）对于已发生外伤穿孔的病人，多可在短期内愈合，避免外耳道进水，预防感染。必要时可行鼓膜修补术。

5. 继发性感染　检查过程中损伤外耳道黏膜引起感染。

预防及处理措施：保持外耳道的干洁，检查过程中的器械和装置要严格消毒。遵医嘱用相应的抗感染药物，如继发感染出现脓腔时，应及时处理。

【案例分析】

案例：女性，50岁，30余年前无明显诱因出现右耳反复流脓，脓液伴有恶臭味，听力进行性下降；曾到医院就诊，诊断为"慢性化脓性中耳炎"，予抗感染、滴耳治疗后，流脓好转，但仍反复发作。为进一步治疗再到医院就诊，拟"慢性化脓性中耳炎"收住院。入院后给予耳内镜检查，发现右侧外耳道深部有胆脂瘤样物及脓性分泌物，予清理，鼓膜松弛部见穿孔及肉芽，紧张部混浊、结构不清。检查后病人出现眩晕、耳鸣。

（一）讨论

1. 给予这位病人做检查，作为医护人员我们应注意什么？

2. 病人出现眩晕、耳鸣后护士应该怎样护理？

（二）分析

1. 医护人员给予这位病人做检查时应注意

（1）落实检查前的宣教，向病人解释检查的目的与必要性，解除病人的思想顾虑，取得病人的配合。

（2）检查过程中应动作轻巧柔和，避免损伤外耳道。

（3）观察病人的耳腔环境及耳腔分泌物的情况。

（4）检查过程中尽量转移病人的注意力，避免病人过度紧张产生疼痛、眩晕的情况。

（5）检查后观察病人的情况，确定病人无出现头晕情况方可返回病房。

2. 护理措施　安慰病人，出现耳鸣、眩晕属正常现象，消除其紧张情绪。嘱病人平躺、做深呼吸，一般3～5min后症状可减轻或消失，如没有改善，给予低流量吸氧。必要时可用抗眩晕、改善循环的药物治疗。

（卢　文）

二、鼻内镜检查并发症

【概述】

鼻内镜检查是20世纪70年代由奥地利医师Messeklinger首先创导，让鼻科医生从来没有这样清晰地观察鼻腔鼻窦的结构，也彻底改变了评估鼻腔鼻窦疾病的传统诊断技术。经过40余年的发展，鼻内镜检查成为鼻科学临床和研究必不可少的常规手段。

【适应证】

1. 观察鼻腔黏膜的色泽和状态，寻找异常分泌物的性状和来源。

2. 早期鼻腔、鼻咽肿物的定位以及活组织的检查。

3. 寻找鼻出血的出血部位及在直视下止血、小息肉摘除、下鼻甲消融等治疗。

4．脑脊液鼻漏的瘘口定位。

5．鼻腔、鼻窦术后术腔清理和随访。

6．鼻腔异物的取出。

【禁忌证】

1．严重的心肺器质性疾病不能耐受检查者。

2．有活动性鼻腔或鼻咽部大出血合并失血性休克的病人。

3．其他如精神病病人不能耐受检查者。

4．年龄过小不合作者。

5．恶病质及急危重的病人。

【物品准备】

额镜，鼻科棉片，弯碗，75%酒精小方纱，鼻窥，枪状镊，孔巾，治疗巾，0.01%肾上腺素，1%丁卡因，内镜酶洗液，温开水，各种角度的鼻内镜，直、弯金属吸管，鼻科活检钳，鼻内镜摄像系统和图文工作站及负压吸引装置（图5-5）。

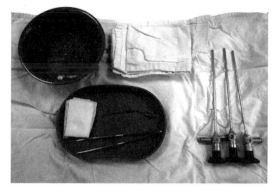

图5-5　内镜操作台物品准备

【操作步骤】

1．查对病人、检查申请单，询问药物过敏史、高血压、心脏病等病史。

2．确定病人已签手术同意书，年老及未成年者有家属陪同。

3．取舒适体位，一般为仰卧位（图5-6），由专职护士用0.01%肾上腺素加1%丁卡因作鼻腔表面麻醉和收缩鼻黏膜。

4．尽可能地吸清鼻腔中总鼻道的分泌物，方便医生操作。

5．检查鼻内镜摄像系统和负压系统能否运作正常。

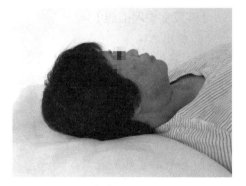

图5-6　鼻内镜操作病人体位

6．根据医生的操作步骤做记录

（1）观察下鼻甲表面、下鼻道和鼻中隔。通常使用0°内镜从鼻底和下鼻道进镜，从前到后逐步观察。

（2）观察中鼻甲、中鼻道、鼻咽侧壁及咽鼓管口、咽隐窝、蝶窦隐窝，多使用 30°或 70°镜，从鼻底直达后鼻孔，观察鼻咽侧壁及咽鼓管咽口、咽隐窝；然后退镜，以下鼻甲上表面为依托，观察中鼻甲前端和下段，逐渐进镜观察中鼻甲、中鼻道和额窦、前组筛小房、上颌窦的开口。继续进镜到中鼻甲的后端，将镜面外转 35°～40°即可观察蝶窦筛隐窝、蝶窦开口及后组鼻窦的开口。

（3）观察鼻咽顶、嗅裂、上鼻甲、上鼻道，多使用 70°镜。检查鼻咽顶时，先进镜到后鼻孔观察鼻咽顶，于中鼻甲和鼻中隔之间进镜观察上鼻甲与上鼻道，也可以从中鼻甲后端观察上鼻甲及上鼻道。

（4）观察后鼻孔，鼻内镜检查可以发现鼻腔深部出血部位及早期肿瘤，确定颅底骨折及脑脊液鼻漏的瘘孔部位，还可以在直视下取活检，行电凝止血等。

7. 整理用物　妥善安置病人、整理床单位和用物。

【病情观察及记录要点】

1. 观察检查过程中病人的反应，生命体征的变化，特别是呼吸的变化。

2. 检查过程询问病人自主感觉。

3. 观察鼻腔的解剖结构及鼻腔黏膜总体状况。

4. 观察分泌物的来源、颜色和性状。赘生物的部位大小、范围和性状。

5. 术后检查的病人应观察黏膜的情况、术腔的状态，上皮化的进展、血痂或分泌物的量和性状及各窦口的状况。

6. 记录活检部位是否出血。

7. 记录病人疼痛的程度，如需应用止痛药物，记录用药后的效果及药物的不良反应。

【并发症护理措施】

1. 鼻出血

（1）发生原因：一般与操作者的熟练程度、检查入镜次数有一定的关系，取活体组织检查时损伤鼻腔组织，因此需要积极落实预防工作。

（2）预防及处理措施

1）检查前，病人应做血小板计数和凝血机制等检查。特别在病史询问中有出血性疾病病史者。

2）操作者动作应轻柔。

3）避免因为病人的紧张情绪所致的鼻出血，若病人出现精神紧张过度，安慰不能解决时，可适当地给予镇静药物，避免因精神因素引起血压增高，加剧出血。

4）出血量不多的病人，行指压法或用 0.01%肾上腺素棉片收缩鼻腔止血。出血较多的病人选用局部填塞止血配合全身用药治疗，必要时鼻内镜下射频止血。应密切监测生命体征,必要时给予心电监护及监测血氧饱和度。观察病人的意识、面色、精神状态。密切观察病人鼻腔出血情况,包括出血次数与出血量。特别注意咽后壁有无血性液流出,小儿病人或意识不清者,注意有无频繁吞咽动作。出血量多者应注意有无休克表现,注意观察皮肤有无湿冷、末梢循环是否良好。

2.疼痛

(1)发生原因:在检查前作鼻黏膜收缩、鼻内镜擦到鼻黏膜、活体组织检查等损伤鼻腔组织时均可引起疼痛。

(2)预防及处理措施:检查过程中多安慰病人,使之镇静,小儿多通过诱导方法以完成检查。检查后可适当地给予止痛药。

3.窒息

(1)发生原因:由于鼻出血太多形成血块堵塞呼吸道而引起的窒息。

(2)预防及处理措施:检查前应询问有无出血性疾病病史。必要时行血小板计数和凝血机制等检查。出现鼻出血时取半坐卧位,头偏向一侧或侧卧位,尽快吸出口鼻内分泌物,以保持呼吸道通畅,预防窒息。尽快为病人解开领口或脱去高领衫(不穿罩衫,紧急情况可用剪刀剪开),取掉皮带。

【案例分析】

案例:女性,32岁,因反复双侧鼻塞,伴流脓涕10年入院,诊断为"慢性化脓性鼻窦炎",入院后完善各项检查,予全麻下行鼻内镜下双侧鼻窦开放术,术后7d予鼻内镜下鼻腔换药,检查后双侧鼻腔见淡红色分泌物,量约10ml,病人较紧张。

(一)讨论

1.病人检查过程中有什么护理要点?

2.检查后有什么健康指导?

(二)分析

1.护理要点

(1)详细询问病人的过敏史、既往史,有无心肺疾病、有无血液系统疾病,如外伤时是否有出血不止、皮肤是否有瘀斑等。

(2)病人检查时应注意病人的情绪,检查前应给予详细的解释,得到病人的高度合作与配合,在操作的过程中应动作轻柔。

(3)检查时观察鼻腔有无出血,若出现出血的情况应及时给予处理。出血量少给予行指压法或用0.01%肾上腺素棉片收缩鼻腔止血。出血量多时,局部填塞止血,建立静脉通路,配合全身用药治疗。观察生命体征的变化,保持呼吸道通畅,避免发生窒息,观察鼻出血的颜色及量,面色、皮肤有无湿冷、末梢循环是否良好等。

2.检查后,应对病人做以下指导

(1)告知病人检查后 2～3d 有淡红色的分泌物流出属正常的情况,不需紧张。若有鲜血流出应及时告知医护人员。

(2)若有淡红分泌物流出,应由它自行流出,切忌用纸巾塞住鼻腔。

(3)若出现疼痛不能忍受时,可遵医嘱口服止痛药。

(4)饮食上要注意维生素的摄入,多吃蔬菜,均衡饮食,忌辛辣刺激食物,戒烟酒,保持大便通畅。

(5)养成良好的习惯,不挖鼻,正确地擤鼻:用手指压住一侧鼻孔,用另一侧将鼻涕向外擤出,然后用相同方法再擤另一侧。有时可将下巴向上抬起,通过鼻子抽吸将鼻涕从后鼻孔,然后经鼻咽部咯出。但须注意无论什么方法擤鼻涕,都不可用力过猛。

(卢 文)

三、电子纤维喉镜检查并发症

【概述】

喉镜是一种用于检查喉部疾病的装置或器械。纤维喉镜是用光导纤维制成的软性内镜,具有可弯曲、可在表面麻醉下操作、可同时取活检或其他治疗等优点。纤维喉镜检查时,在鼻黏膜、口咽及咽喉黏膜表面麻醉后,从鼻腔导入,可对喉部及喉咽部进行检查,可疑喉癌时还可同时进行活检、息肉摘除、异物取出等小手术。临床应用相当广泛。电子喉镜是近年新发展起来的一种软性内镜,外形与纤维喉镜类似,但图像质量较纤维喉镜有明显提高。其图像清晰,可与电脑相连储存图像,随时调阅,还可打印成图片,对于疑难病例可进行远程会诊。

【适应证】

1.间接喉镜检查有困难者,如儿童及咽部极度敏感者,上切牙较突出、张口困难、舌体厚、曲卷会厌等。

2.直接喉镜检查有困难者,如牙关紧闭、颈椎强直、短颈等。

3.对喉部隐蔽病变或早期微小的咽喉肿瘤检查,以及观察声带活动等。

4.进行活检、较小的声带息肉或小结的手术治疗。

5.声嘶原因不明者,可进行较详细的观察,以便查明原因。

6.喉外伤,间接或直接喉镜检查困难者。

7.喉部肿瘤,尤其是晚期癌肿不能承受直接喉镜检查者,以及对喉部手术放射治疗后的观察。

【禁忌证】

1.不明原因的Ⅲ～Ⅳ度喉阻塞。

2．上呼吸道有急性炎症伴有呼吸困难者，心肺有严重病变者。

3．心肺功能显著不良者不能检查，如心梗病人。

4．其他如精神病病人不能耐受检查者。

【用物准备】

0.01%肾上腺素、1%丁卡因、小方巾、内镜酶洗液、温开水、耳枝，电子或纤维喉镜的系统、摄影系统、中心负压、清洗内镜物品。

【操作步骤】

1．查对病人、检查申请单，询问药物过敏史及高血压、心脏病等病史。

2．确定病人已签同意书，年老及未成年有家属陪同。

3．取坐位或卧位，告知病人检查注意事项及配合方法。

4．检测、浸泡喉镜和附件，检查电子喉镜摄像系统和负压系统能否运作正常。操作台铺消毒巾。

5．鼻腔用0.01%的肾上腺素和1%丁卡因收缩和麻醉，咽喉用1%丁卡因表面麻醉，观察病人的用药效果。

6．根据医生操作步骤做记录

（1）检查者左手持镜，左手拇指控制角度钮，右手持镜管最前端通过病人麻醉侧鼻腔插入。从鼻腔插入的镜管容易固定同时避免刺激舌根部，能减少病人恶心的反应，也可经口腔送入电子或纤维镜检查。

（2）镜管慢慢通过后鼻孔到鼻咽部，检查后鼻孔、咽隐窝、咽鼓管开口、鼻咽顶、软腭背面。

（3）观察会厌游离缘，再调节角度钮充分暴露喉腔，检查舌根、会厌谷、会厌喉面、喉室、前联合、声带、声门下、杓会厌皱襞、杓区、梨状窝环后区等各个部位。

以上部位均能通过电视屏幕清楚显示，若发现病灶，即可在电视屏幕显示下操作，准确的给病灶做活检、细胞学检查及进行适当的治疗。

7．妥善安置病人、整理床单位和用物。

【喉镜的手工清洗消毒操作流程】

（一）预处理流程

1．喉镜从病人体内取出后，在与光源和视频处理器拆离之前，应立即用含有清洗液的湿巾或湿纱布擦去外表面污物，擦拭用品应一次性使用。

2．反复送气与送水至少10s。

3．将内镜的先端置入装有清洗液的容器中，启动吸引功能，抽吸清洗液直至其流入吸引管。

4．盖好喉镜防水盖。

5．放入运送容器，送至清洗消毒室。

测漏流程如下：

1. 取下各类按钮和阀门。

2. 连接好测漏装置，并注入压力。

3. 将喉镜全浸没于水中，使用注射器向各个管道注水，以排出管道内气体。

4. 首先向各个方向弯曲喉镜先端，观察有无气泡冒出；再观察插入部、操作部、连接部等部分是否有气泡冒出。

5. 如发现渗漏，应及时维修。

6. 测漏情况应有记录。

7. 也可采用其他有效的测漏方法。

（二）清洗流程

1. 在清洗槽内配制清洗液，将内镜、按钮和阀门完全浸没于清洗液中。

2. 用擦拭布反复擦洗镜身，应重点擦洗插入部和操作部。擦拭布应一用一更换。

3. 刷洗喉镜的所有管道，刷洗时应两头见刷头，并洗净刷头上的污物，反复刷洗至没有可见污染物。

4. 连接全管道灌流器，使用动力泵或注射器将各管道内充满清洗液，浸泡时间应遵循产品说明书。

5. 刷洗按钮和阀门，适合超声清洗的按钮和阀门应遵循生产厂家的使用说明进行超声清洗。

6. 每清洗 1 条内镜后清洗液应更换。

7. 将清洗刷清洗干净，高水平消毒后备用。

（三）漂洗流程

1. 将清洗后的喉镜连同全管道灌流器、按钮、阀门移入漂洗槽内。

2. 使用动力泵或压力水枪充分冲洗内镜各管道至无清洗液残留。

3. 用流动水冲洗喉镜的外表面、按钮和阀门。

4. 使用动力泵或压力气枪向各管道充气至少 30s，去除管道内的水分。

5. 用擦拭布擦干内镜外表面、按钮和阀门，擦拭布应一用一更换。

（四）消毒（灭菌）流程

1. 将喉镜连同全管道灌流器，以及按钮、阀门移入消毒槽，并全部浸没于消毒液中。

2. 使用动力泵或注射器，将各管道内充满消毒液，消毒方式和时间应遵循产品说明书。

3. 更换手套，向各管道至少充气 30s，去除管道内的消毒液。

4. 使用灭菌设备对喉镜灭菌时，应遵循设备使用说明书。

（五）终末漂洗流程

1．将喉镜连同全管道灌流器，以及按钮、阀门移入终末漂洗槽。

2．使用动力泵或压力水枪，用纯化水或无菌水冲洗内镜各管道至少 2min，直至无消毒剂残留。

3．用纯化水或无菌水冲洗内镜的外表面、按钮和阀门。

4．采用浸泡灭菌的内镜应在专用终末漂洗槽内使用无菌水进行终末漂洗。

5．取下全管道灌流器。

（六）干燥流程

1．将喉镜、按钮和阀门置于铺设无菌巾的专用干燥台。无菌巾应每 4h 更换 1 次。

2．用 75%～95% 乙醇或异丙醇灌注所有管道。

3．使用压力气枪，用洁净压缩空气向所有管道充气至少 30s，至其完全干燥。

4．用无菌擦拭布、压力气枪干燥内镜外表面、按钮和阀门。

5．安装按钮和阀门。

【病情观察及记录要点】

1．严密观察病人用麻药后的反应。

2．严密观察检查过程中病人的反应。

3．观察病人检查后用声及进食有无呛咳。

4．严密观察生命体征的变化，特别是呼吸的变化。

5．记录唾液性状的情况，观察有无出血的情况。

6．检查后 1h 内需禁食，观察 1h 后病人进食的情况，如是否呛咳。

7．记录病人的疼痛情况，如需应用止痛药物，记录用药后的效果及药物的不良反应。

【并发症护理措施】

1．呼吸困难加重

（1）发生原因：喉部急性疾病或肿物堵塞喉腔致呼吸困难，在检查过程中刺激喉部，加重呼吸困难。

（2）预防及处理措施

1）操作前指导病人放松心情，向其介绍相关的注意事项和配合要点。检查过程中嘱病人尽量放松心情，解除情绪紧张，以配合检查。

2）操作过程中动作应轻柔，避免反复插入喉镜检查。

3）上呼吸道梗阻严重者，呼吸困难加重，配合医生行气管切开。

2．喉痉挛

（1）发生原因：喉镜对咽喉部的直接刺激、局部黏膜麻醉诱发喉痉挛。

（2）预防及处理措施

1）加强检查前病人的宣教，取得病人的配合，避免紧张过度。

2）操作过程中动作应轻柔，避免反复插入喉镜检查。

3）一旦发生立即停止检查操作和刺激性行为，指导病人做深呼吸放松，面罩加压纯氧吸入，轻提下颌可缓解轻度喉痉挛。

4）清除咽喉部分泌物，保持呼吸道通畅。

5）对重度喉痉挛，紧急情况下可采用 16 号以上粗针行环甲膜穿刺。

6）对重度喉痉挛亦可应用琥珀胆碱 1.0g～1.5mg/kg，静脉注射或 4.0mg/kg 肌内注射后行气管插管。

3.出血

（1）发生原因：出血多见于喉镜下进行病灶组织活检时，特别是肿瘤组织表面有较丰富的血管或伴有炎症时较为明显。此外，喉镜在检查操作过程中，因操作者动作粗暴，病人不合作等导致鼻腔、咽喉等部位的黏膜损伤。

（2）预防及处理措施

1）喉镜检查前询问有无有出血性疾病史。必要时行血小板计数和凝血机制等检查。

2）一般出血量小，大多都能自行停止。若出血量多，是活动性出血时，应警惕出现窒息。

3）若咽喉部有出血史需行喉镜检查者，应在出血控制后 1d 进行。喉镜操作者应动作轻巧。

4）对易于出血的部位进行检查前，如病理组织活检前应先通过喉镜注入 1∶10 000 的肾上腺素溶液，使局部病灶血管收缩，取标本时应避开血管。

5）活检时一旦喉镜下有明显出血，应让病人向出血侧卧位，以防血液流向支气管和预防窒息。应及时抽吸渗出的血液，保持呼吸道通畅。

6）对出血量较多的病人，应予以经静脉注入止血药，密切观察病情变化。

4.低氧血症

（1）发生原因：行喉镜检查时，由于喉镜占据气道一部分咽喉空间，部分病人可造成血氧气分压下降，出现低氧血症。

（2）预防及处理措施

1）在静息条件下，受检者行喉镜检查前的血氧饱和度低于 90%，应予以吸氧，并持续到检查结束，以防缺氧状态下有可能诱发心律失常。

2）喉镜检查时，若发现病人缺氧发绀明显，应立即终止检查并予氧气吸入。

5.支气管痉挛

（1）发生原因：喉镜检查过程中对气道的刺激，有可能诱发广泛性的细支气管痉挛。

（2）预防及处理措施

1）有哮喘病史者，无论有无症状，在行喉镜前，均宜给氨茶碱药物预防。

2）在行喉镜中，若出现哮喘症状应立即停止检查。根据病情给予吸氧、静脉推注地塞米松等治疗。

【案例分析】

案例： 男性，65岁，1个月前无意中发现右颈部一肿物，按压时有轻度疼痛，未就诊，肿物渐增大，伴右咽异物感，无伴吞咽困难，无进食呛咳，来耳鼻咽喉科门诊就诊，行电子喉镜检查，并活检，活检过程中活检部位出血，量约2ml。

（一）讨论

1. 检查过程中注意要点是什么？

2. 病人在做检查时应如何避免出血的情况，假如出现出血的情况将如何处理？

（二）分析

1. 检查的过程中应严密观察病人的面色、唇周及甲床的颜色，及时发现低氧血症。行喉镜检查时，由于喉镜占据气道一部分咽喉空间，而这位病人的咽喉情况是未知的，不知道喉部肿物占喉室空间的大小。为避免出现低氧血症，在行检查前观察病人的血氧饱和度情况。必要时应予吸氧，并持续到检查结束，以防缺氧状态下有可能诱发心律失常。若检查时出现缺氧发绀明显时，应立即终止检查，并给予吸氧。

2. 为避免出现出血的情况，应在行喉镜检查前，做血小板计数和凝血机制等检查。检查时动作要轻柔，避免动作粗糙引起病人的不适。取活检前先通过喉镜注入1∶10 000的肾上腺素溶液，使局部病灶血管收缩，取标本时应避开血管。活检时一旦喉镜下有明显出血，应利用喉镜的抽吸孔向内注入4℃的冷生理盐水做局部灌洗与抽吸，最后再次注入肾上腺素溶液控制。若在喉镜下观察到出血量多，则让病人向出血侧卧位，以防血液流向支气管和预防窒息。此时应及时抽吸渗出的积血。

（卢　文）

参考文献

[1] 孔维佳，周梁. 耳鼻咽喉头颈外科学 [M]. 3 版. 北京：人民卫生出版社，2015.

[2] 田勇泉. 耳鼻咽喉头颈外科学 [M]. 8 版. 北京：人民卫生出版社，2013.

[3] 黄选兆，汪吉宝，孔维佳. 实用耳鼻咽喉头颈外科学 [M]. 2 版. 北京：人民卫生出版社，2008.

[4] 石春静，葛延瑱，韩朝东. 临床耳鼻喉疾病治疗与护理 [M]. 北京：人民卫生出版社，2016.

[5] 许庚. 耳鼻咽喉科疾病临床诊断与治疗方案 [M]. 北京：科学技术文献出版社，2011.

[6] 何英，李琦. 临床耳鼻喉科急诊学 [M]. 北京：科学技术文献出版社，2009.

[7] 苏振忠. 耳鼻咽喉创伤学 [M]. 北京：人民卫生出版社，2004.

[8] 韩东一. 耳鼻咽喉头颈外科学高级教程 [M]. 北京：人民军医出版社，2014.

[9] 姜安丽. 新编护理学基础 [M]. 2 版. 北京：人民卫生出版社，2013.

[10] 张阳德. 内镜微创学 [M]. 北京：人民卫生出版社，2011.

[11] 王跃建. 耳内镜外科学 [M]. 北京：人民卫生出版社，2009.

[12] 张连山. 耳鼻喉科诊疗常规 [M]. 北京：人民卫生出版社，2016.

[13] 席淑新，赵佛容. 眼耳鼻咽喉口腔科护理学 [M]. 4 版. 北京：人民卫生出版社，2017.

[14] 席淑新，陶磊. 实用耳鼻咽喉头颈外科护理学 [M]. 北京：人民卫生出版社，2014.

[15] 席淑新. 耳鼻咽喉科护士手册 [M]. 北京：人民卫生出版社，2009.

[16] 韩杰，杜晓霞. 耳鼻咽喉头颈外科临床护理思维与实践 [M]. 北京：人民卫生出版社，2012.

[17] 韩杰，杜晓霞. 耳鼻咽喉头颈外科学护理工作指南 [M]. 北京：人民卫生出版社，2014.

[18] 韩杰. 眼耳鼻咽喉头颈外科特色护理技术 [M]. 北京：科学技术文献出版社，2011.

[19] 成守珍，张振路. 新编临床专科护理健康教育指南 [M]. 广州：广东科技出版社，2016.

[20] 陈利芬，成守珍. 专科护理常规 [M]. 广州：广东科技出版社，2013.

[21] 赵佛容. 五官科护理手册 [M]. 北京：人民卫生出版社，2016.

[22] 广东省护理学会. 手术科护理学基本知识与技能 [M]. 北京：中国医药科技出版社，2015.

[23] 杨华，杨娟. 眼耳鼻喉科护理细节问答全书 [M]. 北京：化学工业出版社，2013.

[24] 吴惠平，罗伟香. 护理技术操作并发症预防及处理 [M]. 北京：人民卫生出版社，2014.

[25] 潘瑞红，陆贞，程辉. 临床护理技术操作常见并发症的预防与处理 [M]. 武汉：华中科技大学出版社，2014.

[26] 王钰，赵玉林. 872 例鼻出血的临床分析及低温等离子的应用 [J]. 临床耳鼻咽喉头颈外科杂志，2016，30（23）：1888-1889.

[27] 马欣悦，高军. 喉 T 管应用于喉癌术后喉狭窄的护理体会 [J]. 中国中西医结合耳鼻咽喉科杂志，2016，25：397-399.

[28] 胡延保，祝小林，雷文斌，等. 瘢痕性声门下喉气管狭窄 T 管置入并发症分析 [J]. 临床耳鼻咽喉头颈外科杂志，2015，29（24）：2166-2169.

[29] 张浩. 小儿气管异物的急救与护理体会 [J]. 中国保健营养，2016，17：328-329.

[30] 方莲娜，马维瑾，黄兴. 38 例喉外伤患者救治经验 [J]. 临床耳鼻咽喉头颈外科杂志，2017，5：392-394.

[31] 姜绍红，张庆泉，张杰. 急性中耳乳突炎并发耳源性颅内并发症 [J]. 中华耳科学杂志，2005，3（2）：113-115.

[32] 马烈，孙斌. 眩晕的诊断与处理 [J]. 中华保健医学杂志，2009，11（1）：64-67.

[33] 费才莲，荆瑶，杨亚娟，等. 侧头训练联合手法复位治疗难治性良性阵发性位置性眩晕患者的护理 [J]. 护理学杂志，2011，26（13）：74-75.

[34] 中华耳鼻咽喉头颈外科杂志编辑委员会，中华医学会耳鼻咽喉头颈外科分会. 突发性聋的诊断和治疗指南（2015）[J]. 中华耳鼻咽喉头颈外科杂志，2015，50（6）：443-445.

[35] 余力生. 突发性聋治疗概述 [J]. 中国耳鼻咽喉头颈外科，2010，17（10）：505-506.

[36] 袁玉梅，黄瑞娟，屈海燕. 鼓室内注射地塞米松治疗低中频下降型突聋的疗效观察 [J]. 中国实用神经疾病杂志，2014，17（7）：98-99.

[37] 侯远征，张军. 听神经瘤的治疗方法进展 [J]. 中华耳科学杂志，2013，11（1）：49-53.

[38] 李彦君. 听神经瘤切除围手术期护理 [J]. 中国实用神经疾病杂志，2012，15（13）：83-84.

[39] 王晓静，张缨. 听神经瘤吞咽障碍患者早期护理干预的研究进展 [J]. 中国实用护理杂志，2014，30（19）：76-78.

[40] 左可军，史剑波，文卫平. 经鼻内镜视神经减压术治疗外伤性视神经病变分析 [J]. 中华医学杂志，2009，89：389-392.

[41] 周妮萍，童毓华. 内镜下视神经管减压术的临床观察与护理 [J]. 护士进修杂志，2013，28（8）：701-702.

[42] 吴莉. 鼻内镜下视神经减压治疗视神经损伤患者的护理 [J]. 现代中西医结合杂志，2011，20（3）：369-370.

[43] 刘莉. 创伤性视神经病变患者焦虑的护理干预 [J]. 中华全科医学，2011，9（4）：656-657.

[44] 许庚. 双侧外伤性视神经损伤的经鼻内镜拯救手术 [J]. 中华耳鼻咽喉头颈外科杂志，2006，41（6）：430-432.

[45] 胡宾宾. 外伤性视神经损伤患者行额外侧入路视神经管减压术的护理 [J]. 当代护士，2018，25（32）：39-40.

[46] 侯伟坚,文卫平. 鼻内镜鼻窦手术眼部并发症的临床分析 [J]. 南方医科大学学报,2009,29(10):2130-2132.

[47] 钟萍,王培源. 鼻内镜鼻窦手术合并眶内并发症 1 例 [J]. 临床耳鼻咽喉头颈外科杂志,2014,28(14):1082-1084.

[48] 陈菲菲,胡海文,李靖. 急性侵袭性真菌性鼻窦炎并眶内感染 1 例 [J]. 临床耳鼻咽喉头颈外科杂志,2014,19:1528-1529.

[49] 迟玉莲. 成人急性鼻 - 鼻窦炎眶并发症 5 例围术期护理 [J]. 齐鲁护理杂志,2015,20:74-76.

[50] 袁渊. 耳源性颅内并发症 2 例 [J]. 临床耳鼻咽喉头颈外科杂志,2015,29(24):2175-2176.

[51] 胡雅莉. 耳源性颅内并发症护理体会 [J]. 辽宁中医药大学学报,2015,13:221-222.

[52] 翟翔. 鼻内镜手术颅内并发症的临床分析 [J]. 中国当代医药,2011,26:190-191.

[53] 甘燕玲,周海燕. 脑脊液鼻漏并发颅内感染患者的护理 [J]. 护士进修杂志,2014,10:914-915.

[54] 龙瑞清. 耳源性颅内并发症临床特点研究 [J]. 中国医学工程,2014,22:24-26.

[55] 杨东辉,梁敏志,陈声伟. 耳源性颅内并发症的临床分析 [J]. 中国眼耳鼻喉科杂志,2012,12:212-215.

[56] 刘聿秀,高玉芳. PICC 相关上肢静脉血栓的研究进展 [J]. 护理学报,2010,17(5A):14-17.

[57] 袁玲,李蓉梅,吕佳. PICC 置管肿瘤患者静脉血栓形成的相关因素分析 [J]. 护士进修志,2007,22(10):945-948.

[58] 方莲娜,马维瑾,黄兴. 38 例喉外伤患者救治经验 [J]. 临床耳鼻咽喉头颈外科杂志,2017,5:392-394.

[59] 韩杰. 影像导航鼻内镜下行鼻咽纤维血管瘤切除病人的护理 [J]. 中华护理杂志,2012,8:743-744.

[60] 韩静. 喉部外伤和喉部手术后的观察与护理 [J]. 中国医药指南,2015,13(30):215.

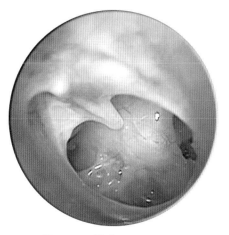

彩图 1-2　鼓膜穿孔内镜下图

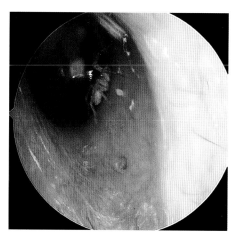

彩图 1-3　外耳道异物内镜下图

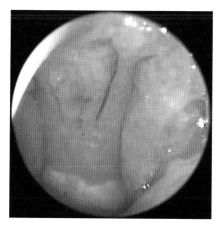

彩图 2-3　脑脊液鼻漏鼻内镜下图

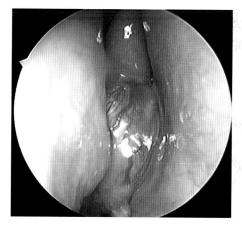

彩图 3-2　鼻咽纤维血管瘤鼻内镜下图

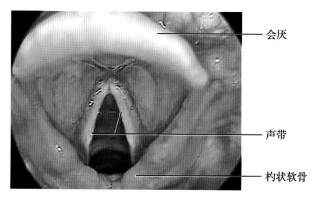

会厌

声带

杓状软骨

彩图 3-5　声门上区正常形态

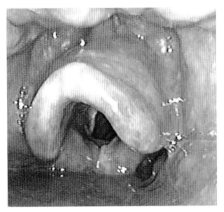

彩图 3-6 会厌炎症状态

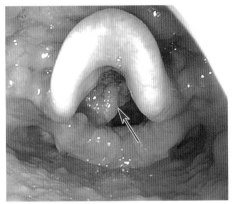

彩图 3-7 喉乳头状瘤电子喉镜下图

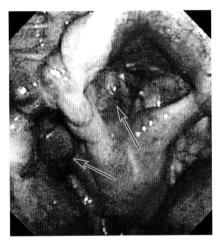

彩图 3-8 喉血管瘤电子喉镜下图

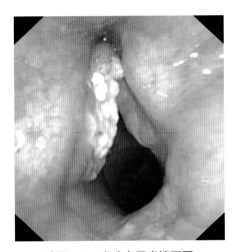

彩图 3-9 喉癌电子喉镜下图

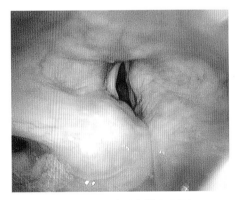

彩图 3-10 单侧声带麻痹图

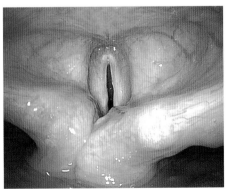

彩图 3-11 双侧声带麻痹图